Meßmethoden in der Skelettradiologie

Meßmethoden in der Skelettradiologie
Linien, Distanzen, Winkel und ihre klinische Bedeutung

Johannes Hellinger

Geleitwort von Wolfgang Dihlmann

294 Abbildungen, 75 Tabellen

1995
Georg Thieme Verlag Stuttgart · New York

Prof. Dr. med.
Johannes Hellinger
Rosenstraße 6
D-80331 München

Die Deutsche Bibliothek – CIP-Einheitsaufnahme

Hellinger, Johannes:
Messmethoden in der Skelettradiologie: Linien, Distanzen, Winkel und ihre klinische Bedeutung; 75 Tabellen / Johannes Hellinger. – Stuttgart; New York: Thieme, 1995

Geschützte Warennamen (Warenzeichen) werden *nicht* besonders kenntlich gemacht. Aus dem Fehlen eines solchen Hinweises kann also nicht geschlossen werden, daß es sich um einen freien Warennamen handele.

Das Werk, einschließlich aller seiner Teile. ist urheberrechtlich geschützt. Jede Verwertung außerhalb der engen Grenzen des Urheberrechtsgesetzes ist ohne Zustimmung des Verlags unzulässig und strafbar. Das gilt insbesondere für Vervielfältigungen, Übersetzungen, Mikroverfilmungen und die Einspeicherung und Verbreitung in elektronischen Systemen.

© 1995 Georg Thieme Verlag.
Rüdigerstraße 14. D-70469 Stuttgart
Printed in Germany

Layout und Satz: Ellen Steglich, Stuttgart
Druck: Gulde Druck, Tübingen

ISBN 3-13-119701-3   1 2 3 4 5 6

Wichtiger Hinweis:
Wie jede Wissenschaft ist die Medizin ständigen Entwicklungen unterworfen. Forschung und klinische Erfahrung erweitern unsere Erkenntnisse, insbesondere was Behandlung und medikamentöse Therapie anbelangt. Soweit in diesem Werk eine Dosierung oder eine Applikation erwähnt wird. darf der Leser zwar darauf vertrauen, daß Autoren, Herausgeber und Verlag große Sorgfalt darauf verwandt haben, daß diese Angabe dem Wissensstand bei Fertigstellung des Werkes entspricht.

Für Angaben über Dosierungsanweisungcn und Applikationsformen kann vom Verlag jedoch keine Gewähr übernommen werden. Jeder Benutzer ist angehalten, durch sorgfältige Prüfung der Beipackzttel der verwendeten Präparate und gegebenenfalls nach Konsultation eines Spezialisten, festzustellen, ob die dort gegebene Empfehlung für Dosierungen oder die Beachtung von Kontraindikationen gegenüber der Angabe in diesem Buch abweicht. Eine solche Prüfung ist besonders wichtig bei selten verwendeten Präparaten oder solchen, die neu auf den Markt gebracht worden sind. Jede Dosierung oder Applikation erfolgt auf eigene Gefahr des Benutzers. Autoren und Verlag appellieren an jeden Benutzer, ihm etwa auffallende Ungenauigkeiten dem Verlag mitzuteilen.

Geleitwort

Eigentlich gehört schon Zivilcourage dazu, Diagnostik mit Röntgenstrahlen zu betreiben! Damit sei nicht auf die heute weitverbreitete Radiophobie angespielt, die sich – nach meinen Erfahrungen – oft umgekehrt proportional zum Intelligenzquotienten des Radiophoben verhält. Die gesetzlich geforderte Fach- und Sachkunde des Röntgenuntersuchers haben in Verbindung mit den derzeitigen technischen Möglichkeiten die Risiken beim medizinisch-diagnostischen Umgang mit Röntgenstrahlen so weit minimiert, daß sie für Kranke und Gesunde im Vergleich zu bestimmten zivilisatorischen „Massenkillern" wie Automobil, Flugzeug oder Schiff, ein geradezu erstrebenswertes Nutzen-Risiko-Verhältnis aufweisen. Die hier angesprochene Zivilcourage läßt sich am besten mit einem alten Sprichwort verdeutlichen: Unter Blinden, d. h. unter Ärzten ohne eingehende Kenntnisse in der Röntgendiagnostik, ist der Einäugige, d. h. der röntgendiagnostisch Erfahrene, König.

Tatsächlich ist in diesem Beispiel aber auch der „Einäugige" zu sieben Zehnteln blind! Denn auf einer Röntgenaufnahme des Thorax lassen sich beispielsweise zwischen „Weiß" (Totalreflexion) und „Schwarz" (Totalabsorption) etwa 100 Grautöne densitometrisch nachweisen. Das menschliche Auge kann jedoch nur höchstens zwischen 30 Grautönen unterscheiden. Etwa 70% der im Röntgenbild angebotenen Informationen können wir daher nicht identifizieren. Das Röntgenbild liefert uns also nicht nur eine abstrakte Wirklichkeit, die in der Form des vom Strahlenrelief gebildeten Durchsichtsbildes gar nicht existiert, sondern auch informatorische Schätze, von denen wir nur den kleineren Teil heben können.

Damit sind wir bei den Intentionen Prof. Hellingers angelangt, dieses Manual der Skelettröntgenometrie den Lesern anzubieten. Seitdem Messen und Wiegen in die Medizin eingeführt wurden, geht es aufwärts mit der mittleren Lebenserwartung des Menschen – um diesen Güteparameter der Medizin zu wählen. Dasselbe gilt offensichtlich auch für die Röntgenometrie und Sonometrie. Dadurch wird der qualitativen, analogen Aussage des Röntgenbilds (und des Sonogramms) – also: ja, „jein", nein – nämlich eine quantitative, gewissermaßen digitale Dimension – ausschließliche Ja-nein-Entscheidung – hinzugefügt. Dies vermehrt nicht nur die Informationen der Röntgenaufnahme, sondern fördert auch das interdisziplinäre Verständnis. Daher spricht dieses Manual – es hat Handbuchcharakter und sollte deshalb auch überall zur Hand sein – nicht nur den Radiologen an, sondern ebenso den Orthopäden, den Traumatologen, Neurologen und Neurochirurgen, den Rheumatologen, den Pädiater usw., kurz alle diejenigen ärztlichen Fachgebiete, die sich um Diagnostik und Therapie von Skeletterkrankungen bemühen.

Kollege Hellinger hat dieses Buch in einer für ihn und seine Familie schweren Zeit konzipiert und geschrieben. Habent sua fata libelli! Es ist kein Lehrbuch im üblichen Sinne geworden, viel eher ein Nachschlagewerk, das profundes Wissen, hervorragendes didaktisches Geschick seines Autors und kritische Sichtung des einschlägigen Schrifttums verrät. Ich bin sicher, daß dieses Buch seinen Weg gehen, gewissermaßen seine ökologische Nische in der morphologischen Wissenschaft finden wird.

Hamburg, im Herbst 1994

Wolfgang Dihlmann

Inhaltsverzeichnis

1 Einleitung 1

2 Meßgenauigkeits- und Meßfehlerproblematik 3

Normalprojektion 3
Film-Fokus- und Objekt-Fokus-Abstand .. 3
Abweichung der Randstrahlen vom
Durchstoßpunkt 3
Fehlerhafte Projektion 3
Lagerungsfehler 3
Fehlerhafte Zentralstrahl- oder
Vertikalfokussierung 4
Abbildung projizierter Winkel 4
Gewollt schiefwinklige Projektion 4
Meßtechnik 4

3 Allgemeine Verfahren 6

Isometrie 6
**Korrekturfaktor zur
Röntgenbildvergrößerung** 6
Frakturdislokationsmessung 6
Frakturverkürzungsmessung 6
Frakturseitverschiebungsmessung 7
Schaftachsenwinkel 7
Epiphysenachsenwinkel 8
**Ableitung des realen Winkels aus
Skelettröntgenbildern nach Pogglitsch** ... 8
**Viereckmessung zur approximativen
Metaphysenabgrenzung nach Heim** 10
Röntgenmorphometrie 12
Peripherer Index nach Barnett und Nordin 12
Zentraler Index nach Barnett und Nordin 14
**Altersbestimmung nach der Ossifikation
des Handskeletts** 15
Skelettreife nach Risser 17
**Vorderes Wirbeloberkantenviereck zur
Einschätzung des biologischen Wirbel-
säulenalters nach Köthe und Schmidt** 17
Handlängenmessung 19
**Teleradiographie und Orthoradiographie
zur Extremitätenlängenmessung** 20
Normale Gelenkspaltbreiten 21

4 Schädel 23

Schädelskelettmessung 23
Basale Schädelwinkel 24

5 Okzipitozervikaler Übergang 26

**Atlantookzipitale Relation in
der Frontalebene** 26
**Atlantookzipitale Relation zur
Intervestibularlinie** 27
Okzipitozervikale Parameter 27
Atlantoforaminaler Winkel nach Bull ... 28
Densposition zum Foramen magnum 28
Bimastoid- und Biventerlinie 29
Klaus-Index (Distanz) 30

Atlantookzipitale Relation
in der Sagittalebene 30
Funktionsdiagnostik
der Atlantookzipitalgelenke 31
Kritische Wechselbeziehung zwischen
Okziput, Atlas und Axis bei Neutralhaltung
des Kopfs 32
Meßlinien an Atlas und Axis in
der Frontalebene....................... 32
Frontale Meßlinien am Atlas 33

Frontale Meßlinien am Axis 34
Frontale Relationswinkel zwischen
Atlas, Okziput und Axis 35
Sagittale Densachsenmessung 36
Sagittale Atlas-Axis-Parameter 36
Ventrale atlantodentale Distanz 36
Sagittale atlantodentale Winkel 37
Dorsale Atlas-Axis-Relation 37
Dorsale Denstangente in der Relativ-
bewegung bei Ante- und Retroflexion ... 38

6 Wirbelsäule 40

Allgemeines 40
Index discalis nach Pizon 40
Wirbelkörpermittelpunktlinie und
Kyphose-Lordose-Dreieck nach Schoberth 40
Blockwirbelindex 41
Hilfslinie nach Wackenheim zur
Spondylophytenbestimmung 42
Keilwirbelmessung mit dem Keilwinkel .. 42
Keilwirbelmessung mit dem
Keilwirbelindex 43

Frontale Wirbelkeilwinkelmessung 43
Wirbelsäulenanteflexionstotalwinkel 43
Kyphosewinkel nach Neugebauer 44
Skolioseergänzungswinkel 44
Skoliose-Bending-Test 46
Bestimmung der Wirbelkörperrotation
nach Cobb sowie nach Nash und Moe.... 46
Wirbelkanalweitemessung 47
Wirbelkörper-Momentanpolkonstruktion
nach Covelli 50

7 Halswirbelsäule (HWS) 52

HWS-Lordosegrad nach Ishihara 52
Sagittaler Neigungswinkel der HWS 53
Sagittale Hilfslinien an der HWS 54
Sagittale Retropharyngeal- und
Retrotrachealraummessung 55
Sagittale intervertebrale HWS-Relation . 56
Frontale intervertebrale HWS-Relation
und transversale Wirbelkanalweite....... 57
HWS-Funktionsdiagnostik 58
Messung der HWS-Flexion und
-Extension nach Buetti-Bäuml 58
Messung der intersegmentalen
HWS-Sagittalbewegung nach Gutmann .. 60
Sagittale HWS-Funktionsmessung
nach Arlen............................ 62

HWS-Flexions-Extensions-Messung
nach Penning.......................... 65
Röntgenfunktionsdiagnostik der
HWS-Sagittalbewegung nach Kamieth .. 66
HWS-Seitneigungsmessung
nach Gutmann........................ 67
HWS-Seitneigungs- und -Rotations-
messung nach Gutmann 69
Frontales HWS-Bewegungsdiagramm
nach Gutmann........................ 70
HWS-Bewegungsdiagramm für
Rotation und Seitneigung 71

8 Brustwirbelsäule (BWS) 72

Vertebralindex zur Trichterbrustvermessung 72
Thorakale Paravertebrallinie
(Paraspinallinie) 72
Thorakaler Kyphosewinkel 73

Angulärer Kyphosewinkel 73
Oligosegmentaler Kyphosewinkel........ 74
Wirbel-Rippen-Winkel nach Metha 74
Rippenbuckelhöhenmessung 75

9 Lendenwirbelsäule (LWS) 76

**Intersegmentale statische Relations-
diagnostik im lumbalen Bewegungs-
segment** 76
LWS-Funktionsdiagnostik 77
Lumbale intersegmentale Wirbelsäulen-
funktionsdiagnostik nach Schoberth 77
Messung der LWS-Anteflexion und
-Retroflexion. 77
Messung der LWS-Lateroflexion 78
Lumbale Intervertebralgelenktangenten . 79
**Pseudospondylolisthesisdiagnostik
an der LWS** 79
Retrolisthesisdiagnostik nach Hagelstam 80
Pseudospondyloretrolisthesismessung
nach Dihlmann 80

**Funktionelle segmentale Stabilitäts-
kriterien bei Spondyloretrolisthesis
nach Dihlmann** 81
Promontoriumwinkel nach Junghanns . . . 82
**Spondylolisthesisdiagnostik
und -graduierung** 82
Spondylolisthesenklassifikation
nach Meyerding 82
Spondylolisthesenindex nach Marique
und Taillard 83
Sagittaler lumbosakraler Rechtwinkeltest
nach Garland und Thomas. 83
Spondylolisthesenindex nach Sim 84
Spondylolisthesenwinkel nach Meschan . . . 84
Spondyloptosemessung 85

10 Sakrum 87

**Sakrumneigungs- und Sakrumbasiswinkel
nach Leger** 87

Sakrumbogensehnen-Deckplatten-Winkel 88
Sakralindex nach Radlauer 88

11 Becken 89

**Beurteilung der Lenden-Becken-Hüft-
Region nach Gutmann** 89
Promontorium-Symphysen-Winkel 90
Frontale Pelvimetrie 90
**Frontale Lenden-Becken-Hüft-Regions-
beurteilung nach de Sèze und Djian** 91
**Frontaler Beckenkippungswinkel
mit Ischiumtangente** 92

**Radiographische Beinlängendifferenzmes-
sung im Beckenbereich nach Heufelder** . . 93
**Sitzbeinlinien-Kreuzbeindeckplatten-
Winkel und Sitzbeinlinienhorizontal-
winkel nach Schoberth** 94
**Sagittale Beckenkippungsfunktions-
diagnostik** 94
Sitzbeinlinienen-Femurschaft-Winkel . . 95

12 Hüftgelenk 96

**Röntgenuntersuchung des Neugeborenen-
hüftgelenks** 96
Luxationshüftediagnostik bei Säuglingen 97
Geometrische Hilfsfiguren zur Diagnostik
der Luxationshüfte vor Auftreten der
Kopfkernschatten 98
Hilfswinkel zur Diagnostik der Luxations-
hüfte vor Auftreten der Kopfkernschatten 98
Becken-Femur-Distanzen zur Diagnostik
der Luxationshüfte vor Auftreten der
Kopfkernschatten 100

Hilfslinien zur Diagnostik der Luxations-
hüfte bei Säuglingen und Kleinkindern
nach Erscheinen des Hüftkopfkerns 100
Femur-Y-Fugen-Winkel nach Zseböck . . . 101
Hilfslinien nach Ravelli und Putti
zur Diagnostik der Luxationshüfte 101
Instabilitätsindex nach Reimers 102
Pfannendachwinkel nach Idelberger und
Frank vor Y-Fugenschluß 102
Azetabulum-Keil-Segmente nach
Schulthess, modifiziert nach Niethard . . . 103

**Diagnostik der Luxationshüfte bei
Kindern, Jugendlichen und Erwachsenen** 103
Pfannendachwinkel nach Idelberger und
Frank (ACM-Winkel) nach Fugenschluß ... 103
Hüftpfanneneingangswinkel nach
Ullmann, Sharp, Stulberg und Harris 104
Azetabulumwinkel nach Y-Fugenschluß . 104
Ventraler Hüftpfannenöffnungswinkel
nach Chassard und Lapiné 105
Zentrum-Ecken-Winkel nach Wiberg
(CE-Winkel) 105
Vorderer Hüftpfannendachwinkel nach
Lequesne und de Séze 106
Hüftwert nach Busse, Tönnis und Gasteiner 106
Projizierter Schenkelhals-Schaft-Winkel
nach M. E. Müller (CCD-Winkel) 107
Projizierter Antetorsionswinkel des
Schenkelhalses nach Dunn, Rippstein und
M. E. Müller (AT-Winkel) 109
Hüftabduktorenwinkel nach Debrunner
(ATV-Winkel) 110
Hüftkopfepiphysen-Y-Fugen-Winkel
nach Cramer und Haike 111
Hüftkopfepiphysen-Schenkelhals-Winkel
nach Jäger und Refior 112
Hüftkopfepiphysen-Femurschaft-Winkel
nach Jones und Immenkamp 113
Femurepiphysenindex nach Eyre-Brook . 113
Hüftkopfindex nach Epiphysenfugen-
schluß 114
Hüftkopf-Schenkelhals-Index nach
Heymann und Herndon 114
Konstruktion des Hüftpfannenzentrums
nach M. E. Müller..................... 115
Hüftpfannenindex und relativer
Hüftpfannenindex 115
Hüftpfannenkopfindex nach Heymann
und Herndon 116
Hüftgelenksausnutzungswert nach Arqu . 116
Gelenkspaltindex nach Chiari-Osteotomie
nach Tönnis 117
Chiari-Osteotomie-Winkel und
-Kopf-Pfannen-Relationen 117

Schenkelhals-Femurschaft-Winkelmessung
bei Hirtenstabdeformität des koxalen Femur-
endes (CCD-Winkel nach M. E. Müller).. 118
Zeichnerische präoperative Korrektur-
winkelbestimmung zur intertrochanteren
Osteotomie nach Endler 118
Ilium-Ischium-Linie 120
**Kraniale Schenkelhalslinie zur
Frühdiagnostik bei der Epiphyseolysis
capitis femoris** 120
**Bestimmung der Hüftkopfform vom
epiphysären Typ** 121
**Projizierte und reelle Epiphysen-
dislokationswinkel nach Gekeler** 121
Epiphyseolysewinkel nach Megevand ... 122
Hüftkopf-Epiphysen-Dreieck 123
Waldenström-Trias am Hüftgelenk 123
Schenkelhalsbruchlinienneigungswinkel . 123
Hüfttotalendoprothesenparameter 124
Präoperative zeichnerische Planung nach
M. E. Müller.......................... 124
Postoperative Positionsbestimmung 126
Postoperative Verlaufskontrollmessung
nach M. E. Müller 127
Hüftendoprothesenpfanneninklinations-
und -migrationsmessung 128
Hüftendoprothesenpfannenanteversions-
bestimmeung 129
Hüftendoprothesenpfannenvermessung
nach Scheier und Sandel 130
Radiometrie der Hüftpfannenlockerung
nach Bengert (Hiatus-Symphysen-
Pfannen-Neigungswinkel) 131
**Korrekturverfahren bei nicht exakter
Beckenlagerung** 132
Drehungsindex des Beckens 132
Beckenkippungsindex nach Ball und
Kommenda 132
Symphysen-Sitzbein-Winkel 132
Korrektur schiefwinkliger Projektionen
am koxalen Femurende nach
Ch. u. H. D. Müller.................... 133

13 Untere Extremität 135

Beinganzaufnahmenparameter 135
Bestimmung des Kniebasislinien-
mittelpunkts 136

Bestimmung des Kniebasislinien-
mittelpunkts nach Duparc und Massarc .. 137
Distaler Femurvalgisationswinkel 138

Ventraler Femurlinien-Fossa-intercondylaris-Winkel 139
Patellofemoralgelenk 139
Ventrale Femurschaftlinie 140
Patellahöhenbestimmung nach
Blumensaat 140
Patellahöhenwinkel nach Hepp 141
Patellahöhenbestimmung nach Hepp 142
Sagittale Patellaindizes nach Insall-Salvati
Trillat und Blackburne-Peel 142
Tangentiale patellofemorale Parameter .. 143
Tangentiale Patellazentrierungsmessung 145
Tibiofemoralgelenk 145
Tibiofemoralwinkel und interkondylo-
interkondyläre Distanz 145
Ermittlung des realen Korrekturwinkels
bei Tibiakopfosteotomien 146

Tibiofemoraler Aufklappwinkel 147
Schubladenphänomenverifizierung
am Kniegelenk 148
Radiologischer Lachmann-Test 148
Pivot-shift-Zeichen-Verifikation nach
Jakob, Stäubli und Deland 149
Röntgenvermessung der arthroskopischen
vorderen Kreuzbandplastik 149
Postoperative Positionsbestimmung von
Kniegelenkschlittenendoprothesen 150
Belastungsflächenmessung von uni-
kompartimentalen Kniegelenkschlitten-
endoprothesen 151
Postoperative Positionsbestimmung von
Kniegelenkscharnierendoprothesen..... 152

14 Sprunggelenk 153

**Mittelpunktbestimmung am
Talokruralgelenk**...................... 153
**Frontale Sprunggelenksaufklappbarkeits-
messung** 153
Frontale talokrurale Gelenkwinkel 153
Talokrurale Schubladenmessung........ 153
Talokruraler Schubladenindex nach
Biegler, Düber und Wenda 154

Sagittaler Talokruralwinkel (TCW) nach
Krämer und Gudat 155
Frontaler Talokruralwinkel 156
Unterschenkeltorsionswinkel 156
**Talokalkanealer Kippungswinkel und
kalkaneotalare Medialtrift** 157
Distale fibulotalare Distanz 157

15 Fuß 158

**Tibia-Talushals-Winkel und Talushals-
Metatarsal-I-Winkel** 158
Talushals-Fußachsen-Winkel 159
**Kalkaneusaxialwinkel und Tuber-
Gelenk-Winkel** 159
Kalkaneusneigungswinkel 160
**Hilfslinien zur Fußfehlformdiagnostik
bei Säuglingen und Kleinkindern nach
Bernbeck** 160
**Talokalkanealwinkel und Tibiaachse
zur Klumpfußdiagnostik** 161
**Talokalkanealwinkel bei angeborenem
Knickplattfuß** 161
Tibiokalkanealwinkel 162
**Talometatarsal-I-Winkel und Metatarsal-
achsenkonvergenz** 162

**Sagittale-Hohlfußmessung nach
Meary, Ribbs oder Davis und Hatt**...... 163
**Dorsoplantare Pes-cavovarus-Messung
nach Rütt** 164
**Talokalkanealwinkel und Metatarsal-V-
Kalkaneus-Linienwinkel bei Pes planus** .. 164
**Plantarer Talometatarsal-I-Winkel und
plantarer Kalkaneometatarsal-V-Winkel
bei Schaukelfuß** 165
**Fußmeßlinien und -winkel nach
Dennemann** 166
Röntgenologische Streßanalyse des Fußes 167
Taluskopf-Navikulare-Artikulationsindex 168
Talar- und Kuboidindex nach Steward ... 168
**Vorfuß-Rückfuß-Winkel nach Harris
und Beath** 169

Metatarsaler Gelenklinientotalwinkel und
Metatarsallängenmuster 169
Metatarsalindizes 170
Metatarsal-I-/Metatarsal-V-Winkel 171
Intermetatarsale Distanz I/II und Talo-
metatarsal-II-Winkel nach Suren
und Zwipp............................ 172
Metatarsal-I/II-Winkel und Metatarso-
phalangealwinkel 172
Hallux-valgus-Winkel 173

Metatarsal-I-Winkel, Metatarsal-I-
Neigungswinkel und Hallux-valgus-Winkel
nach Sholder 173
Metatarsalköpfchen-Schaft-Winkel 174
Metatarsalköpfchendistanz 174
Sagittaler Metatarsophalangealwinkel und
Interphalangealwinkel 175
Radiometrisches Zeichen des
Akromegaliefußes 175

16 Obere Extremitäten 176

Armganzaufnahmenparameter 176
Klavikuloskapuläre Distanzen 177
Schultergelenk 177
Schulterblattpfannenwinkel 177
Glenohumeraler Index................. 178
Humerus-Skapula-Distanz bei
Säuglingen und Kleinkindern 178
Humerus 179
Humeruskopfwinkel 179
Ellenbogengelenk 180
Frontale Ellenbogengelenkswinkel 180
Ventrale Humeruslinie 180
Humerusepiphysenschaftwinkel 181
Humerusepiphysenwinkel nach
Fugenschluß 181
Frontaler Humerusepiphysenwinkel
nach Baumann 181
Fossa-semilunaris-ulnae-Parameter 182
Proximale Radiusachsenrichtung 182

Handgelenk 183
Distale radioulnare Längenrelation 183
Messung der Radialverschiebung des
distalen Fragments bei typischen
Radiusfrakturen 183
Radiokarpale Gelenkflächenwinkel 183
Distaler radiounarer Gelenkwinkel
nach Förstner......................... 184
Radiologische Handgelenkfunktions-
messung 185
Radiokarpale V-Figur 186
Karpalzeichen nach Kosowicz 186
Sagittale Karpalwinkel 187

17 Hand 188

Metakarpalköpfchenlinie nach Archibald 188
Metakarpalindex 188
Phalangealindex nach Kosowicz 189

Metakarpophalangealwinkel I 189
Digitaler interphalangealer Aufklappwinkel................................ 190

Literatur 191
Sachverzeichnis 194

1 Einleitung

Die Röntgendiagnostik des Skeletts ist die Voraussetzung, manchmal sogar der Schlüssel zur Diagnose bei Erkrankungen und Verletzungen des Bewegungsapparats. Mindestens 50% aller radiologischen Untersuchungen sind auch heute noch konventionelle Aufnahmen des Thorax und des Skeletts. Bei den Skelettaufnahmen wird damit in 80 % der Fälle die Diagnosestellung ermöglicht. Eine Vielzahl von Fachbüchern zur Röntgendiagnostik aus der Feder anerkannter Experten der Radiologie und Orthopädie trägt diesem Umstand Rechnung.

Zur Verfeinerung der Diagnose, besserer differentialdiagnostischer Abklärung, zum Einschätzen des Schweregrades der Veränderungen, zur Therapieplanung und -kontrolle, zu metaphylaktischen Verlaufskontrollen, in der Eignungs- und Tauglichkeitsdiagnostik der Sport-, Berufs- und Militärmedizin genügt die verbale Deskription von Skelettröntgenaufnahmen in verschiedenen Ebenen nicht mehr. Es muß heute ohne Abstriche die breiteste Anwendung der Skelettröntgenometrie zur exakteren Befunderfassung gefordert werden.

Da als ein Qualitätskriterium für Röntgenaufnahmen ohnehin die objektgetreue Abbildung in typischer und reproduzierbarer Projektion gilt, ist mit Erfüllen dieses Umstands die Grundlage zum Bestimmen von Orientierungslinien, Distanzen und Winkeln gegeben. Daraus errechnete Indizes erhellen vielfach weitere Fakten und Zusammenhänge.

Zweifellos fordert ein derartiges Bewerten von Röntgenbildern mehr Zeitaufwand als die einfache Beschreibung des Befunds. Niemand wird jedoch leugnen können, womöglich noch im Grenzbereich liegende, alters- oder geschlechtsspezifische Befunde ohne Stechzirkel, Lineal und Winkelmesser richtig beurteilen zu können. Exakte Trendeinschätzungen und saubere Indikationen sind nur mit Hilfe reproduzierbarer Daten möglich. Wer die Fortschritte auf dem Gebiet der manuellen Therapie einerseits und der operativen Technik andererseits zeitgemäß nutzen will, ist ohne die Röntgenometrie zur statischen und funktionellen Diagnostik sowie zur Operationsplanung hilflos Spekulationen ausgeliefert. Gerade aber der Individualfall erfordert bei klarer allgemeiner Diagnostik- und Therapiestrategie eine subtile Bewertung des Röntgenbilds. Nur so ist optimales Wirken am Patienten möglich.

Für ein derartiges Vorgehen gibt es bereits über Jahrzehnte laufende Bemühungen. Naturgemäß ist die Bewertung der verschiedenen gemessenen Parameter je nach Schule und eigener klinischer Erfahrung differenziert. Deshalb werden neben bekannten Größen auch von Spezialisten eingeführte Verfahren der Allgemeinheit vorgestellt. Weder in der radiologischen noch in der orthopädischen Literatur ist eine übersichtliche Darstellung in diesem Umfang zu finden. Wohl sind in den einschlägigen Handbüchern, weniger schon in den Fach- und Lehrbüchern, einige Hinweise gegeben, aber die spezielleren Verfahren entnahm ich den mit ausgewählten topologischen Regionen, nosologischen oder methodischen Fragen befaßten Monographien. Etliche Hinweise brachte die Durchsicht der mit dem Bewegungsapparat thematisch verbundenen Zeitschriften verschiedener Fachgebiete.

In der Regel sind die Monographien und erst recht die Zeitschriften bei Bedarf auf der Station, in der Praxis oder vor dem Examen kaum schnell genug zugänglich und zur Hand. Eine Zusammenstellung der hier vorgelegten Art soll diese Lücke schließen helfen. Deshalb reifte der Entschluß, mit diesem Manual sowohl dem Lernenden als auch dem Erfahrenen eine rasch verfügbare praktische Hilfe zu geben.

Die Auswahl der Verfahren ist zweifellos subjektiv. Sie berücksichtigt aber doch sowohl die Möglichkeiten der schnellen Orientierung wie auch die der Bewertung komplexerer Zusammenhänge.

Speziell für die jüngeren Kollegen oder bei der Einarbeitung in ein neues Teilgebiet ist die skizzenhafte Darstellung der jeweiligen Situation gedacht. Auch der Fortgeschrittene wird zum Verständnis schwieriger röntgenanatomischer Verhältnisse gern darauf zurückkommen. Erfahrungsgemäß bereitet die reproduzierbare Meßpunktortung nicht selten Probleme. Einige ausgewählte pathologische Veränderungen wurden zum besseren Verständnis, zum schnelleren Erfassen der Situation hinzugefügt.

Um zu einer raschen Bewertung des Ergebnisses zu gelangen, sind die jeweilig bekannten und gängigen Normwerte, Grenzbereiche und pathologischen Befunde angegeben. Bei einigen Krankheitsbildern erfordert dies die tabellarische Übersicht oder ein Nomogramm alters- und geschlechtsspezifischer Werte. Projizierte Winkel sind, soweit berechnet, mit Hilfe von Umrechnungstabellen leicht als reale verwendbar.

Das Anliegen dieser Zusammenfassung röntgenometrischer Verfahren zum Auswerten von Skelettaufnahmen ist deren verbreitete Einführung in die tägliche Praxis aller mit angeborenen Leiden, Erkrankungen und Verletzungen des Bewegungsapparats befaßten Ärzte, Orthopäden, Rheumatologen, Unfallchirurgen, manualmedizinisch tätige Kollegen, besonders Radiologen, aber auch Pädiater und Gerontologen, Sportmediziner und Gutachterärzte sind angesprochen. Wird durch den Gebrauch dieses Buches deren Arbeit erleichtert und am Patienten Diagnose und Therapie effizienter, so wäre das Anliegen in der Tat erfüllt.

Ein Aspekt der interdisziplinären Arbeit sei noch herausgestellt. Die Zusammenarbeit der Fachspezialisten mit den Radiologen wird bestimmt durch den gemeinsamen Gebrauch des Manuals gefördert. Der Radiologe ist nicht mehr bei vielen Befunden auf deren verbale Deskription angewiesen. Statt subjektiv gefärbter Formulierungen vermag er exakte Meßwerte zu liefern. Und die sind für den Orthopäden, Unfallchirurgen usw. eindeutig und aussagekräftig. Die Vertrauensbasis zwischen beiden wird dadurch auf eine neue Stufe gehoben. Mißverständnisse können verringert werden. Ein Winkel mit bekannten Meßpunkten ist nun einmal für jedermann klar definiert. Damit wird bestimmt auch mehr Verständnis zwischen den anderen mit dem Bewegungsapparat sich beschäftigenden Fachdisziplinen geschaffen.

Zunehmende Bedeutung gewinnt ein weiterer Gesichtspunkt. Nur mit dermaßen ermittelten Werten ist das Aufarbeiten und Speichern in der elektronischen Datenverarbeitung möglich. Die elektronische Bildauswertung eröffnet für die Skelettröntgenometrie wiederum großartige Perspektiven. Die elektronische Ausmessung digitalisierter Röntgenbilder mit entsprechenden Linien, Distanzen und Winkeln bis hin zur Datenausgabe dürfte in nicht allzuferner Zukunft erhebliche Ökonomisierungsvorteile bringen. Voraussetzung dafür ist aber eben eine Zusammenfassung der möglichen Meßverfahren.

Schließlich trägt die vermehrt angewandte metrische Röntgenbildauswertung zur Qualitätsverbesserung radiographischer Untersuchungen bei. In einem Vierteljahrhundert fast täglicher Röntgenbildbeurteilung mußte ich unzählige, qualitativ schlechte Bilder bewerten. Und das dürfte nicht die Ausnahme sein. Die Anforderungen der Röntgenometrie zwingen ganz einfach zu höherer Qualität bei der technischen Ausführung der Röntgenaufnahmen.

2 Meßgenauigkeits- und Meßfehlerproblematik

Reproduzierbare, objektgetreue Abbildung des darzustellenden Skelettanteils wird als Qualitätskriterium der Radiologie gefordert. Wird diese Voraussetzung erfüllt, sind weitere Umstände beim Auswerten von Röntgenbildern des Skeletts zu beachten.

Normalprojektion

Film-Fokus- und Objekt-Fokus-Abstand

Bei der normalen Röntgenprojektion muß zunächst der Film-Fokus- und Objekt-Fokus-Abstand (FFA u. OFA) zum Ermitteln der Vergrößerung auf dem Röntgenbild berücksichtigt werden. Will man diesen ermitteln, verfügt man dafür über eine Korrekturformel. Bei der Auswahl von Transplantaten, Vorauswahl von Implantaten und zur Bestimmung der Resektionsgröße kann dies eine Rolle spielen.

Abweichung der Randstrahlen vom Durchstoßpunkt

Die Abweichung der Randstrahlen vom Durchstoßpunkt des senkrechten Zentralstrahls auf der Filmebene muß als nächstes beachtet werden. Es kommt zwangsläufig zur Distanz- und Winkelverzerrung infolge schiefwinkliger Projektion. Bei einer normal zentrierten, ideal gelagerten Beckenübersichtsaufnahme beträgt die Korrekturwinkelgröße für das Beispiel des Schenkelhals-Schaft-Winkels immerhin 5°. Allerdings braucht dieser nicht als Korrekturgröße bei eben standardisierter Röntgentechnik eingeführt werden, da er bei allen Aufnahmen unverändert wiederkehrt.

Fehlerhafte Projektion

Fehlerhafte Röntgenprojektion als Ursache von falschen Meßergebnissen kann verschiedene Ursachen haben.

Lagerungsfehler

Ständige Instruktion und Kontrolle der Mitarbeiter wird hier die Häufigkeit reduzieren. Für bestimmte Aufnahmen ist die Gegenwart des anordnenden Arztes wünschenswert. Für Aufnahmen in gehaltenen Stellungen ist die Fixation durch den Arzt selbst notwendig. Unruhige Patienten müssen gedämpft werden. Starke Schmerzhaftigkeit der Untersuchung erfordert entsprechend allgemein oder lokal wirkende Medikation. Trotzdem wird es hier nicht ohne Qualitätsverluste abgehen. Wenn möglich, sollten Abweichungen von der exakten Lagerung erkannt und dokumentiert werden. Für orientierende Messungen sind die resultierenden Fehler natürlich weniger gravierend als für diffizile Entscheidungen auf der Basis eines hohen Exaktheitgrads. Messen ist dann sinnlos. Wichtig ist dabei zu wissen, nicht der Zentralstrahl, sondern der Vertikalstrahl ist für die Projektion entscheidend. Eine orthogonale Röntgenprojektion herrscht immer dann, wenn der Vertikalstrahl die Objektmitte bzw. den Objektschwerpunkt durchdringt. Bei filmparallelen Strecken und Flächen ist nur das Projektionsverhältnis, d. h. Film-, Fokus- und Objekt-Film-Abstand, bedeutsam.

Eine Röhre ist fokussiert und zentriert, wenn sich der Röntgenfokus auf einer Geraden befindet, die durch die Schnittlinie der verlängerten Lamellenebenen des Rasters gebildet wird. Sie ist aber weder sicher zentriert noch fokussiert, wenn der Zentralstrahl auf die Rastermitte zeigt. Zentrierung erfolgt mit dem

Vertikalstrahl, nicht mit dem Zentralstrahl. Beide können im Einzelfall identisch sein.

Fehlerhafte Zentralstrahl- oder Vertikalstrahlfokussierung

In praxi ist dieser Umstand sicher sehr häufig, stellt man an die Exaktheit dabei hohe Anforderungen. Die Folge ist die Verzerrung von ohnehin bereits projizierten Winkeln mit erheblichen Fehlergrößen beim Messen. Abhilfe kann hier ein eingeblendetes Raster zur Ermittlung des idealen Filmdurchstoßpunkts des Zentral- oder Vertikalstrahls schaffen. Außerdem liefert es genaue Bezugspunkte zur Berechnung der entzerrten Winkel. Von dieser Korrekturmöglichkeit sollte im Zeitalter der computerisierten Rechentechnik unbedingt Gebrauch gemacht werden. Die entsprechenden Korrekturformeln stehen zumindest für den Hüftbereich zur Verfügung.

Abbildung projizierter Winkel

Es kann trotz exakter Lagerung und richtiger Fokussierung zur Abbildung projizierter Winkel infolge der anatomischen Gegebenheiten oder pathologischer Prozesse kommen. Die primär unterschiedliche Stellung von Skelettteilen im Raum, wie beispielsweise der Schenkelhals oder die erworbene Form, leicht vorstellbar am Beispiel einer posttraumatisch verformten Extremität, sind nur projiziert abbildbar. Um sich ein reales Bild der Veränderungen zu erarbeiten, ist das Umrechnen in die reellen Winkel notwendig. Dafür stehen bei einigen durch die anatomischen Gegebenheiten bedingten Winkeln (Schenkelhals-Schaft-Winkel, Antetorsionswinkel) entsprechende Korrekturtabellen zur Verfügung. Auch bei pathologischen Prozessen, wie der Epiphyseolysis capitis femoris, ist ohne das Tabellenwerk ein exaktes Bewerten der realen Situation unmöglich. Wiederum lassen sich bei posttraumatischen Deformitäten über bekannte Formeln und Nomogramme wahre Winkel der Röhrenknochen bestimmen.

Gewollt schiefwinklige Projektion

Sie ist unter Umständen erforderlich, um sonst nicht einwandfrei abbildbare Strukturen darzustellen. Spezialaufnahmen des okzipitozervikalen Übergangs wären hierfür ein Beispiel. Dann müssen für Distanzen bekannte Umrechnungsfaktoren beachtet werden.

Die *Meßgenauigkeit* des Verfahrens bestimmt natürlich ebenfalls dessen Wert. Manche Methoden besitzen a priori nur orientierenden Charakter. Andere wiederum sind durch die hohe biologische Varianz der Normwerte in der Aussagekraft eingeschränkt.

Weiter gilt:
Ist die empirisch ermittelte Varianz von Meßwerten genau so groß oder kleiner als das 4fache Quadrat des zu erwartenden Fehlers, dann kann man mit diesem Verfahren die biologische Streubreite nicht charakterisieren. Daraus folgt, daß manche Verfahren lediglich zur intraindividuellen Vergleichsbewertung taugen.

Meßtechnik

Die Meßgenauigkeit hängt von verschiedenen Faktoren ab. Zur Beurteilung des Werts einer Methode kann es sinnvoll sein, den größten zu erwartenden Fehler zu bestimmen. Er kann zur Festlegung der Irrtumswahrscheinlichkeit für das statistische Prognoseintervall dienen.

Die *Meßgenauigkeit* läßt sich durch die Verwendung von Stechzirkeln oder Lichtmeßpunkten verbessern. Damit können die bis zu 1 mm^2 großen Bleistiftpunkte, die dann Meßscheiben entsprechen, vermieden werden. Der sonst mehrere Winkelgrade betragende Fehler ist damit sicher deutlich zu verringern.

Auch die Ermittlung weiterer Referenzwerte an großen Untersuchungszahlen kann zur Erhöhung von Meßgenauigkeiten und -wertigkeiten beitragen.

Die fehlerhafte Durchführung der Messung selbst ist eine nicht zu vernachlässigende Gefahr für das Bewerten der Ergebnisse.

Mögliche Ursachen hierfür sind:
Ungenügende Röntgenbildqualität durch
- Unter- oder Überbelichtung: Gegenmaßnahme ist die Verbesserung der Betrachtungsbedingungen mit regulierbarer Leuchtdichte, Blenden und Jalousien,
- Bewegungsunschärfe: eventuelle Hilfe mit approximativer Meßpunktbestimmung,
- Filmbearbeitungs- und Filmfehler: Auswertung kann unmöglich sein.

Unklare Meßpunktdefinition. Schwankungen der Untersuchungsergebnisse zwischen verschiedenen Untersuchern sind wahrscheinlich. Eine vergleichende Messung durch einen Untersucher ist sowohl intra- als auch interindividuell möglich. Der wissenschaftliche Vergleich mit anderen Ergebnissen ist dann mit höchster Vorsicht zu bewerten.

Meßpunktfestlegung mit individueller untersuchungsspezifischer Interpretation. Die Kommentierung entspricht dem Punkt vorher. Abhilfe kann die Überprüfung der eigenen Meßtechnik und Korrektur nicht den Regeln des Verfahrens entsprechenden Vorgehens bringen.

Auch von Ausmessung zu Ausmessung können individuelle Untersuchungsdifferenzen auftreten. Selbstverständlich gilt dies ebenfalls für die interindividuelle Abweichung verschiedener Untersucher. Hier hilft nur das ständige selbstkritische Überprüfen und Überprüfenlassen des Verfahrens und der Meßtechnik.

Nachlässige Arbeitsweise (lazy measurement) infolge Arbeitsüberlastung oder Zeitmangels. Neben den bei bestem Bemühen nicht völlig eliminierbaren Fehlermöglichkeiten darf dieser Punkt bei dieser Auflistung nicht fehlen. Allerdings sollte man dies bei kritischer Analyse eigener Tätigkeit auch selbst bemerken. Die Konsequenz ist alternativ möglich: entweder Ändern der Meßweise oder Einstellen des Messens. Die Fortpflanzung eines Meßfehlers ist eine schlimme Sache und kann im Einzelfall sehr nachteilige Folgen haben. Die digitalisierte Radiographie wird in dieser Frage einen bedeutenden Fortschritt sichern.

3 Allgemeine Verfahren

Isometrie

Durch Miträntgen eines Vergleichsmaßstabs können Strecken und Flächen in der Objektebene ausgemessen werden. Die tatsächliche Größe wird nach folgender Formel berechnet:

$$x = \frac{a\ \text{reell} \times a\ \text{projiziert}}{b\ \text{projiziert}}$$

x = gesuchte Größe
a reell = bekannte Länge des Maßstabs

Auf dem Röntgenbild gemessene Länge des Maßstabs b projiziert gemessene Knochenlänge auf dem Röntgenbild (Abb. 3.1).

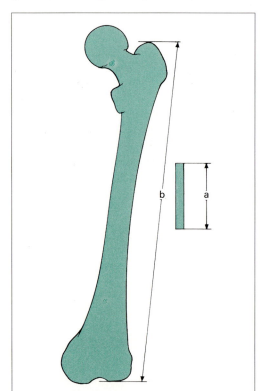

Abb. 3.1 Röntgenisometrie.
a = Länge des Vergleichsstabs
b = Länge des Knochens

Diagnostische Bedeutung. Größenbestimmung pathologischer Prozesse, Operations- und Bestrahlungsplanung (Büchner 1986).
Vorteil. Wenig aufwendiges Verfahren.

Korrekturfaktor zur Röntgenbildvergrößerung

Berechnungsformel: $KF = \frac{D - d}{D}$

KF = Korrekturfaktor,
D = Fokus-Film-Abstand (in cm),
d = Objekt-Film-Abstand (in cm).

Frakturdislokationsmessung

Frakturverkürzungsmessung (Abb. 3.2)

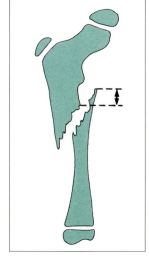

Abb. 3.2 Verkürzungsfehlstellung. Eine Messung ist nur sehr ungenau möglich, da durch die Röntgenaufnahmetechnik ein Vergrößerungseffekt besteht und die sich entsprechenden Bezugspunkte auf den Röntgenbildern nur sehr schwer zu erkennen sind

Technik und Methode. Röntgenaufnahmen von Röhrenknochen in 2 Ebenen. Meßpunkte sind das proximalste Kortikalisende des distalen Fragments und das distalste des proximalen Fragments im Frakturbereich. Messung der Distanz.

Diagnostische Bedeutung. Metrische Bestimmung der Frakturdislokation in der Längsachse. Objektivierung für die Entscheidungshilfe zum konservativen oder operativen Vorgehen.
Vorteil. Einfaches Verfahren.

Frakturseitverschiebungsmessung
(Abb. 3.3)

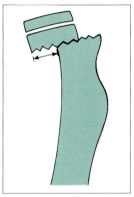

Abb. 3.3 Messung einer Seit-zu-Seit-Verschiebung. Solche Fehleinstellungen werden in Anteilen der Schaftbreite angegeben (z. B. 1/3, 1/2, ganze Schaftbreite)

Technik und Methode. Röntgenaufnahmen von Röhrenknochen in 2 Ebenen. Bestimmung des Meßpunkts an der äußeren Begrenzung der Kortikalis des distalen und des proximalen Fragments. Legen von Tangenten an die Kortikalis. Fällen der Senkrechten auf diese und Messen der Distanz.
Diagnostische Bedeutung. Bestimmung der Seitverschiebung von Frakturen.
Vorteil. Einfache Methode.
Nachteil. Bei Achsknickung Fehlmessung möglich. Auswahl des Meßpunkts evtl. auf die gegenseitige Kortikalis verlegt.

Schaftachsenwinkel (Abb. 3.4)

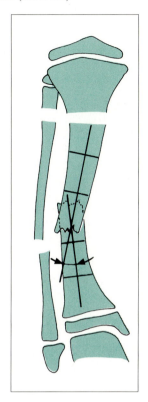

Abb. 3.4 Schaftachsenwinkel. Er wird zur Beurteilung von Achsenfehlern in der Frontal- und Sagittalebene im Schaftbeich benutzt

Technik und Methode. Röntgenbild in 2 Ebenen von Röhrenknochen. Bestimmung der Schaftachsen (S. 12) im proximalen und im distalen Fragment. Messen des von 0° abweichenden Winkels.
Diagnostische Bedeutung. Wichtig für den Entscheid zur Korrektur von Fehlstellungen und zur Verlaufskontrolle.
Vorteil. Einfaches Verfahren.
Nachteil. Bei vorbestehenden Deformitäten kann die Einzeichnung der Schaftachse Schwierigkeiten bereiten.

Epiphysenachsenwinkel (Abb. 3.5)

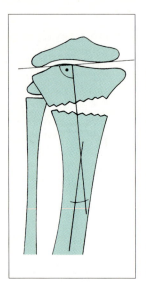

Abb. 3.5 Epiphysenachsenwinkel. Primäre Fehlstellungen können ohne Messung vor allem bei metaphysären Frakturen mit kleinem Fragment leicht übersehen werden. Mit Hilfe des Epiphysenwinkels wird die Fehlstellung erkannt: Epiphysenfuge markieren; dann zeigt der Winkel aus der Senkrechten auf diese Markierungslinie und der Schaftachse die Fehlstellung an

Technik und Methode. Röntgenaufnahmen in 2 Ebenen von Röhrenknochen mit Gelenkanteil. Bestimmung der Epiphysenfuge. Einzeichnen des Lots darauf und der Schaftachse (S. 12). Messen des Winkels zwischen Schaftachse und des Lots auf die Epiphysenlinie.
Diagnostische Bedeutung. Erkennen auch von geringen Abweichungen bei metaphysären Frakturen und Epiphysenstauchungen.
Vorteil. Einfaches Verfahren.
Bewertung. Normal : 0°.

Ableitung des realen Winkels aus Skelettröntgenbildern nach Pogglitsch (Abb. 3.6)

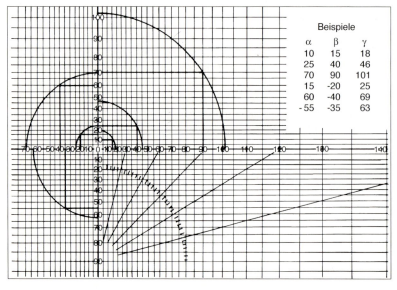

Beispiele		
α	β	γ
10	15	18
25	40	46
70	90	101
15	-20	25
60	-40	69
-55	-35	63

Abb. 3.6 a Rechtwinkliges Koordinatensystem zur graphischen Darstellung des „wahren Winkels". Auf den Achsen sind – von 0 ausgehend – die Werte der Tangensfunktionen aufgetragen. Ihre Bezeichnung entspricht der Verdoppelung des jeweiligen Ausgangswinkels, um die Werte von Supplementwinkeln ohne Umrechnung eintragen bzw. ablesen zu können. Die Schnittpunkte der Ordinaten und Abzissen zeigen die Lage des Scheitelpunkts S des „wahren Winkels" im Raum. Jeder Punkt auf einem durch durch S gezogenen Kreisbogen chrakterisiert den gleichen „wahren Winkel" (bei verschiedener räumlicher Lage), daher ist seine Größe auf der x- oder y-Achse direkt ablesbar.

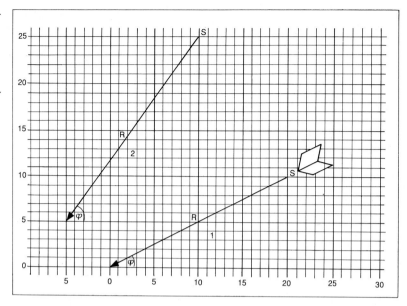

Abb. 3.6 b Vergrößerter Ausschnitt des Nomogramms. In diesem Bereich kleinerer Winkel ist die Größenzunahme der Teilstrecken nur gering. Die eingezeichneten Vektoren geben das Ausmaß von Veränderungen des „wahren Winkels" wieder (hier von +20°/+10° auf 0°/0° bzw. von +10°/+25° auf −5°/+5°), die Polarwinkel φ fixieren die Richtung der jeweiligen Veränderungen im Raum

Technik. Röntgenaufnahmen von Röhrenknochen in 2 Ebenen. Ausgemessen werden die Schaftachsenwinkel (SS). Der als Bezugssystem verwendete Supplementwinkel auf 180° wird durch die Divergenz der Röntgenstrahlen verzerrt dargestellt. Abweichungen des Zentralstrahls und mangelhafte Zentrierung des darzustellenden Winkels führen zu Vergrößerungen oder Verkleinerungen der Projektionswinkel. Deshalb ist es besonders an Röhrenknochen nötig, den realen Winkel zu berechnen.

Berechnung des realen Winkels:

$$\tan\frac{\gamma}{2} = \sqrt{\tan\frac{2\alpha}{2} + \tan\frac{2\beta}{2}}$$

α und β sind die gemessenen projizierten Winkel auf 2 Röntgenaufnahmen als Abweichung von der Schaftachse (S. 12). γ ist der berechnete reale Winkel.

Formel bei kleinen Winkelgrößen:

$$\gamma = \sqrt{\alpha^2 + \beta^2}$$

Diagnostische Bedeutung. Zur Verlaufskontrolle angeborener und erworbener Deformitäten, Korrekturoperationsplanung und bei Nachrepositionen (Abb. 3.**7**).

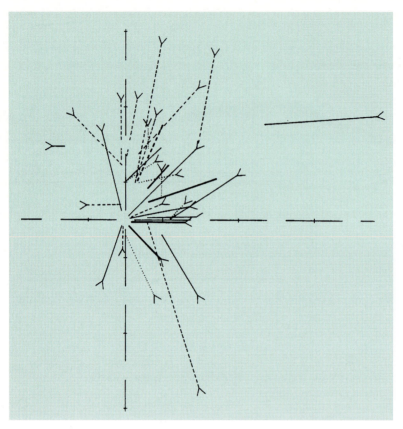

Abb. 3.7 Beispiel einer Anwendung des Tangensnomogramms zur Auswertung statistischer Ergebnisse. Ausgangspunkt und Endpunkt jedes Vektors sind die „wahren Winkel" der Einzelfälle zu Beginn und Ende einer Nachuntersuchungsperiode, aufgeteilt in 3 Altersgruppen. Die stark gezeichneten Vektoren stellen die Summen der einzelnen Gruppen dar und veranschaulichen Richtung und Ausmaß der Selbstkorrektur jeder Gruppe. Obgleich Schlußfolgerungen wegen der geringen Fallzahl hier nicht zu ziehen sind, ist doch die Tendenz der Richtung augenscheinlich, in der die Korrektur erfolgt. In ähnlicher Weise können beliebige andere Kriterien verdeutlicht werden

Viereckmessung zur approximativen Metaphysenabgrenzung nach Heim (Abb. 3.8 u. 3.9)

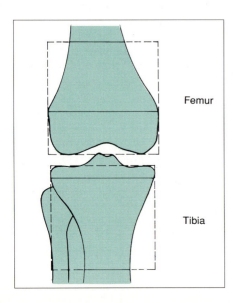

Abb. 3.8 Metaphysenkonstruktion am distalen Femur und an der proximalen Tibia

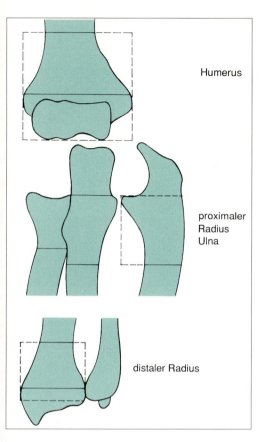

Abb. 3.**9** Metaphysenkonstruktion am distalen Humerus, an der proximalen Ulna sowie am proximalen und distalen Radius

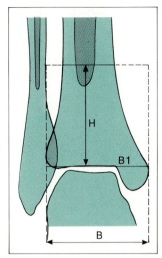

Abb. 3.**10** Metaphysenkonstruktion an der distalen Tibia.
B = größte Tibiabreite
B 1 = Übertrag der größten Tibiabreite auf die Gelenkspaltlinie
H = Senkrechte Distanz von B auf B 1

Technik. Extremitätenaufnahmen a.-p. und seitlich. Die größte gelenknahe Breite des Knochens wird in Richtung Diaphyse von der Gelenklinie aus projiziert, um ein die Metaphyse umfassendes Viereck bzw. umgekehrtes T entstehen zu lassen. Das umgekehrte T wird bei der Bestimmung an der distalen Tibia verwendet.

Methode. Aufsuchen der Außenkortikalispunkte an der größten gelenknahen Breite des Röhrenknochens. Verbindungslinie in Frontal- und Lateralprojektion. Legen einer Verbindungslinie an der Gelenkkontur in Parallelität dazu und Auftragen der ermittelten größten Breite diaphysenwärts. Die proximale oder distale Verbindungslinie markiert die Grenze zur Diaphyse.

Metaphysenkonstruktion an der distalen Tibia. In 20°-Innenrotation Aufsuchen des lateralen Meßpunkts an der Incisura fibularis der Tibia und des medialen Meßpunkts am Malleolus internus tibiae. Anlegen jeweils der senkrechten Projektion nach kaudal und Messung der Distanz B. Diese wird vom ventralen Gelenkrand (Gelenkspaltlinie B 1) auf die Längsachse H übertragen. Einzeichnen der proximalen Verbindungslinie darauf als Senkrechte (Abb. 3.**10**).

Diagnostische Bedeutung. Frakturklassifikation unter Berücksichtigung des mechanischen Zentrums der Fraktur. Prognoseeinschätzung der Fraktur, zur Festlegung von Therapiekonzepten und zur wissenschaftlichen Dokumentation.

Vorteil. Reproduzierbare Metaphysenbeschreibung gegenüber der nur groben Sichtschätzung.

Nachteil. Nur arbiträre Bestimmung möglich. An der Tibia distal zwischen 20°-Innenrotation und 30°-Außenrotation Projektionsfehler 5%.

An schlecht zentrierten Unfallaufnahmen vor der Reposition nicht anwendbar. In solchen Fällen muß die Konstruktion zur Klassifikation an den Röntgenbildern nach Reposition vorgenommen werden (Heim 1987).

Röntgenmorphometrie

Peripherer Index nach Barnett und Nordin (Abb. 3.11 u. 3.12)

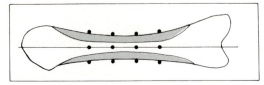

Abb. 3.11 Konstruktion der Mittelsenkrechten am Os metacarpale II

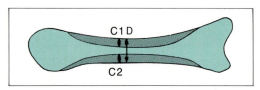

Abb. 3.12 Peripherer Index und kombinierte Kortikalisdicke.
C 1 = Wandstärke einer Kortikalis
C 2 = Wandstärke der anderen Kortikalis
D   = Gesamtdurchmesser des Röhrenknochens

Technik und Methode. Aufnahmen a.-p. der Röhrenknochen. Division der kombinierten Kompaktadichte durch den Gesamtdurchmesser des Röhrenknochens × 100.

Kortikalis und Kompakta werden als Begriffe synonym verwendet. Gemessen wird an der Stelle der größten Wandstärke am größten Durchmesser auf einer Ebene zur Mittelachse des Knochens. Diese wird aus mehreren Meßpunkten im diaphysären Anteil konstruiert.

$C_1 + C_2$ = kombinierte Kortikalisdicke in mm

$$\frac{C_1 + C_2}{D} \times 100 = \text{peripherer Index}$$

Diagnostische Bedeutung. Aussage zu generalisierten oder lokalen Veränderungen der Knochenstruktur bei Osteopenie, Osteoporose, Osteomalazie und lokaler Knochenatrophie. Quantifizierung der Strukturwerte bei Verlaufsbeobachtung und Therapiekontrolle.
Vorteil. Ausmessung fast an jedem Röntgenbild möglich.

Grenzwerte:
- Handindex (Metakarpale II) = < 44: Osteoporose,
- Femurindex = < 46: Osteoporose,
- Tibiaindex (nach Bernard-Laval-Jeantat): normal 48 ± 9 = < 40 : Osteoporose, = > 56 : Osteosklerose,
- kombinierte Kortikalisdicke: Radius (1–2 cm distal der Tuberositas radii) = 4 : Grenzwert für Strukturauflockerung, = < 4 : Osteoporose.
- ◆ **Cave.** Alters- und geschlechtsspezifische Werte.

Siehe hierzu Abb. 3.13 u. 3.14 sowie Tab. 3.1–3.3.

Tabelle 3.1 Morphometrische Meßergebnisse von Gesunden im 4. Dezennium (nach Schinz)

Meßort	Meßwerte (mm) ♂	♀
Kombinierte Kompaktadicke der oberen Extremität		
Metakarpale II	5,90,	5,30
	6,20	5,50
	5,70	5,30
	6,00	5,50
	5,16	5,11
	5,80	5,30
Metakarpale III	5,70	5,10
Metakarpale IV	4,60	4,10
2. Phalanx	4,70	4,20
3. Phalanx	4,90	4,40
4. Phalanx	4,75	4,20
Radius proximal	6,80	5,90
	6,25	5,90
	7,80	6,60
Humerus proximal	10,10	8,20
Humerus distal	13,40	9,50
Klavikula	6,40	6,20
Kombinierte Kompaktadicke der unteren Extremität		
Femur	20,70	19,10
Tibia	13,60	11,60
Fibula	7,50	6,40
Metatarsale II	5,50	5,30
Metatarsale III	4,50	4,10
Einfache Kompaktadicke		
Klavikula	2,78	2,64
	2,78	2,87
	2,75	2,85
Rippen: 4. u. 5. dorsal	1,40	1,40

Röntgenmorphometrie

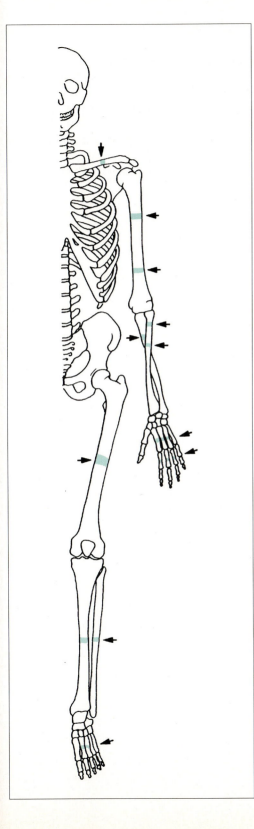

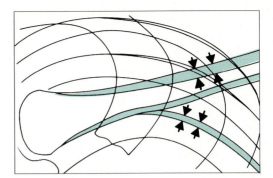

Abb. 3.**14** Für die Morphometrie geeignete Meßzonen an der Klavikula und der 4. Rippe dorsal (nach Fischer u. Hauser)

Tabelle 3.**2** Altersveränderungen der Kompaktadicke des Metakarpale II (nach Garn)

Alter in Jahren	♂		♀	
	Mittelwerte (mm)	Standardabweichung	Mittelwerte (mm)	Standardabweichung
1	1,47	0,30	1,49	0,31
2	1,86	0,39	1,81	0,37
4	2,48	0,37	2,34	0,35
6	2,98	0,45	2,78	0,43
8	3,42	0,47	3,22	0,41
10	3,88	0,50	3,54	0,48
12	4,31	0,62	4,16	0,55
14	4,90	0,70	4,87	0,56
16	5,29	0,52	5,08	0,61
18	5,72	0,68	5,16	0,70
22	5,80	0,61	5,31	0,75
30	5,87	0,63	5,36	0,77
40	5,76	0,71	5,46	0,74
50	5,71	0,69	5,23	0,74
60	5,28	0,58	4,56	0,58
70	5,02	0,67	3,99	0,63
80	4,89	0,56	3,30	0,51

Abb. 3.**13** Gebräuchliche Meßorte am Skelett

Tabelle 3.3 Normalwerte morphometrischer Messungen der proximalen Radiusdiaphyse (nach Meema u. Mitarb.)

♂		♀	
Alter in Jahren	Kombinierte Kompaktadicke (mm)	Alter in Jahren	Kombinierte Kompaktadicke (mm)
19	7,8–7,9	19	6,0–7,0
19	7,0	20	6,0–6,5
21	6,9–7,0	21	6,0–6,3
22	7,4–7,8	21	6,0
28	8,6–9,0	25	5,5
31	7,2	25	6,0
33	6,4	26	5,3
38	7,0	30	5,3–6,0
39	7,0–7,4	30	6,3–6,7
40	6,0	31	5,2
40	8,5	31	6,3–6,7
40	5,6	32	5,8–6,1
40	8,0	38	5,8
43	7,0–7,2	39	5,5–6,0
47	6,3–7,0	41	6,0–6,2
49	7,0	42	5,5
54	8,0	43	5,0–5,8
60	7,0	44	5,0
		46	6,0–6,4
		62	6,2–6,8

$\dfrac{AB}{CD}$ = zentraler Index

Diagnostische Bedeutung. Oft frühzeitigere Aussage zu generalisierten Veränderungen der Wirbelform möglich. Verlaufsbeobachtung bei Osteoporosen und Kyphosen anderer Ursache.

Vorteil. Fast an jeder Wirbelsäulenaufnahme möglich.

Nachteil. Reproduzierbare Meßpunktbestimmung oft schwierig.

Grenzwerte. < 80: Hinweis auf Osteoporose des Achsenskeletts.

Zentraler Index nach Barnett und Nordin (Abb. 3.15)

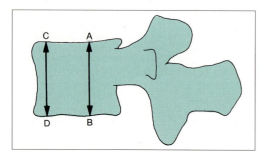

Abb. 3.15 Zentraler Index.
A = kranialer Meßpunkt dorsales Wirbeldrittel
B = kaudaler Meßpunkt dorsales Wirbeldrittel
C = kranialer Meßpunkt ventrales Wirbeldrittel
D = kaudaler Meßpunkt ventrales Wirbeldrittel

Technik und Methode. LWS-Aufnahme seitlich, BWS-Aufnahme seitlich. Division zweier Abstände von Deck- und Grundplatte eines Wirbelkörpers, bevorzugt der LWS.

Gemessen wird unmittelbar dorsal der ventralen Wirbelkörperkortikalis und am Übergang des mittleren zum hinteren Drittel.

Altersbestimmung nach der Ossifikation des Handskeletts

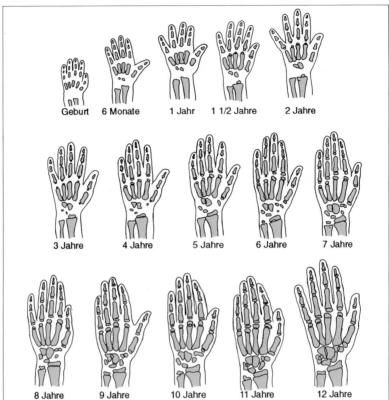

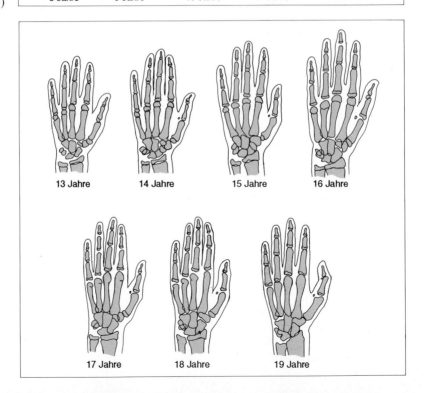

Abb. 3.16 a u. b
Skelettalter: männlich
(nach Greulich u. Pyle)

Abb. 3.16 b

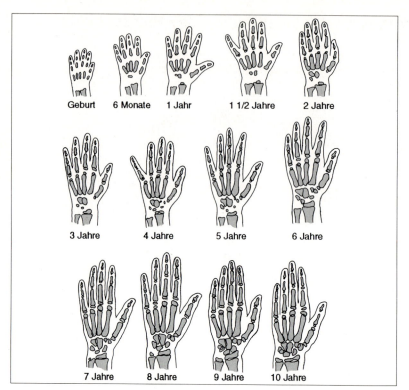

Abb. 3.**17 a** u. **b**
Skelettalter: weiblich
(nach Greulich u. Pyle)

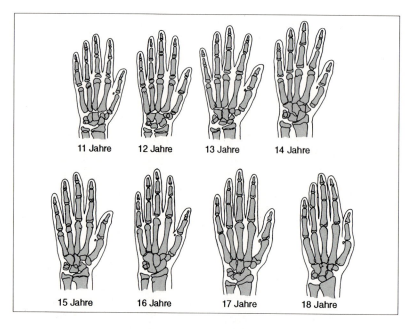

Abb. 3.**17 b**

Technik und Methode. Dorsovolare Handskelettaufnahmen. Bestimmt wird das Skelettalter in direktem Vergleich mit den Abbildungen (Greulich u. Pyle 1959).

Skelettreife nach Risser (Abb. 3.18)

Technik und Methode. Beckenübersichtsaufnahme. Einzeichnen von 3 Linien an der Beckenkammapophyse als Parallele zur Körperachse, dargestellt als Verbindungslinie der Dornfortsatzmitte und Symphyse: von medial nach lateral die erste am Übergang des Anstiegs der Iliumwölbung zu Konvexität, die zweite auf der Höhe der Konvexität und die dritte am Übergang zum stärkeren lateralen Abfall.
Diagnostische Bedeutung. Beurteilung des zu erwartenden Wachstums im Hinblick auf die mögliche Progredienz von Skoliosen.
Bewertung. Die Einteilung in 4 bzw. 5 Stadien von lateral nach medial mit zunehmender Ossifikation der Wachstumsfuge bis hin zum völligen Schluß. Je geringer das Skelettalter nach dem Risser-Zeichen, um so größer ist die zu erwartende Verschlechterung bei progredienten Skoliosen.
Auch nach Wachstumsfugenschluß ist Progredienz möglich.
Vorteil. Einfaches Verfahren, auf jeder Wirbelsäulenaufnahme mit Beckenkammdarstellung möglich.

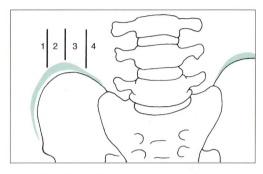

Abb. 3.**18** Risser-Zeichen

Vorderes Wirbeloberkantenviereck zur Einschätzung des biologischen Wirbelsäulenalters nach Köthe und Schmidt (Abb. 3.19)

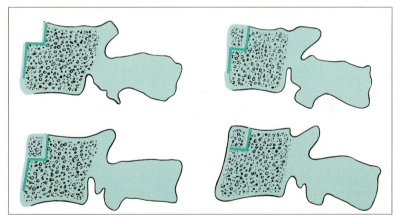

Abb. 3.**19** Ossifikationsgrad der Wirbelkörperrandleiste

Technik und Methode. Wirbelsäulenaufnahme seitlich. Einzeichnen zweier senkrecht zueinander stehender Linien an der Wirbelkörperoberkante ventral. Die Linien beginnen an den Endpunkten der Ossifikation der Deckplatte und der ventralen Wirbelkortikalis am Übergang zur Randleiste. Gemessen werden die Wirbel Th 2–L 5.
Diagnostische Bedeutung. Bestimmung des biologischen Wirbelsäulenalters zur Beurteilung der Belastbarkeit (Systemstabilität) bei leistungssportlicher Betätigung. Eventuelle Progredienzabschätzung bei Skoliosen.
Vorteil. Bis auf die Altersgruppe 15–16 Jahre signifikante Unterschiede der Reifeformeln bei Mädchen und Jungen bis 14,5 Jahre. Bei Skoliosen Bewertung auf der originären diagnostischen Aufnahme möglich.
Nachteil. Reliabilität ± 6 Monate. Bei qualitativ unzureichenden Röntgenaufnahmen Meßpunktbestimmung erschwert. Aufwendige Ausmessung von 16 Wirbeln.
Subjektiver Fehler: ± 1 Jahr.
Auswertung zum Aufstellen der Reifeformel. Bildung von Altersbereichen in Halbjahresgruppen (Tab. 3.**4**–3.**6**).

Tabelle 3.4 Darstellung der Randleistenentwicklung für sporttreibende Jungen zur Bildung einer „Reifeformel" im Alter von $9^{6}/_{12}$ – 17 Jahren (nach Köthe u. Schmidt)

Altersgruppe (Jahre)		Brustwirbelsäule										Lendenwirbelsäule					n
		Th 2	Th 3	Th 4	Th 5	Th 6	Th 7	Th 8	Th 9	Th 10	Th 11	Th 12	L1	L2	L3	L4	L5
$9^{6}/_{12}$ bis 10	1	0	0	0	0	0	0	0	0	0	0	0	0	0	0	0	0	9
$10^{1}/_{12}$ bis $10^{6}/_{12}$	2	0	0	0	0	0	0	0	0	0	0	0	0	0	0	0	0	9
$10^{7}/_{12}$ bis 11	3	0	0	0	0	0	0	0	0	0	0	0	0	0	0	0	0	11
$11^{1}/_{12}$ bis $11^{6}/_{12}$	4	0	0	0	0	0	0	0	0	0	0	0	0	0	0	0	0	6
$11^{7}/_{12}$ bis 12	5	0	0	0	0	0	0	0	0	0	0	0	0	0	0	0	0	16
$12^{1}/_{12}$ bis $12^{6}/_{12}$	6	0	0	0	0	0	1	1	1	1	1	1	1	0	0	0	0	17
$12^{7}/_{12}$ bis 13	7	0	0	0	0	1	1	1	1	1	1	1	1	1	0	0	0	26
$13^{1}/_{12}$ bis $13^{6}/_{12}$	8	1	1	1	1	1	1	1	1	1	1	1	1	1	0	0	0	43
$13^{7}/_{12}$ bis 14	9	2	2	2	2	2	1	1	1	1	1	1	1	1	1	2	2	39
$14^{1}/_{12}$ bis $14^{6}/_{12}$	10	2	2	2	2	2	1	1	1	1	1	1	1	1	2	2	2	14
$14^{7}/_{12}$ bis 15	11	3	3	3	2	2	2	1	1	1	1	1	1	1	2	2	3	32
$15^{1}/_{12}$ bis $15^{6}/_{12}$	12	3	3	3	3	2	2	1	1	1	1	1	2	2	3	3	3 +	20
$15^{7}/_{12}$ bis 16	13	3	3	3	3	3	2	2	2	1	1	1	2	2	2	3	3 +	22
$16^{1}/_{12}$ bis $16^{6}/_{12}$	14	3	3	3	3	3	3	2	2	2	2	2	3	3	3	3	3	30
$16^{7}/_{12}$ bis 17	15	3	3	3	3	3	3	3	3	2	2	2	3	3	3	3	3	27

Bewertung nach Schmorl und Junghanss:
0 = Knochenkerne in Viereck noch nicht sichtbar
1 = Knochenkerne in variabler Form im Viereck erkennbar
2 = beginnende Verschmelzung der Randleiste mit dem Wirbelkörper unter Verschiebung des Vierecks durch Bildung von Knochenbrücken
3 = vollständige Ausfüllung des Vierecks mit Knochen durch völlige Verschmelzung von Randleiste und Wirbelkörper
+ = kein signifikanter Unterschied

Tabelle 3.5 Darstellung der Randleistenentwicklung für sporttreibende Mädchen im Alter von $9^{6}/_{12}$ – 17 Jahren zur Bildung einer „Reifeformel" (nach Köthe u. Schmidt)

Altersgruppe (Jahre)		Brustwirbelsäule										Lendenwirbelsäule					n
		Th 2	Th 3	Th 4	Th 5	Th 6	Th 7	Th 8	Th 9	Th 10	Th 11	Th 12	L1	L2	L3	L4	L5
$9^{6}/_{12}$ bis 10	1	0	0	0	0	0	0	0	0	0	0	0	0	0	0	0	0	19
$10^{1}/_{12}$ bis $10^{6}/_{12}$	2	0	0	0	0	0	0	0	1	1	1	1	0	0	0	0	0	13
$10^{7}/_{12}$ bis 11	3	0	0	0	0	0	1	1	1	1	1	1	0	0	0	0	0	9
$11^{1}/_{12}$ bis $11^{6}/_{12}$	4	0	0	0	0	1	1	1	1	1	1	1	0	0	0	0	0	14
$11^{7}/_{12}$ bis 12	5	0	0	0	1	1	1	1	1	1	1	1	1	1	0	0	0	9
$12^{1}/_{12}$ bis $12^{6}/_{12}$	6	1	1	1	1	1	1	1	1	1	1	1	1	1	1	1	1	13
$12^{7}/_{12}$ bis 13	7	2	2	2	1	1	1	1	1	1	1	1	1	1	1	1	1	17
$13^{1}/_{12}$ bis $13^{6}/_{12}$	8	2	2	2	2	2	1	1	1	1	1	1	1	1	1	1	1	14
$13^{7}/_{12}$ bis 14	9	2	2	2	2	2	1	1	1	1	1	1	1	1	2	2	2	17
$14^{1}/_{12}$ bis $14^{6}/_{12}$	10	3	3	3	3	2	2	2	2	2	2	2	2	2	2	2	3 +	11
$14^{7}/_{12}$ bis 15	11	3	3	3	3	2	2	2	2	2	2	2	2	2	2	2	2 +	5
$15^{1}/_{12}$ bis $15^{6}/_{12}$	12	3	3	3	3	2	2	2	2	2	2	2	2	2	3	3	3	9
$15^{7}/_{12}$ bis 16	13	3	3	3	3	3	3	2	2	2	2	2	3	3	3	3	3	14
$16^{1}/_{12}$ bis $16^{6}/_{12}$	14	3	3	3	3	3	3	3	3	3	3	3	3	3	3	3	3	14
$16^{7}/_{12}$ bis 17	15	3	3	3	3	3	3	3	3	3	3	3	3	3	3	3	3	12

Bewertung s. Tab. 3.4

Tabelle 3.6 Biologische Alterskategorien nach dem Stand der Randleistenverknöcherung an der Wirbelsäule (nach Köthe u. Schmidt)

Alterskategorie	Differenz des biologischen Alters zum Kalenderalter	Index
Akzeleration (A)	+ 18 bis + 30 Monate	1
Tendenz zur Akzeleration (TA)	+ 6 bis + 18 Monate	2
Normalentwickler (N)	± 6 Monate	3
Tendenz zur Retardierung (TR)	– 6 bis – 18 Monate	4
Retardierung (R)	– 18 bis – 30 Monate	5

Handlängenmessung (Abb. 3.20)

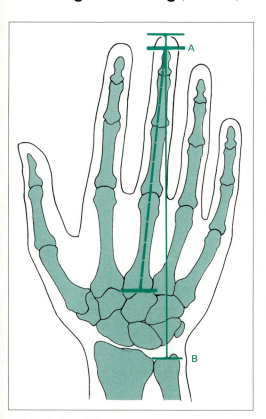

Abb. 3.20 Handlängenmessung.
A = nach Swoboda und Wimberger
B = nach Schmid und Hoffmann

Technik und Methoden. Dorsovolare Handaufnahmen.

Meßpunkte nach Schmid und Hoffmann: mediale Ecke der distalen Ulnaverkalkungszone und äußerer Rand des Weichteilschattens des 3. Mittelfingers durch Anlegen paralleler Tangenten. Bestimmung der Distanz.

Meßpunkte nach Swoboda und Wimberger: Distanz von der Basistangente des Os metacarpale III und der parallelen Tangente am distalsten Punkt der Endphalanx.

Diagnostische Bedeutung. Erfassung unproportionierter Wuchsstörungen beim Vergleich mit der Körperlänge.

Vorteil. Geringe Strahlenbelastung.

Nachteil. Relativ große Streubreite der Werte.

Bewertung. Grenzwerte s. Tab. 3.7.

Tabelle 3.7 Relation Körperlänge-Handlänge (nach Schmid u. Hoffmann)

Körperlänge in cm	Altersvariation	Unterer Grenzwert	Mittelwert	Oberer Grenzwert
		der Handlänge in mm		
50– 54	Neugeborenes	67	71	75
55– 59	2– 4 Monate	69	76	81
60– 64	3– 5 Monate	75	80	84
65– 69	6– 8 Monate	81	87	92
70– 74	9–12 Monate	85	93	100
75– 79	12–15 Monate	95	98	102
80– 84	15–20 Monate	97	103	108
85– 89	1,5– 2,5 Jahre	105	110	115
90– 94	2 – 3 Jahre	112	117	121
95– 99	2,5– 3,5 Jahre	113	118	123
100–104	3 – 4,5 Jahre	119	125	130
105–109	3,5– 5 Jahre	127	131	136
110–114	4 – 6 Jahre	135	138	142
115–119	5 – 7 Jahre	136	140	144
120–124	6 – 7,5 Jahre	145	149	152
125–129	7 – 8,5 Jahre	147	153	157
130–134	7,5– 9,5 Jahre	154	161	168
135–139	8,5–10,5 Jahre	158	167	175
140–144	9,5–11,5 Jahre	168	173	180
145–149	10 –13 Jahre	170	176	182
150–159	11,5–14,4 Jahre	177	186	194

Teleradiographie und Orthoradiographie zur Extremitätenlängenmessung (Abb. 3.21)

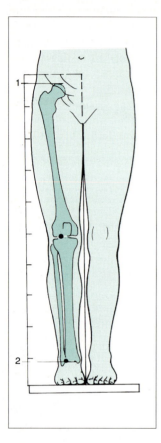

Abb. 3.21 Orthoradiographie (am Beispiel der unteren Extremität).
1 = kraniale Hüftkopftangente
2 = Sprunggelenklinie

Technik und Methode. 3 Aufnahmen im Liegen mit bleimarkiertem Meßstab, teleradiographische Aufnahme mit Meßstab. Direkte Messung der Gesamtlänge und von Teilabschnitten im Seitenvergleich.

Extremitätenwachstumsverzögerungsformel (3 Jahre Zeit- und 5 cm Längendifferenz notwendig):

Wachstumslänge der gesunden Seite
– Wachstumslänge der kranken Seite × 100

Diagnostische Bedeutung. Zur Bestimmung von Längendifferenzen, beidseitigen Wachstumsrückständen, Operationsplanung.
Vorteil. Exakt reproduzierbare Meßpunkte.
Nachteil. Orthoradiographie hat einen etwas höheren Projektionsfehler als Teleradiographie.
Bewertung. Siehe Tab. 3.8– 3.13.

Tabelle 3.8 Wachstumslängenformel (Bewertung)

Milde Wachstumshemmung	0 – 10 %
Mittelstarke Wachstumshemmung	11 – 20 %
Starke Wachstumshemmung	21 – 30 %
Besonders starke Wachstumshemmung	> 31 %

Tabelle 3.9 Längenwachstum in den Bereichen der distalen normalen Femurmetaphysen und proximalen normalen Tibiametaphysen, ermittelt aus Langzeitstudien je nach chronologisch fortschreitendem Skelettalter (Längenwachstum in cm; Skelettalter nach dem Atlas von Greulich u. Pyle [1950]) (aus Anderson, M., W. T. Green, M. B. Messner: Growth and predictions of growth in the lower Extremities. J. Bone Jt Surg. 45-A [1963] 1 – 14)

	50 ♀								50 ♂						
	$8^{3'}$	9^3	10^3	11^3	12^3	13^3	14^3	15^3	10^3	11^3	12^3	13^3	14^3	15^3	16^3 17^3
	Distale Femurmetaphysen (Gesamtwachstum Femur: 71 %)														
Mittel	6,54	5,30	4,15	2,82	1,66	0,75	0,27	0,05	7,21	6,01	4,65	3,09	1,48	0,45	0,15 0,04
σ	1,14	0,92	0,78	0,53	0,40	0,30	0,18	0,08	1,28	1,14	0,91	0,78	0,50	0,23	0,12 0,06
Extremwerte	9,8	8,6	7,2	4,7	2,8	1,5	0,7	0,4	9,7	8,4	7,2	5,7	3,0	1,0	0,6 0,2
90.	8,4	6,7	5,0	3,4	2,1	1,1	0,6	0,1	8,9	7,8	5,7	4,2	2,2	0,8	0,3 0,1
75.	7,2	5,8	4,6	3,2	1,9	1,0	0,4	0,1	8,3	6,7	5,2	3,5	1,8	0,6	0,2 0,1
50.	6,5	5,2	4,1	2,8	1,7	0,7	0,3	0,0	7,2	6,1	4,8	2,9	1,4	0,4	0,1 0,0
25.	5,8	4,8	3,7	2,4	1,4	0,6	0,1	0,0	6,3	5,2	4,1	2,6	1,2	0,3	0,1 0,0
10.	5,0	4,3	3,3	2,2	1,1	0,4	0,0	0,0	5,3	4,4	3,4	2,3	1,0	0,2	0,0 0,0
Extremwerte	4,1	3,1	2,2	1,6	0,7	0,1	0,0	0,0	4,8	3,8	2,8	1,6	0,4	0,1	0,0 0,0

Tabelle 3.9 Fortsetzung

	50 ♀								50 ♂							
	8³*	9³	10³	11³	12³	13³	14³	15³	10³	11³	12³	13³	14³	15³	16³	17³
	ProximaleTibiametaphysen (Gesamtwachstum Tibia: 57 %)															
Mittel	4,25	3,39	2,58	1,65	0,86	0,32	0,09	0,02	4,65	3,83	2,92	1,80	0,74	0,16	0,04	0,01
σ	0,74	0,58	0,50	0,32	0,26	0,17	0,06	0,03	0,83	0,75	0,62	0,53	0,35	0,12	0,06	0,02
Extremwerte	6,0	5,1	4,3	2,8	1,5	0,8	0,3	0,1	6,7	5,6	4,7	3,4	2,2	0,7	0,3	0,1
90	5,5	4,2	3,2	1,9	1,2	0,6	0,2	0,1	5,8	4,8	3,6	2,5	1,1	0,3	0,1	0,0
75.	4,6	3,7	2,7	1,8	1,0	0,4	0,1	0,1	5,3	4,3	3,3	2,0	0,8	0,2	0,0	0,0
50.	4,1	3,3	2,6	1,6	0,8	0,3	0,0	0,0	4,6	3,8	3,0	1,8	0,7	0,2	0,0	0,0
25.	3,8	3,0	2,3	1,5	0,7	0,2	0,0	0,0	4,0	3,2	2,6	1,4	0,5	0,0	0,0	0,0
10	3,3	2,8	2,0	1,2	0,6	0,1	0,0	0,0	3,4	2,7	2,0	1,1	0,3	0,0	0,0	0,0
Extremwerte	2,5	1,9	1,1	0,9	0,3	0,0	0,0	0,0	3,0	2,3	1,6	1,0	0,1	0,0	0,0	0,0

* Die Zahlen geben die Skelettalter in Jahren und Monaten an. 8³ bedeutet z. B. 8 Jahre und 3 Monate

Tabelle 3.10 Streuungsbreite der relativen Skelettreife bei chronologisch fortschreitendem Alter. Die Werte wurden aus Longitudinalstudien an 50 Jungen abgeleitet. Die Relationen der Körperlänge sowie der Femur- und Tibialänge werden einander gegenübergestellt. Die Zahlen in Klammern stammen von 31 und 49 Jungen, da keine vollständigen Daten von allen Probanden in diesen Altersklassen verfügbar waren. Messungen der Länge der langen Röhrenknochen anhand von Orthoröntgenogrammen schließen auch die proximale und distale Epiphyse ein. Das Skelettalter wurde nach dem Atlas von Greulich u. Pyle (1950) bestimmt (aus Anderson, M., W. T. Green, M. B. Messner: Growth and predictions of grwoth in the lower Extremities. J. Bone Jt Surg. 45-A [1963] 1–14)

Alter	Körperlänge (cm)		Femur (cm)		Tibia (cm)		Skelettalter (Jahre	
	Mittel	σ	Mittel	σ	Mittel	σ	Mittel	σ
8	127,6	5,94	(32,8)	(1,53)	(25,9)	(1,55)	(7,8)	(1,00)
9	133,3	6,15	(34,6)	(1,78)	(27,1)	(1,86)	(8,8)	(1,04)
10	138,5	6,58	36,4	1,87	28,6	1,89	9,9	0,96
11	143,5	6,94	38,2	2,07	30,1	2,07	11,0	0,88
12	149,4	7,72	40,2	2,23	31,8	2,27	12,1	0,76
13	156,3	9,13	42,3	2,52	33,6	2,49	13,1	0,80
14	163,7	9,54	44,3	2,58	35,3	2,54	14,1	0,93
15	169,8	8,68	45,8	2,38	36,4	2,34	15,1	1,14
16	173,2	7,74	46,6	2,27	36,9	2,21	16,3	1,20
17	175,0	7,41	46,9	2,30	37,1	2,21	17,3	1,10
18	175,9	7,37	47,0	2,35	37,1	2,22	(18,0)	(0,89)

Tabelle 3.11 Streuungsbreite der relativen Skelettreife bei chronologisch fortschreitendem Alter. Die Werte wurden aus Langzeitstudien an 50 Mädchen abgeleitet. Die Relationen der Körperlänge sowie der Femur- und Tibialänge werden einander gegenübergestellt. Die Zahlen in Klammern stammen von 31 und 49 Mädchen, da keine vollständigen Daten von allen Probanden in diesen Altersklassen verfügbar waren. Messungen der Länge der langen Röhrenknochen anhand von Orthoröntgenogrammen schließen auch die proximale und distale Epiphyse ein. Das Skelettalter wurde nach dem Atlas vom Greulich u. Pyle (1950) bestimmt (aus Anderson, M., W. T. Green, M. B. Messner: Growth and predictions of grwoth in the lower Extremities. J. Bone Jt Surg. 45-A [1963] 1–14)

Alter	Körperlänge (cm)		Femur (cm)		Tibia (cm)		Skelettalter (Jahre)	
	Mittel	σ	Mittel	σ	Mittel	σ	Mittel	σ
8	128,1	4,78	33,1	1,63	26,3	1,39	7,6	1,02
9	133,8	4,78	35,0	1,71	28,0	1,50	8,7	1,02
10	139,9	5,24	37,0	1,82	29,8	1,67	9,9	1,03
11	146,6	5,93	39,2	2,00	31,6	1,84	11,1	1,07
12	153,2	6,36	41,1	2,12	33,2	1,95	12,5	1,12
13	158,2	6,14	42,4	2,12	34,2	1,94	13,8	1,06
14	160,3	6,16	43,1	2,15	34,5	1,97	14,8	1,05
15	162,3	6,02	43,2	2,18	34,6	1,98	15,8	1,00
16	162,9	6,10	43,3	2,20	34,6	2,00	16,4	0,92
17	(163,8)	(6,37)	(43,3)	(2,21)	(34,7)	(2,00)	(17,1)	(0,85)
18	(164,9)	(6,10)	(43,3)	(2,21)	(34,7)	(2,00)	(17,8)	(0,46)

Normale Gelenkspaltbreiten

Technik und Methode. Röntgenaufnahme eines Gelenks in verschiedenen Ebenen. Messung des Abstands von gegenüberliegenden Knochenpunkten am Gelenkspalt an der engsten Stelle.
Diagnostische Bedeutung. Beurteilung der Gelenkspaltbreite zur Höhenbestimmung der Knorpelschichten. Diagnostik von Arthrosen und Arthritis, Verlaufskontrollen der Erkrankungen.
Vorteil. Einfache Methode.
Nachteil. Approximative Bestimmung durch nichtgeradlinigen Verlauf der Gelenkflächen (Tab. 3.13)

Tabelle 3.12 Durchschnittliches Längenwachstum in Prozent im Bereich der proximalen und distalen Metaphysen der langen Röhrenknochen der unteren Extremitäten

	Femur		Tibia	
	Proximal	Distal	Proximal	Distal
Green u. Anderson (1947)				
Anderson u. Mitarb.(1963)	29	71	57	43
Gill u. Abbott (1942)	30	70	60	40
Wilson u. Thompson (1939)	30	70	60	40
Digby (1916)	31	69	57	43

Tabelle 3.13 Übersicht über die normalen Gelenkspaltbreiten (Mittelwerte)

Kiefergelenk	2 mm
Sternoklavikulargelenk	3 – 5 mm
Wirbelgelenke	1,5 – 2 mm
Schultergelenk	4 mm
Ellenbogengelenk	3 mm
Radiokarpalgelenk	2 – 2,5 mm
Interkarpalgelenke	1,5 – 2 mm
Ileosakralgelenke	3 mm
Symphyse	4 – 6 mm
Hüftgelenk	4 – 5 mm
Kniegelenk	4 – 8 mm
Oberes Sprunggelenk	3 – 4 mm
Intertarsalgelenke	2 – 2,5 mm
Großzehengrundgelenk	2 mm

4 Schädel

Schädelskelettmessung (Abb. 4.1–4.3)

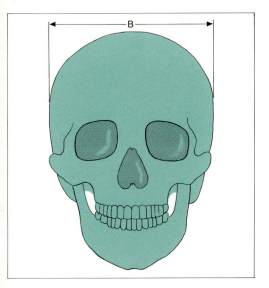

Abb. 4.1 Messen der Schädelbreite: Einzeichnen der Tangenten an den jeweils lateralsten Punkten des Os parietale beiderseits. Messen der Distanz B zwischen beiden Parallelen als Schädelbreite

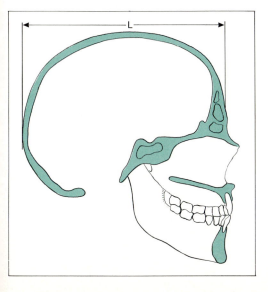

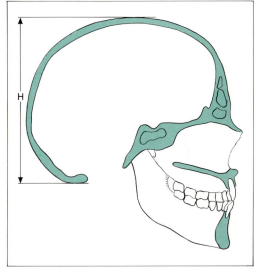

Abb. 4.2 Messen der Schädelhöhe: einfaches Verfahren, die Indexbildung ist aussagekräftiger als die einfachen Meßwerte. Anlegen einer Tangente an den kranialsten Punkt des Os parietale und einer parallelen Tangente zum kaudalsten Punkt des Os occipitale. Messen des Abstands H als Schädelhöhe

Technik und Methode. Schädelaufnahme p.-a. Laterale Schädelaufnahme. Messen des größentransversalen Abstands des Schädels in Position. Messen der größten Länge des Schädels als Distanz von der Glabella zum Opistokranion. Bilden des kephalen Index:

Kephaler Index (CI) = B : L × 100

Vorteil. Einfaches Verfahren.
Normalwerte. Siehe Tab. 4.1
Diagnostische Bedeutung. Zur Feststellung von mesokephalen Schädeln bzw. der Hyperdolichokephalie (Haas 1952).

Abb. 4.3 Messen der Schädellänge: Anlegen einer Vertikalen auf den ventralsten Punkt der Glabella und dazu parallel eine Tangente am dorsalsten Punkt des Os occipitale. Messen des Abstands der beiden Linien L als Schädellänge

4 Schädel

Tabelle 4.1 Messung des normalen Schädels. Schädelindex am Röntgenbild

Alter	Zahl	♂ V min – V max	Mittel	Zahl	♀ V min – V max	Mittel	Zahl	Total V min – V max	Mittel
– 4 Wochen	2	81,0–81,7	81,3	3	79,4–85,7	81,6	5	79,4–85,7	81,5
2– 6 Monate	11	73,5–88,1	81,7	12	72,7–87,7	80,8	23	72,7–87,7	81,4
7–12 Monate	12	73,8–89,5	81,8	12	75,9–90,4	82,5	24	73,8–90,4	82,1
8–18 Monate	11	78,3–90,3	82,3	11	73,7–87,9	81,5	22	73,7–90,3	81,8
19–30 Monate	21	71,7–90,4	81,2	10	77,4–88,4	81,4	31	74,3–90,4	81,3
3– 5 Jahre	35	72,4–90,0	81,2	26	72,7–91,1	81,0	61	72,4–91,1	81,1
6– 8 Jahre	30	71,8–88,6	81,4	24	73,0–88,3	81,5	54	71,8–88,6	81,4
9–11 Jahre	30	72,0–89,8	81,1	22	74,9–88,5	80,3	52	72,0–89,8	80,8
12–14 Jahre	30	73,1–88,3	80,5	23	73,9–89,4	80,2	53	73,1–89,4	80,3
15–17 Jahre	35	72,8–87,7	80,6	17	72,0–83,4	79,6	52	72,8–87,7	80,0
18–20 Jahre	31	72,8–85,7	79,3	24	73,8–89,6	80,0	55	72,8–89,6	79,6
21– Jahre	351	71,3–89,4	79,5	354	71,0–90,4	80,0	705	71,0–90,4	79,8
		σ = 3,66 + 3,87			σ = 3,87 + 3,33				
		M ± σ = 75,9 - 83,4 = 65,7 %			M ± σ = 76,1 - 84,2 = 66,2 %				
		M ± 2σ = 72,2 - 87,3 = 96,5 %			M ± 2σ = 72,3 - 88,3 = 94,0 %				
Total	599			538			1137		

Basale Schädelwinkel (Abb. 4.4)

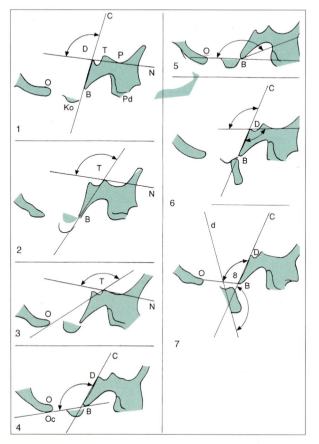

Abb. 4.4 Basale Schädelwinkel.
1 = PDB-Winkel
2 = NTB-Winkel
3 = NTO-Winkel
4 = OcBD-Winkel
5 = NBO-Winkel (Foramen-magnum-Basilarwinkel)
6 = NDB-Winkel
7 = DBd-Winkel
8 = OBD-Winkel (Clivus-Dens-Winkel, Boogaard-Winkel)
N = Nasion
P = Planum sphenoidale
T = Tuberculum sellae
D = Dorsum sellae
B = Basion
O = Opisthion
Oc = Okziput
Ko = Condylus occipitalis
Pd = Palatum durum
d = dorsale Denslinie
c = dorsale Clivuslinie

Technik und Methode. Seitliche Schädelaufnahme oder HWS-Aufnahme mit Darstellung des okzipitozervikalen Übergangs.

Anlegen von Tangenten und Verbindung von Meßpunkten wie Nasionbegrenzung kranial, kaudalster Punkt des Planum sphenoidale, Spitzen des Tuberculum sellae und des Dorsum sellae, kaudalster Punkt des Basion, ventralster Punkt des Opisthions, kaudale Okziputbegrenzung und dorsale Clivus- und Denslinien bilden die einzelnen Winkel.

Diagnostische Bedeutung. Vergrößerung der Winkel nach oben ist ein Hinweis auf Platybasie mit Körperschwerpunktverlagerung nach vorn. Verkleinerung der Winkel weist auf eine wahrscheinliche Verlagerung des Körperschwerpunkts nach hinten hin.

Nachteil. Bestimmung der Meßpunkte an Basion und Opisthion exakt nur auf dem Tomogramm möglich.

Bewertung. Siehe Tab. 4.2.

Tabelle 4.2 Normalwerte der basalen Schädelwinkel (nach Gutmann)

Winkel	Grade
PDB	104 –118
NTB	130 –134 132 (120–142)
NTO	150 –153
OcBD	(119) 120 –124
NBO (Foramen magnum-Basalwinkel)	161 –164
NDB (Basalwinkel)	118 –147
DBd (Clivus-Dens-Winkel)	148,7 ± 10
OBD (Boogaard-Winkel)	120 –130

5 Okzipitozervikaler Übergang

Atlantookzipitale Relation in der Frontalebene (Abb. 5.1)

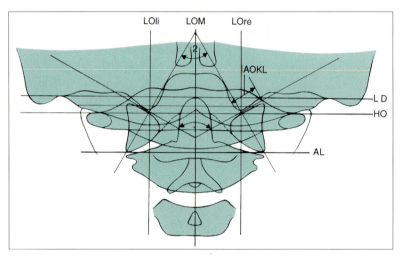

Abb. 5.1 Atlantookzipitale Relation in der Frontalebene.
LOM = Kondylenmittelot
LOre = Kondylenlot rechts
LOli = Kondylenlot links
HO = Linea bicondylica
AL = Atlaslinie
AOKL = atlantookzipitale Kontaktlänge
1 = Kondylen-Gelenkachsen-Winkel
2 = Atlas-Kondylen-Schnittwinkel
LD = Linea digastrica

Technik und Methode. HWS-Aufnahme a.-p. nach Gutmann. Bestimmung der beiden kaudalsten Kondylenpunkte am Os occipitale. Von dort aus Festlegung der Mitte zwischen beiden Kondylen und Errichtung des Lots darauf (Kondylenmittelot, LOM). Parallel dazu durch die bestimmten kaudalsten Kondylenpunkte Einzeichnen des rechten und linken Kondylenlots. Verbindung der kaudalsten Kondylenpunkte zur Kondylenhorizontale (Linea bicondylica, HO). Die Digastrische Linie ist die Verbindung der Incisurae mastoideae. Die atlantookzipitale Kontaktlänge (AOKL) ist die Distanz zwischen okzipitaler Kondylenspitze und kranialem Atlaseckpunkt. Der Kondylen-Gelenkachsen-Winkel wird aus den beiden Tangenten zur kranialen Atlasgelenkfläche mit Scheitelpunkt auf der Kondylenmittelotlinie gebildet. Der Atlas-Kondylen-Schnittwinkel wird von 2 Schenkeln, ausgehend von der jeweils kaudalen lateralen Ecke der Massa lateralis atlantis zur medialen Kondylenbegrenzung als Tangente gezogen, gebildet.

Diagnostische Bedeutung. Erkennen von okzipitalen Dysplasien.

Bewertung. Normalbefund: LOM zentriert, HO horizontal. AOKL seitengleich, HO parallel zur Atlaslinie. Kondylen-Gelenkachsen-Winkel = 125°. Scheitelpunkt auf LOM. Atlas-Kondylen-Schnittwinkel hat Scheitelpunkt auf der Kopflotlinie, identisch mit LOM. Kondylen-Gelenkachsen-Winkel > 125°: okzipitale Dysplasie.

Atlantookzipitale Relation zur Intervestibularlinie (Abb. 5.2)

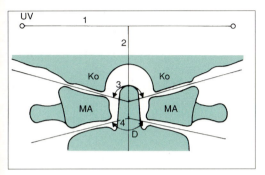

Abb. 5.2 Atlantookzipitale Relation zur Intervestibularlinie.
US = utrikulosakkuläre Aufhellung
Ko = Okzipitalkondyle
MA = Massa lateralis atlantis
D = Dens axis
1 = Intervestibularlinie
2 = Densachse
3 = atlantookzipitaler Gelenkachsenwinkel
4 = atlantoaxialer Gelenkachsenwinkel

Technik und Methode. Tomogramm des okzipitozervikalen Übergangs. Es werden die Mittelpunkte der utrikulosakkulären Aufhellungen verbunden und die Mittelsenkrechte darauf sowie die Densachse eingezeichnet. Der obere Gelenkachsenwinkel (atlantookzipitaler Gelenkachsenwinkel, Kondylen-Gelenkachsen-Winkel, S. 26) wird durch die beiden Schenkel parallel zur kranialen Atlasgelenkfläche mit Schnittpunkt auf der Densachse, die der Körpermedianebene und dem Kondylenmittelot entspricht, gebildet. Dort treffen sich auch die beiden Schenkel des unteren Gelenkachsenwinkels (atlantoaxialer Gelenkachsenwinkel). Er wird durch die Parallelen zu den kranialen Axisgelenkflächen konstruiert.
Diagnostische Bedeutung. Erkennen okzipitaler Dysplasien, Subluxationen, Frakturen, Atlasrotationsblockierungen, Atlastranslationen.
Vorteil. Erhöhte Detailtreue des Tomogramms.
Nachteil. Anfertigung des Tomogramms.
Bewertung. Beide Gelenkachsenwinkel liegen mit dem Scheitelpunkt auf der Mittelsenkrechten (Densachse, LOM s. S. 26) Kopflot). Schnittpunkt des unteren Gelenkachsenwinkels um so kranialer, je steiler die Axisschultern abfallen.
Verschiebung des Schnittpunkts vom oberen Gelenkachsenwinkel zur Seite bedeutet Atlasdislokation seitwärts. Bei gleichzeitiger Densachsenverschiebung handelt es sich um eine En-bloc-Dislokation von Atlas und Axis nach lateral.
Auswertung nach Wackenheim:
- Intervestibularlinie, Kondylen-Gelenkachsen-Winkel, Densachse mit einem Schnittpunkt: laterale „Luxation" des Atlasses mit Rotation oder angeborener Anomalie,
- Densachse seitlich verschoben: Lateralabweichung von Axis gegen Atlas/Kopf oder umgekehrt,
- Kondylenwinkel und Intervestibularlinie different, aber Densachse mit einem Partner kongruent: unharmonische Atlas- oder Kraniumasymmetrie,
- Verschiebung aller 3 Linien und Winkel gegeneinander: totale transversale Dislokation der Kopfgelenke als angeborene Mißbildung.

Okzipitozervikale Parameter
(Abb. 5.3)

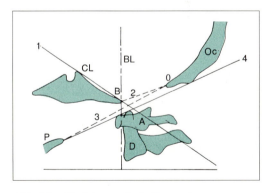

Abb. 5.3 Okzipitozervikale Parameter.
Cl = Clivus
Oc = Okziput
B = Basion
O = Opisthion
P = Palatum durum
A = Atlas
D = Dens axis
BL = Basionlot
H = Parallele der Filmrandhorizontalen
1 = Clivuslinie
2 = McRae-Linie
3 = Chamberlain-Linie
4 = McGregor-Linie

Technik und Methode. Gemessen wird auf der seitlichen HWS-Aufnahme nach Gutmann. Die Clivuslinie wird vom Dorsum sellae zur dorsalen Begrenzung des Basions gezogen. Die Verbindung vom dorsalsten Punkt des Basions zum Opisthion, dort dem ventralsten Punkt, entspricht der Foramen-magnum-Ebene. Sie wird als McRae-Linie bezeichnet. Die Linie vom Opisthion zum Palatum durum ist die Chamberlain-Linie. Die Linie vom kaudalsten Punkt der Okzipitalschuppe zur dorsalen Spitze des Palatum durum gezeichnet, markiert die McGregor-Linie. Bestimmt werden die Clivuslänge, der Clivuswinkel zum Basionlot und der Neigungswinkel der Foramen-magnum-Ebene zum Basionlot.

Diagnostische Bedeutung. Hinweise auf die Schwerpunktlage des Körpers und die Gesamtstatik, Erkennen okzipitaler Dysplasien.

Nachteil. Meßpunkte an Basion und besonders Opisthion schwer bestimmbar.

Normwerte. Verkürzter Clivus führt zu Denshochstand. Je steiler der Clivus, desto dorsaler der Körperschwerpunkt.

Atlantoforaminaler Winkel nach Bull (Abb. 5.4)

Technik und Methode. Ausgewertet wird auf der seitlichen HWS-Aufnahme nach Gutmann. Einzeichnen der Chamberlain-Linie (S. 27) zwischen Opisthion und Palatum durum und der Atlasebene (Atlaslinie) (S. 30). Parallelverschiebung der Atlaslinie nach kranial zur Winkelbildung mit der Chamberlain-Linie.

Diagnostische Bedeutung. Dient der Erkennung der basilären Impression, besonders der anterioren basilären Impression.

Normalwert. < 10°, 10–13° = Verdacht auf basiläre Impression, > 13° basiläre Impression.

Densposition zum Foramen magnum (Abb. 5.5)

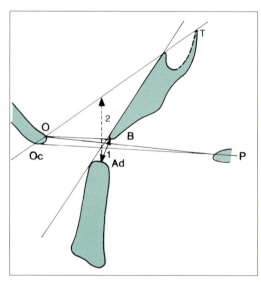

Abb. 5.5 Bestimmung der Dens-axis-Position zum Foramen magnum.
O = Opisthion
B = Basion
Oc = kaudalster Punkt des Os occipitale
P = Palatum durum
Ad = Apex dentis
OB = McRae-Linie
OP = Chamberlain-Linie
OcP = McGregor-Linie
OcT = Twining-Linie
T = Tuberculum-sellae-Spitze
D = Dorsum sellae
1 = Basion-Apex-dentis-Distanz
2 = Distanz Denzspitze-Twining-Linie

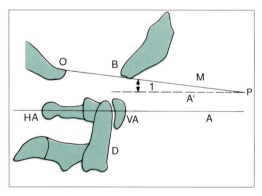

Abb. 5.4 Atlantoforaminaler Winkel nach Bull.
P = Palatum durum 1 = Bull-Winkel
O = Opisthion M = McRae-Linie
B = Basion
HA = hinterer Atlasbogen
VA = vorderer Atlasbogen
D = Dens axis
OP = Verbindungslinie Opisthion und Palatum
A = Atlaslinie
A′ = parallelverschobene Atlaslinie

Technik und Methode. Seitliche HWS-Aufnahme nach Gutmann. Zur Bestimmung werden die McRae-Linie (S. 27), die Chamberlain-Linie (S. 27) und die McGregor-Linie (S. 27) eingezeichnet. Zusätzlich wird eine Linie vom Dorsum sellae in Richtung auf den kaudalsten Punkt des Os occipitale gelegt (Twining-Linie). Gemessen werden die Abstände der Densspitze zu diesen Linien, der zur Twining-Linie wird als Senkrechte vom Apex dentis zum Kreuzungspunkt gemessen. Bestimmt wird noch die Basion-Apex-dentis-Distanz, und bewertet wird das Verhalten der Densspitze zur Clivustangente (Basilarlinie).

Diagnostische Bedeutung. Hinweise auf eine basiläre Impression.

Nachteil. Distanz zur McGregor-Linie ist stark von der Atlasposition abhängig. Exakte Bestimmung von Opisthion und Basion meist nur auf Tomogramm möglich. Basion-Apex-dentis-Distanz kann durch atlantoaxiale Kontaktschwäche beeinflußt werden (Tab. 5.1).

Tabelle 5.1 Bewertung der Apex-dentis-Distanzen zum Foramen magnum

	Normal	Basiläre Impression
Mc Rae-Linie	Densspitze kaudal	Densspitze überragt
Chamberlain-Linie	Densspitze 3 mm kaudal	Densspitze überragt > 1–7 mm
McGregor-Linie	Densspitze 4,5 mm kaudal	Densspitze ist näher als 4,5 mm
Twinig-Linie	40–41 mm	< 40–41 mm
Basion-Apex-dentis-Distanz	5 mm (größer bei Sagittalbewegung des Kopfs)	< 5 mm

Bimastoid- und Biventerlinie
(Abb. 5.6)

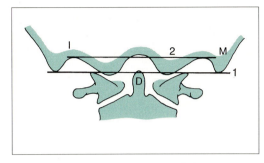

Abb. 5.6 Bimastoid- und Biventerlinie.
D = Dens axis
I = Incisura mastoidea
M = Processus mastoideus
1 = Bimastoidlinie
2 = Biventerlinie

Technik und Methode. HWS-Aufnahme a.-p. Es werden die Bimastoidlinie (Fischer-Metzgold-Linie) durch Verbinden der kaudalsten Punkte der Processus mastoidei und die Biventerlinie (digastrische Linie) als Verbindung der kranialsten Punkte der Incisurae mastoideae eingezeichnet.

Diagnostische Bedeutung. Dient zur Feststellung einer basilären Impression und anderer Mißbildungen der Schädelbasis.

Vorteil. Densspitze gut zuordenbar.

Nachteil. Biventerlinie fast nur auf Tomogrammen exakt festlegbar.

Bewertung. Im Normalfall soll der Dens axis die Biventerlinie nicht überragen. Die Bimastoidlinie darf von der Densspitze nicht mehr als 10 mm überragt werden. Andernfalls ist eine basiläre Impression anzunehmen.

Klaus-Index (Distanz) (Abb. 5.7)

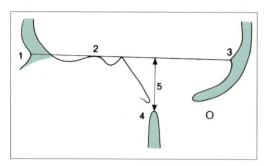

Abb. 5.7 Klaus-Index.
1 = Nasion
2 = Tuberculum sellae
3 = Protuberantia occipitalis interna
4 = Densspitze
5 = Distanz Densspitze-Tuberculum-sellae-Protuberantia-occipitalis-Linie
O = Okziput

Technik und Methode. HWS-Aufnahme seitlich. Einzeichnen der Verbindungslinie vom Tuberculum sellae zur Protuberantia occipitalis interna. Bestimmen der Dens-axis-Spitze und Messen des Abstands auf der Senkrechten.

Von manchen Autoren wird die Verbindungslinie ventral von der Nasionbasis aus begonnen.

Diagnostische Bedeutung. Erkennen von basilären Impressionen.

Nachteil. Verbindungslinie vom Nasion aus oft nicht über das Tuberculum sellae zur Protuberantia occipitalis interna zu führen. Dann ist nur die 2. Variante möglich.

Bewertung:
– Normal: 40–41 mm,
– fraglich: 39–30 mm,
– basiläre Impression: < 30 mm.

Atlantookzipitale Relation in der Sagittalebene (Abb. 5.8)

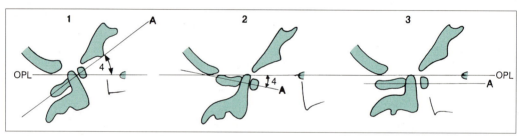

Abb. 5.8 Atlantookzipitale Relation in seitlicher Projektion.
1 = Atlas in Normalposition
2 = Atlas in Inferiorposition
3 = Atlas in Superiorposition
4 = A/OPL-Winkel
A = Atlasebene (-linie)
OPL = Palatookzipitallinie

Technik und Methode. HWS-Aufnahme nach Gutmann. Eingezeichnet werden die Palatookzipitallinie (S. 27) und die Atlaslinie, die aus den Mittelpunkten des vorderen und hinteren Atlasbogens gebildet wird. Der Winkel zwischen Atlaslinie und Palatookzipitallinie wird mit + für den nach kranial offenen und mit – für den nach kaudal offenen Winkel bezeichnet.

Diagnostische Bedeutung. Beurteilung der Atlasposition.

Nachteil. Täuschungsmöglichkeit durch Formabweichungen und nicht einwandfreie Neutralhaltung des Kopfs.

◆ **Cave.** Scheinbare Inferiorstellung bei Kopfretroflexion!

Bewertung:
– Atlasnormalposition: 0°– 17,3°,
– Atlasinferiorposition: < – 17,3° (– 11°),
– Atlassuperiorposition: > + 23,5° (+ 38°).

Funktionsdiagnostik der Atlantookzipitalgelenke (Abb. 5.9)

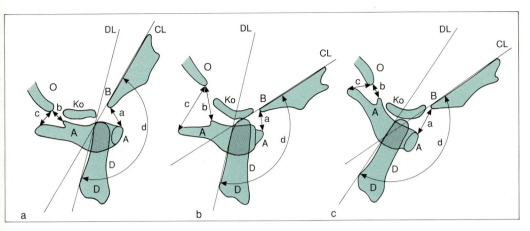

Abb. 5.9 a–c Clivus-Dens-Winkel und foraminoatlantale Distanzen zur Funktionsdiagnostik der Atlantookzipitalgelenke in (**a**) Neutral-, (**b**) Nick- und (**c**) Beugestellung.
O = Opisthion
B = Basion
A = Atlas
D = Dens axis
Ko = Okzipitalkondyle

CL = Clivuslinie
DL = dorsale Denslinie
a = Arcus-ventralis-Basion-Distanz
b = dorsale Gelenkflächenbegrenzung-Opisthion-Distanz
c = Arcus-dorsalis-Opisthion-Distanz
d = Clivus-Dens-Winkel

Technik und Methode. HWS-Aufnahme nach Gutmann. Gemessen wird in Neutral-, Nick- und Beugestellung. Bestimmt wird der Abstand vom kranioventralsten Punkt des vorderen Atlasbogens zum Basion, vom Opisthion zur dorsalen Gelenkbegrenzung des Atlasses und zum dorsokranialsten Punkt des hinteren Atlasbogens. Durch Anlegen der Clivuslinie (S. 24) und der dorsalen Denslinie an den 2 am weitesten dorsal vorstehenden Denspunkten wird der Clivus-Dens-Winkel gebildet (Tab. 5.2).

Diagnostische Bedeutung. Bestimmung der relativen Densbewegung bei Ante- und Retroflexion mit klinischer Wertigkeit im Rahmen der Atlasblockierung und Atlasinferior- und -superiorposition.

Bewertung. Nicken führt zur Verkleinerung des Clivus-Dens-Winkels, durch Beugen dagegen kommt es kaum zur Veränderung.
– Clivus-Dens-Winkel: normal 160°, Nicken 135°, Beugen 158 °.

Tabelle 5.2 Atlantoforaminale Distanzen zur Funktionsdiagnostik der Atlantookzipitalgelenke

	Neutral	Nicken	Beugen
a	14 mm	7 mm	19 mm
b	12 mm	18 mm	10 mm
c	13 mm	21 mm	10 mm

Kritische Wechselbeziehung zwischen Okziput, Atlas und Axis bei Neutralhaltung des Kopfs
(Abb. 5.10)

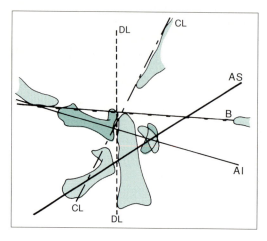

Abb. 5.10 Wechselbeziehung zwischen Okziput, Atlas und Axis durch okzipitozervikale Winkel.
CL = Clivuslinie
DL = dorsale Denslinie
B = McGregor-Linie
AS = Atlasebene in Superiorstellung
AI = Atlasebene in Inferiorstellung

Technik und Methode. Seitliche HWS-Aufnahme nach Gutmann. Prüfung des Verhaltens von Clivuslinie, dorsaler Denslinie, McGregor-Linie, Atlasebene in Superior- und Inferiorposition zueinander. Einzeichnen der Linien (S. 24, 27 u. 30).
Diagnostische Bedeutung. Je stärker die Winkel in diesem System von der Norm nach oben oder unten (Clivus-Dens-Winkel nur nach unten) abweichen und je mehr Winkel gleichzeitig verändert sind, um so mehr muß eine Blockierung oder Lockerung erwartet werden. Klinischer Wert bei lokalen, pseudoradikulären, zervikoenzephalen Syndromen bei Blockierung des Gelenks oder Insuffizienz des Lig. transversum, protektiver kinematischer Neutralisation der Kopfgelenke (Tab. 5.3).

Tabelle 5.3 Mittelwerte der okzipitozervikalen Winkel (nach Decking und Tersteege)

Winkel	Winkelbeziehung		Grad
CB	clivopalatookzipital		62,5
DB	palatookzipitoaxial		97,5
AB	atlantookzipitopalatal	normal	17,3
		AIP	– 12
		ASP	57
CA	clivoatlantal	normal	45,5
		AIP	82
		ASP	18
CD	clivodental		148,7

AIP = Atlasinferiorposition
ASP = Atlassuperiorposition

Meßlinien an Atlas und Axis in der Frontalebene

Technik und Methode. HWS-Aufnahme a.-p. nach Gutmann. Eingezeichnet werden das Kondylenmittelot und das Kondylenlot rechts sowie links (S. 26). Parallel dazu werden jeweils das Atlasinnenlot auf den mittelsten Grenzpunkt (= die medialste Prominenz in der Doppelkontur der Massa lateralis atlantis) und das untere und obere Atlasaußenlot zu den lateralsten kranialen und kaudalen Eckpunkten der Massae laterales gefällt. Das untere Atlasaußenlot wird zum lateralsten Punkt des Axiskörpers an den Axisgelenkflächen kranial als Axisaußenlot weitergeführt. Das Denslot entspricht im Normalfall der Verlängerung des Kondylenmittelots. Das Axisinnenlot ist die Parallele dazu durch den Bogenwurzelpunkt rechts und links im Axiskörper.

Die Linea bicondylica (S. 26), die untere Atlaslinie als Verbindung der beiden kaudalen Atlaseckpunkte und die obere Axislinie als Verbindung der beiden kranialsten Eckpunkte des Axiskörpers sowie die Densbasislinie zwischen den medialen Eckpunkten der kranialen Axisgelenkfläche sind die horizontalen Hilfslinien.

Frontale Meßlinien am Atlas (Abb. 5.11)

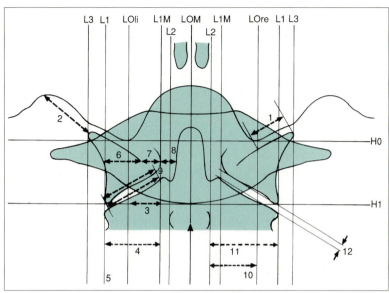

Abb. 5.11 Meßlinien und Distanzen am Atlas. Gemessen werden:
1 = atlantookzipitale Kontaktlänge (S. 26)
2 = atlantookzipitale Distanz, d. h. kranialer Atlaseckpunkt zum Okziput in Verlängerung der atlantookzipitalen Gelenklinie
3 = innere (mediale) Atlaskondylendistanz zwischen Atlasinnenlot (L1M) und Kondylenlot (LOli/re)
4 = äußere (laterale) Atlaskondylendistanz zwischen Atlasinnenlot und Atlasaußenlot (L1M-L1)
5 = frontale Atlas-Axis-Distanz zwischen kaudalem Atlasaußenlot und kranialem Axisaußenlot (L1A-L1Ax)
6 = Massa-lateralis-Breite, d. h. mediolaterale Prominenz in der Doppelkontur der Massa lateralis zur äußeren Begrenzungslinie der Massa lateralis parallel zur unteren Atlaslinie (H1) oder der Linea bicondylica (H0)
7 = Breite der medialen Atlasaufhellung bzw. Bogenansatz des Arcus ventralis an der Massa lateralis zwischen medialer und lateraler Begrenzung der Doppelkontur der Massa lateralis auf der Horizontallinie wie unter 6
8 = frontale atlantodentale Distanz zwischen Atlasinnenlot und lateraler Densbegrenzung auf der Ebene von 6
9 = atlantoaxiale Kontaktlänge auf der Linie vom lateralen zum medialen Eckpunkt der kaudalen Atlasgelenkfläche
10 = Konylen-Axis-Bogendistanz
11 = Axiseckpunkt-Bogendistanz (L1–L2)
12 = atlantoaxiale Gelenkspaltbreite
LOM = Kondylenmittelot
LOre = Kondylenlot rechts
LOli = Kondylenlot links
L1M = Atlasinnenlot (rechts, links)
L1 = unteres Atlasaußenlot (rechts, links) Axisaußenlot
L2 = Axisinnenlot (rechts, links)
L3 = oberes Atlasaußenlot (rechts, links)
H0 = Linea bicondylica
H1 = untere Atlaslinie

Diagnostische Bedeutung. Erkennung von Mißbildungen, Frakturen mit geringer Dislokation, Subluxationen, Blockierungen mit Atlasrotation.
Meßwerte. Normal seitengleich. Kriterien der Atlasrotation (Beispiel nach rechts): linke Massa lateralis ist breiter (Distanz 6, 7); linke mediale Aufhellung ist breiter (Distanz 7); linke Distanz Massa lateralis – Dens ist breiter (Distanz 8); linker Gelenkspalt zwischen Atlas und Axis ist kleiner (Distanz 12).

Frontale Meßlinien am Axis (Abb. 5.12)

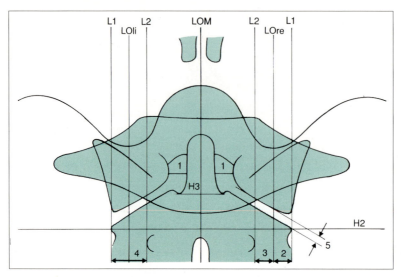

Abb. 5.12 Frontale Meßlinien und Distanzen am Axis.
L2 = Axisinnenlot (rechts, links)
LOM = Kondylenmittelot (entspricht in der Norm dem Denslot, gebildet aus Densmittelpunkt und Densspitze, deshalb auch Densspitzenlot. Der Densmittelpunkt wird mit Hilfe der Densbasislinie bestimmt, des darauf gefällten Densspitzenlots und deren Halbierung. In der Norm ist dies auch die Denslängsachse)
Lo re/li = Kondylenlot rechts/links
L1 = Axisaußenlot
H2 = Axishorizontale, obere Axislinie als Verbindung der kranialen Eckpunkte des Axiskörpers
H3 = Densbasislinie zwischen den medialen Eckpunkten der kranialen Axisgelenkflächen
1 = frontale atlantodentale Distanz
2 = Kondylen-Axis-Distanz als Abstand zwischen LOli/re-L1 an der Axis
3 = Kondylen-Axisbogen-Distanz als Abstand zwischen Kondylenlot (LO re/li) und Axisbogenlot (L2)
4 = Axiseckpunkt-Bogenwurzel-Distanz als Abstand zwischen dem Axisaußenlot und dem Axisinnenlot (L1–L2)
Axis-Kondylen-Schnittwinkel als Verbindung von kranialstem Axiseckpunkt und kranialster Okzipitalkondylenspitze
5 = atlantoaxiale Gelenkspaltbreite

Diagnostische Bedeutung. Erkennung von Malformationen, Subluxationen, Instabilitäten, Blockierungen mit Axisrotation.

◆ **Cave.** Auf der HWS-Aufnahme a.-p. nach Gutmann folgende Umrechnungsfaktoren: Dens-Kondylen-Beziehung 0,53, Denslänge 0,89. Bei 0-Projektion liegt der Dens ~ 50% weniger über der Bikondylenlinie und ist 10% kleiner.

Bewertung. Normal seitengleiche Werte, LOM deckungsgleich mit Denslot, Densspitzenlot und Denslängsachse. Atlas- und Axisaußenlot deckungsgleich. Axis-Kondylen-Schnittwinkel identisch mit Atlas-Kondylen-Schnittwinkel.

Kriterien der Axisrotation (Beispiel nach rechts): linke Distanz Bogenwurzel-Axiseckpunkt größer (Distanz 3); Axisinnenlote gegen Kondylenlote und Atlaslote nach links versetzt (L2 gegen Lo rechts/links und L1o, L1 Atlas); Atlas-Axis-Gelenkspalt rechts breiter (Distanz 5); Axisgrundplattenlinie steigt nach links stärker als die horizontale Axishauptlinie (obere Axislinie); Intervertebralraum C2/C3 keilförmig mit Konvergenz nach rechts.

Frontale Relationswinkel zwischen Okziput, Atlas und Axis (Abb. 5.13)

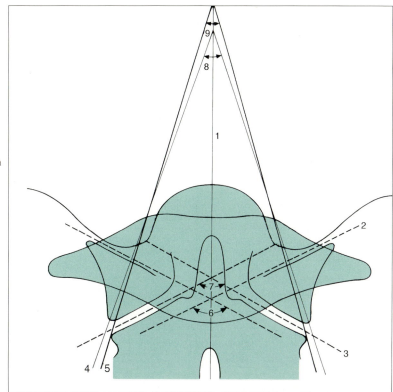

Abb. 5.13 Frontale Relationswinkel zwischen Okziput, Atlas und Axis.
1 = Kondylenmittelot
2 = okzipitoatlantale Gelenkflächenlinie
3 = atlantoaxiale Gelenkflächenlinie
4 = Atlaseckpunkt-Kondylen-Linie
5 = Axiseckpunkt-Kondylen-Linie
6 = oberer Gelenkachsenwinkel
7 = unterer Gelenkachsenwinkel
8 = Atlas-Kondylen-Schnittwinkel
9 = Axis-Kondylen-Schnittwinkel

Technik und Methode. HWS-Aufnahmen a.-p. nach Gutmann und Sandberg. Einzeichnen des Kondylenmittelots (S. 26), gleichzeitig Densachse. Die Gelenkflächenlinien des okzipitoatlantalen und atlantoaxialen Gelenkspalts werden jeweils ermittelt und die kaudal offenen Winkel gebildet. Vom unteren Atlas- und oberen Axiseckpunkt werden Verbindungslinien zum kaudalsten Okzipitalkondylenpunkt gezogen. Es entstehen nach kaudal offene Winkel.
Diagnostische Bedeutung. Erkennen von Relationsstörungen im Kopfgelenkbereich, Rotationsblockierungen, Sub- und Luxationen, Frakturen.
Nachteil. Oberer Gelenkachsenwinkel abhängig von der Kondylenform. Unterer Gelenkachsenwinkel abhängig von Densschulternform.

Bewertung. Normal: symmetrische Winkelbildung mit Schnittpunkt auf dem Kondylenmittelot.

	Normal	Okzipitale Dysplasie
Oberer Gelenkachsenwinkel (Atlantookzipitalwinkel nach Schmidt und Fischer)	125°	> 125°
Unterer Gelenkachsenwinkel (atlantoaxialer Winkel)	116°	

Sagittale Densachsenmessung
(Abb. 5.14)

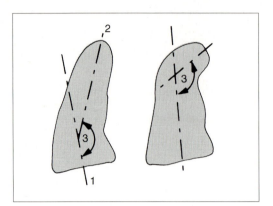

Abb. 5.14 Sagittale Densachsenmessung.
1 = Achse des kaudalen Densanteils
2 = Achse des kranialen Densanteils
3 = dorsaler Densachsenwinkel

Technik und Methode. Seitliche HWS-Aufnahme oder Tomogramm. Bestimmung der Densachse wie an den langen Röhrenknochen (Abb. 3.11) im kaudalen und im abgewinkelten kranialen Anteil. Gemessen wird der nach dorsal offene Winkel der beiden sich schneidenden Achsen.
Diagnostische Bedeutung. Erkennen angulärer Denshyperlordosen. Hinweis auf fixierte extreme Atlassuperiorposition. Achsabweichungsmessung nach in Fehlstellung verheilter Densfraktur.
Bewertung. Normal: 168° ± 8°, Denslordose: < 160°.

Sagittale Atlas-Axis-Parameter

Technik und Methode. Seitliche HWS-Aufnahme nach Gutmann. Es sind die ventrale und dorsale Denslinie (S. 31), die ventrale und dorsale Atlasbogenlinie als Verbindung der jeweils am weitesten nach dorsal bzw. ventral vorspringenden Begrenzungspunkte des ventralen und dorsalen Atlasbogens einzuzeichnen. Horizontale Bezugslinien sind die Okziput-Basionunterkante-Ebene und die Atlasebene. Gemessen werden die ventrale atlantodentale Distanz, die dorsale atlantodentale Distanz, der dorsale Denslinien-Basionlot-Winkel, der ventrale Atlas-Axis-Kontaktwinkel, gebildet von ventraler Denslinie und ventraler Atlasbogenlinie. Der dorsale Atlas-Axis-Winkel wird aus der Atlasebene und der dorsalen Denslinie gebildet.

Ventrale atlantodentale Distanz

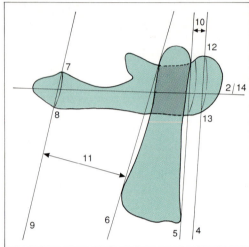

Abb. 5.15 Ventrale atlantodentale Distanz.
1 = kranialster Punkt der Arcus-ventralis-Begrenzungslinie (kranialer Bogenschlußpunkt)
2 = Höhe der Atlasebene
3 = kaudalster Punkt der Arcus-ventralis-Begrenzungslinie (kaudaler Bogenschlußpunkt)
4 = ventrale Atlasbogenlinie
5 = ventrale Denslinie
6 = dorsale Denslinie
7 = kranialster Punkt der Arcus-dorsalis-Begrenzungslinie
8 = kaudalster Punkt der Arcus-dorsalis-Begrenzungslinie
9 = dorsale Atlasbogenlinie
10 = ventrale atlantodentale Distanz
11 = dorsale atlantodentale Distanz
12–14 = Meßpunkte zur Bestimmung der altlantodentalen Distanz auf verschiedenen Ebenen

Bewertung:

Normal	Paralleler Linienverlauf
Ventrale atlantodentale Distanz	
Normal Erwachsene 1–2 mm	
Kinder bis 5 mm	> = pathologisch
In Bewegung Erwachsene 2,5 mm	
Kinder 3 mm	
Dorsale atlantodentale Distanz	
Kritischer Wert für Kompressionsmyelopathie: 10 mm	

Sagittale atlantodentale Winkel

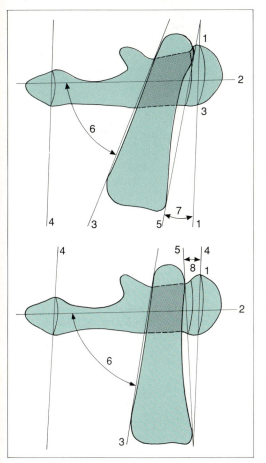

Abb. 5.**16** Sagittale atlantodentale Winkel.
1 = ventrale Atlasbogenlinie
2 = ventrale Denslinie
3 = dorsale Denslinie
4 = dorsale Atlasbogenlinie
5 = Atlaslinie
6 = dorsaler Atlas-Axis-Winkel
7 = ventraler Atlas-Axis-Kontaktwinkel, kaudal offen
8 = ventraler Atlas-Axis-Kontaktwinkel, kranial offen

Diagnostische Bedeutung. Mit Hilfe des dorsalen Atlas-Axis-Winkels Beurteilung der Densstellung zur Atlasposition. Wichtig für die Auswahl des Therapieverfahrens bei der Manipulation. Die ventralen Winkel lassen die Differenzierung in kraniale und kaudale Kontaktschwäche zu.

Bewertung:
– Dorsaler Atlas-Axis-Winkel: normal 76,5°,
– ventraler Atlas-Axis-Kontaktwinkel: immer pathologisch; kaudal offen: untere Kontaktschwäche, kranial offen: obere Kontaktschwäche.

Dorsale Atlas-Axis-Relation

Zu den Winkeln kommt der dorsale Denslinien-Basionlot-Winkel (dD-BL-Winkel) hinzu (Abb. 5.17).

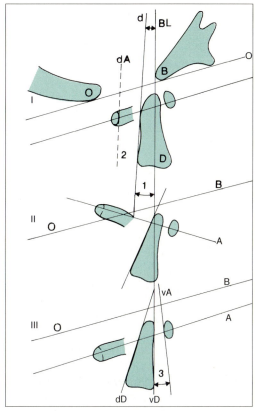

Abb. 5.**17 I–VI** Sagittale Atlas-Axis-Relation.
vD = ventrale Denslinie
dD = dorsale Denslinie
dA = dorsale Atlasbogenlinie
vA = ventrale Atlasbogenlinie
O = Okziput
B = Basionunterkante
D = Dens axis
BL = Basionlot
OB = Okziput-Basionlinie
A = Atlaslinie (-ebene)
1 = dorsaler Atlas-Axis-Winkel
2 = dorsale atlantodentale Distanz
3 = ventraler Atlas-Axis-Kontaktwinkel

5 Okzipitozervikaler Übergang

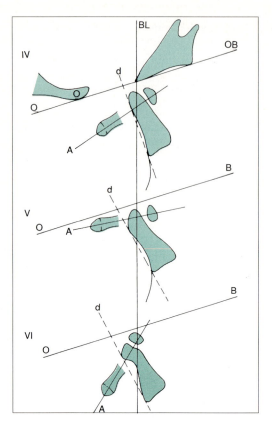

Bewertung:
- I: Neutrale C1-/C2-Relation: dD (dorsale Denslinie) parallel BL (Basionlot), OB parallel A.
- II: Atlasinferiorposition, C2 angepaßt: dD schneidet BL kranial Apex dentis, OB-A-Winkel ventral offen.
- III: Atlas scheinbar in Inferiorposition, C2 nicht angepaßt: Winkel dD-BL kaudal offen, positiver vorderer kaudaloffener Atlas-Axis-Kontaktwinkel.
- IV: Atlassuperiorposition, C2 angepaßt: dD schneidet BL kaudal Apex dentis, Winkel A-OB dorsal offen.
- V: Atlasinferiorposition, C2 nicht angepaßt in Lordosestellung: dD-BL-Winkel kranial offen, OB-A-Winkel ventral offen.
- VI: Atlas in extremer Superiorposition, C2 unvollständig in Lordosestellung angepaßt, jedoch Ausgleich durch Denslordose: dD schneidet BL tief kaudal, BO-A-Winkel ventral offen.

Diagnostische Bedeutung für die Auswahl des Manipulationsorts:
- IV und V: erfordern meist Atlasbehandlung,
- II und III: erfordern meist Axisbehandlung,
- V und VI: erfordern meist keine Manipulation, jedoch evtl. Indikation für eine subforaminale Entlastungsoperation.

Dorsale Denstangente in der Relativbewegung bei Ante- und Retroflexion (Abb. 5.18)

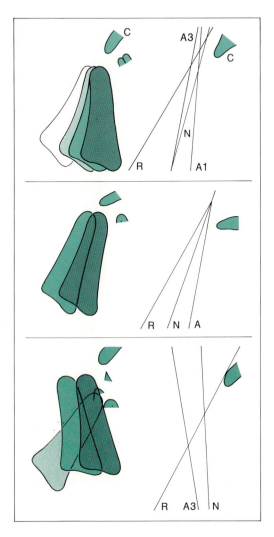

Abb. 5.18 Dorsale Denstangente in Ante- und Retroflexion.
C = Clivus
N = Neutralstellung
A1 = Nicken
A3 = Beugen (Anteflexion)
R = Retroflexion

Technik und Methode. Seitliche HWS-Funktionsaufnahmen. In Neutral-, Nick- und Beugestellung werden die dorsalen Denslinien und die Clivuslinie eingezeichnet und der Clivus-Dens-Winkel bestimmt. Am günstigsten ist die Verwendung von Röntgenpausen.

Diagnostische Bedeutung. Erkennung und Verifikation von Störungen der Funktionsbewegung im Atlantoaxialgelenk.

Bewertung:

			Clivus-Dens-Winkel
I	Neutralhaltung	N	162°
		A1	152°
		A3	162°
		R	180°
II	Pathologische Bewegungseinschränkung (bei Morbus Bechterew mit freiem C0/C1)	N	145°
		A1	135°
		R	152°
III	Pathologische Hypermobilität mit gesteigerter Retroflexion (Insuffizienz des Lig. transversum atlantis)	N	139°
		A3	133°
		R	172°

6 Wirbelsäule

Allgemeines

Index discalis nach Pizon (Abb. 6.1)

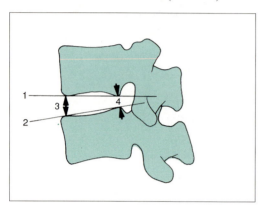

Abb. 6.1 Index discalis nach Pizon.
1 = Grundplattenlinie
2 = Deckplattenlinie
3 = ventrale IVR-Höhe
4 = dorsale IVR-Höhe

Technik und Methode. Wirbelsäulenaufnahmen im Stehen, auch auf Funktionsaufnahmen. Gemessen werden die Abstände der Intervertebralraumbegrenzung dorsal und ventral zwischen 2 Wirbelkörpern den Deck- und Grundplattenlinien. Der Index errechnet sich nach folgender Formel:

$$\frac{\text{IVR-Höhe dorsal}}{\text{IVR-Höhe ventral}} \times 100$$

Diagnostische Bedeutung. Erkennen von Instabilitäten des Bewegungssegments Feststellen von Höhenminderungen des Intervertebralraums (Rizzi 1979).
Nachteil. Bei ausgeprägten spondylotischen Veränderungen bereitet das Anlegen der Wirbelkörperlinien Probleme bzw. ist es nicht reproduzierbar möglich.

Bewertung:

Normal	10 Jahre	48,2
	45 Jahre	38,7
	70 Jahre	32,2
Normal		50
Pathologisch bis altersbedingte Höhenabnahme		100
		< 50

Wirbelkörpermittelpunktlinie und Kyphose-Lordose-Dreieck nach Schoberth (Abb 6.2)

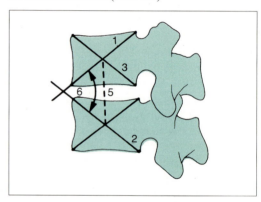

Abb. 6.2 Wirbelkörpermittelpunktlinie und intersegmentales Kyphose-Lordose-Dreieck nach Schoberth.
1–4 = Wirbelkörperdiagonalen
5 = Wirbelkörpermittellinie
6 = dorsales Wirbelkörperdreieck

Technik und Methode. LWS-Aufnahme seitlich. Ermitteln der Wirbelkörpereckpunkte. Verbinden der ventrokaudalen mit den dorsokranialen und der ventrokranialen mit den dorsokaudalen Eckpunkten. Die dabei entstehenden Schnittpunkte entsprechen den Wirbelkörpermittelpunkten. Die Verbindung der einzelnen Wirbelkörpermittelpunkte ergibt die Wirbelkörpermittelpunktlinie.

Im Bewegungssegment teilt die Verbindungslinie zweier benachbarter Wirbelkörpermittelpunkte das durch die Wirbelkörperdiagonalen gebildete Viereck in 2 Hälften. Die Form des dorsalen Dreiecks dient der Bewertung; der nach dorsal offene Winkel kann gemessen werden.

Diagnostische Bedeutung. Beurteilung der Wirbelsäulenform im Ganzen, abschnittsweise und im Bewegungssegment.

Nachteil. Die Bestimmung des Wirbelkörpermittelpunkts mit Hilfe der Eckpunktdiagonalen wird bei Formveränderungen ungenau.

Bewertung:
- Normal: Harmonischer Verlauf der Wirbelkörpermittelpunktlinie mit physiologischer Kyphosierung und Lordosierung.
- Pathologisch: Unharmonischer Verlauf der Wirbelkörpermittelpunktlinie, Aufhebung der physiologischen Krümmungen, Knickbildungen.
- Dorsales Wirbelkörperdreieck: größer als ventrales = Kyphose, kleiner als ventrales = Lordose.

Blockwirbelindex (Abb. 6.3)

Technik und Methode. Wirbelsäulen(abschnitt)-Aufnahmen seitlich und p.-a. Messen der Höhe des Wirbelblocks und eines benachbarten Wirbels sowie des dazwischengelegenen Bandscheibenraums von den Wirbelkörpereckpunkten aus.

Diagnostische Bedeutung. Differenzierung von kongenitalen und akquirierten Blockwirbeln.

Bewertung:
- Kongenitaler Blockwirbel: $B = 2N + I$,
- akquirierter Blockwirbel: $B < 2N + I$.

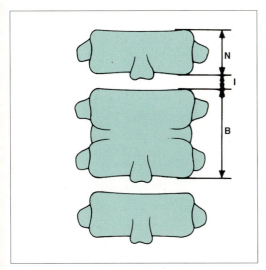
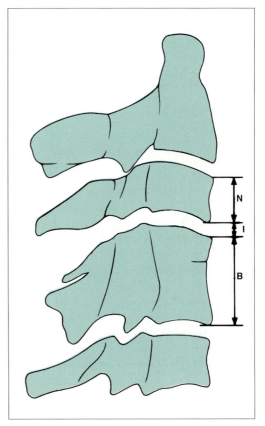

Abb. 6.3 a u. b Frontaler und sagittaler Blockwirbelindex (a) frontal, (b) sagittal.
B = Blockwirbelhöhe
N = Nachbarwirbelhöhe
I = Intervertebralraumhöhe

Abb. 6.3 b

Hilfslinie nach Wackenheim zur Spondylophytenbestimmung (Abb. 6.4)

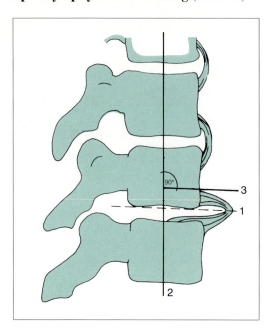

Abb. 6.4 Hilfslinie zur Spondylophytenbestimmung nach Wackenheim.
1 = Grundplattenlinie
2 = konstruierte Wirbelkörpersenkrechte
3 = Bestimmungshilfslinie

Technik und Methode. Wirbelsäulenaufnahme seitlich. Einzeichnen der Deck- und Grundplattenlinien (S. 40) und darauf der Senkrechten. Parallel zur Grundplattenlinie bzw. senkrecht zur konstruierten Wirbelkörperlängslinie wird eine Hilfslinie durch die ventralen Wirbelkörperausziehungen gelegt.
Diagnostische Bedeutung. Differenzierung von Spondylo- und Syndesmophyten.
Bewertung. Spondylophyten verlaufen etwa parallel oder horizontal zur Linie, Syndesmophyten dagegen näherungsweise vertikal.

Sagittale Keilwirbelmessung mit dem Keilwinkel (Abb. 6.5)

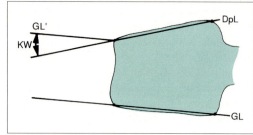

Abb. 6.5 Keilwinkel des Wirbelkörpers.
DpL = Deckplattenlinie
GL = Grundplattenlinie
GL' = Parallele der Grundplattenlinie
KW = Keilwinkel

Technik und Methode. Seitliche Wirbelsäulenaufnahme. Durch Anlegen der Grund- und Deckplattenlinien am Wirbelkörper bzw. der Eckpunktverbindungslinie wird der Verformungswinkel konstruiert, indem die Parallele der Grundplattenlinie verschoben wird.
Diagnostische Bedeutung. Erkennen von keilförmigen Wirbeldeformierungen. Verlaufskontrolle.
Bewertung. Normal: $\cong 85°$.

Keilwirbelmessung mit dem Keilwirbelindex (Abb. 6.6)

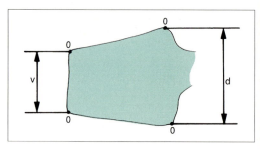

Abb. 6.6 Ventrale und dorsale Wirbelkörperhöhenmessung.
o = Wirbelkörpereckpunkte
v = ventrale Wirbelkörperhöhe
d = dorsale Wirbelkörperhöhe

Technik und Methode. Seitliche Wirbelsäulenaufnahme. Gemessen werden die ventrale und dorsale Höhe des Wirbelkörpers jeweils als Abstand der Wirbelkörpereckpunkte voneinander.

Keilwirbelindex: KI = d : v × 100 %.
Diagnostische Bedeutung. Erkennen von keilförmigen Wirbeldeformierungen. Verlaufskontrolle.
Bewertung:
- Kyphotische Keilwirbel > 100 %,
- lordotische Keilwirbel < 100 %.

Frontale Wirbelkeilwinkelmessung
(Abb. 6.7)

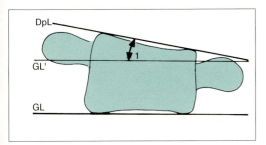

Abb. **6.7** Frontale Wirbelkeilwinkelmessung.
DpL = Wirbelkörperdeckplattenlinie
GL = Wirbelkörpergrundplattenlinie
GL' = Parallele der Wirbelkörpergrundplattenlinie
1   = frontaler Wirbelkeilwinkel

Technik und Methode. Wirbelsäulenaufnahme a.-p. (p.-a.). Es werden die Deck- und Grundplattenlinien (S. 40) angelegt und durch Parallelverschiebung der Winkel bestimmt.
Diagnostische Bedeutung. Zur Beurteilung von Wirbelfehlbildungen bei Skoliosen. Zur Bestimmung des Korrekturkeils bei Basiskolumnotomien. Beurteilung sekundärer Wirbeldeformationen bei Skoliosen und nach Traumen.
Bewertung. Normal: 0°.

Wirbelsäulenanteflexionstotalwinkel
(Abb. 6.8)

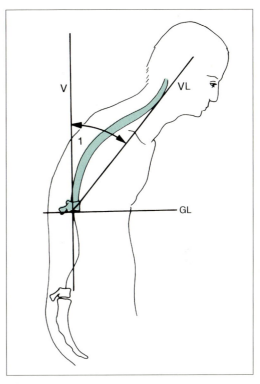

Abb. **6.8** Wirbelsäulenanteflexionstotalwinkel.
GL = Wirbelkörpergrundplattenlinie
V = Vertikale
VL = ventrale Verbindungslinie
1 = Wirbelsäulenanteflexionstotalwinkel

Technik und Methode. Seitliche Wirbelsäulenganzaufnahme. Es wird die Grundplattenlinie an dem kranialsten, nicht kyphotisch eingestellten Lendenwirbel angelegt. Die Senkrechte darauf in der Wirbelkörpermitte bildet mit der Verbindungslinie vom Schnittpunkt mit der ersten horizontalen Hilfslinie zum ventralsten Punkt der HWS-Lordose den zu messenden Winkel.
Diagnostische Bedeutung. Schweregradbeurteilung der Anteflexionskyphosedeformität bei Alterskyphosen und Morbus Bechterew. Ermittlung des Korrekturwinkels für die lumbale korrigierende Kolumnotomie oder Beckenkipposteotomie.
Bewertung. Normal: ~ 0°.

Kyphosewinkel nach Neugebauer
(Abb. 6.9)

Bewertung:
- Winkel α normal: 25°,
- Winkel β normal: 40°.

Skolioseergänzungswinkel

Technik. Wirbelsäulenganzaufnahmen p.-a.

Skolioseergänzungswinkel nach Cobb
(Abb. 6.10)

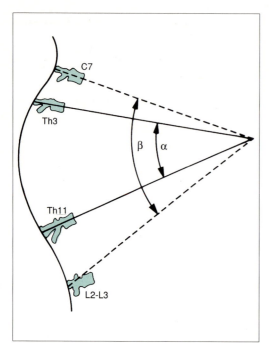

Abb. 6.9 BWS-Kyphosewinkel nach Neugebauer.
α = Th 3-/Th 11-Kyphosewinkel
β = C 7-/L 2-/L 3-Kyphosewinkel

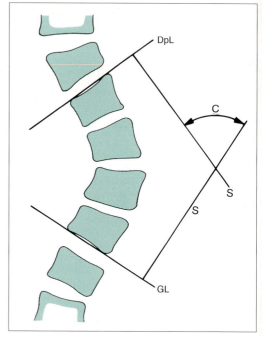

Abb. 6.10 Skolioseergänzungswinkel nach Cobb.
DpL = Deckplattenlinie
GL = Grundplattenlinie
S = Senkrechte
C = Skolioseergänzungswinkel nach Cobb

Technik und Methode. Seitliche Wirbelsäulenaufnahme. Verwendet werden Hilfslinien, die durch die Mitte von Th3 und Th11 konstruiert werden. Um die Bezugspunkte zu finden, müssen die Vorder- und Hinterkantenhöhen dieser Wirbelkörper halbiert werden. Der Winkel wird durch die Kreuzung der beiden Linien gebildet. Ein zweiter Winkel wird zwischen C7 und L2 oder L3 gemessen. Die Hilfslinienkonstruktion erfolgt an C7 vom Mittelpunkt des Dornfortsatzes parallel zur Deckplatte des Wirbelkörpers und an L2 oder L3 vom Mittelpunkt des Dornfortsatzes zum kranialen Eckpunkt des kranialen Gelenkfortsatzes. In dieser Art kann auch der erste Winkel gleich wie bei C7 gebildet werden.

Diagnostische Bedeutung. Erkennen und Verlaufskontrolle bei thorakalen Kyphosen. Beurteilung der Kyphosetiefe.

Vorteil. Standardisierte Meßwirbel.

Methode. Es werden die Deck- und Grundplattenlinien an den Übergangswirbeln mit der größten Neigung zur Konkavität der Skoliose angelegt. Die darauf eingezeichneten Senkrechten bilden die Schenkel des zu messenden Winkels.

Skoliosewinkel nach Ferguson
(Abb. 6.11 u. 6.12)

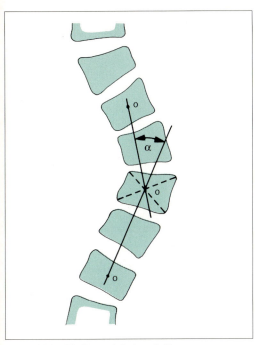

Abb. 6.11 Skoliosewinkel nach Ferguson.
o = Wirbelkörpermittelpunkte
─── = Verbindungslinien der Wirbelkörpermittelpunkte,
---- = Wirbelkörperinnendiagonalen
α = Skoliosewinkel nach Ferguson

Methode. Bestimmung der Wirbelkörpereckpunkte des kranialen und kaudalen Grenzwirbels am Anfang und Ende einer Krümmung. Bestimmung der Wirbelkörpereckpunkte des am stärksten Torsion und Keilform zeigenden Scheitelwirbels der Krümmung. Durch Verbindungslinien der Wirbelkörpereckpunkte werden bei diagonaler Verbindung die Wirbelkörpermittelpunkte in den 3 Wirbeln ermittelt. Die Verbindungslinien der Wirbelkörpermittelpunkte des jeweils kranialen und kaudalen Grenzwirbels mit dem Scheitelwirbel ergeben den einfachen Skoliosewinkel.
Diagnostische Bedeutung. Graduierung von Skoliosen, Verlaufskontrolle, Bildung des Harrington-Faktors, Bewertung des Bending-Tests.
Vorteil. Die Cobb-Methode ist einfacher als die Ferguson-Winkelmessung. Ferguson-Winkel sind präziser aufgrund exakterer Winkeldeterminanten. Im Kleinkindalter günstiger anwendbar.
Nachteil. Beim Cobb-Winkel Meßfehlermöglichkeit durch ungenaue Bestimmung der Deck- und Grundplattenlinien. Bei Kleinkindern besondere Schwierigkeiten der Linienanlage. Beim Ferguson-Winkel ergeben sich oft Probleme bei der Meßpunktbestimmung.
Bewertung. Skoliosen I. Grads $< 30°$, II. Grads $< 50°$, III. Grads $< 90°$ und IV. Grads $> 90°$.

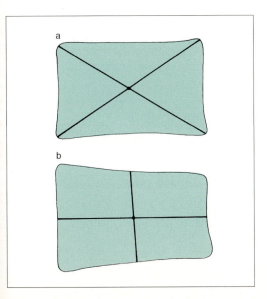

Abb. 6.12 a u. b Bestimmung des Wirbelkörpermittelpunkts zur Skoliosewinkelmessung nach Ferguson. (**a**) Bei nahezu parallelen Deck- und Grundplattenlinien bildet der Schnittpunkt der Wirbelkörperinnendiagonalen den Meßpunkt. (**b**) Bei stärkerer Deformierung, meist des Scheitelwirbels, werden die Verbindungslinien der halbierten Deck- und Grundplattenlänge sowie der halbierten Wirbelvorder- und -hinterkante verwendet, um den Wirbelkörpermittelpunkt zu bestimmen

Skoliose-Bending-Test (Abb. 6.13)

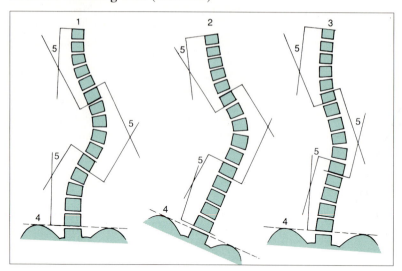

Abb. 6.13 Skoliose-Bending-Test.
1 = Neutralhaltung
2 = Rechtsneigung mit Beckenkippung mit thorakolumbaler Primärkurve
3 = Rechtsneigung ohne Beckenkippung mit hochthorakaler Primärkurve
4 = Beckenkammlinie
5 = Cobb-Winkel

Technik und Methode. Wirbelsäulenganzaufnahmen p.-a. in maximaler Lateroflexion nach beiden Seiten im Sitzen oder Stehen. Einzeichnen der Beckenkammlinie und der Skoliosewinkel nach Cobb (S. 44). Gegebenenfalls Bestimmung der Bogenschatten zur Rotationsbeurteilung.
Diagnostische Bedeutung. Bestimmen von Primär- und Sekundärkurven, Festlegen der Korrekturbezirke für die ventrale Derotationsspondylodese.
Bewertung. Die Primärkurve bleibt beim konvexseitigen Bending unverändert. Die Korrekturstrecke wird kaudal vom letzten Wirbel mit horizontalem Verlauf der Grundplatte und kranial vom adäquaten Wirbel mit horizontal verlaufender Deckplatte bestimmt.

Bestimmung der Wirbelkörperrotation nach Cobb sowie nach Nash und Moe (Abb. 6.14 u. 6.15)

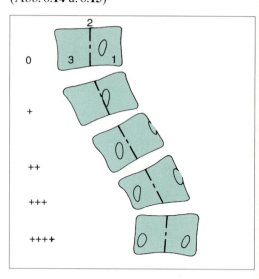

Abb. 6.14 Bestimmung der Wirbelkörperrotation nach Cobb.
1 = Bogenwurzelschatten
2 = Wirbelkörpermittellinie
3 = konvexseitige Wirbelkörperkortikalis.
Rotation 0
  +
  ++
  +++
  ++++

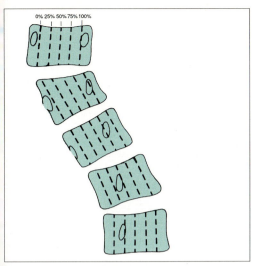

Abb. 6.**15** Bestimmung der Wirbelkörperrotation nach Nash und Moe

Technik und Methode. Wirbelsäulenganzaufnahmen p.-a. Hilfslinien sind die vertikalen Wirbelkörpermittellinien, die durch Halbierung der Deck- und Grundplattenlänge ermittelt werden (Methode nach Cobb). Auch die metrische Aufteilung der Wirbelkörperfläche in 6 Zonen mit Verbindungslinien von Deck- zu Grundplatte ist möglich (Methode nach Nash und Moe).
Bewertung. Beurteilt wird entsprechend der jeweiligen Methode entweder das Verhalten der Bogenwurzelschatten zur Wirbelkörpermittellinie und zur konvexseitigen Kortikalis (nach Cobb) oder die Lage der Bogenwurzelschatten zu den einzelnen Feldern (nach Nash und Moe).
Nachteil. Mit beiden Methoden ist nur eine approximative Bestimmung möglich.

Wirbelkanalweitemessung

Sagittale HWS-Spinalkanalweite bei Kleinkindern (Abb. 6.**16**)

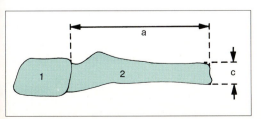

Technik und Methode. HWS-Aufnahme seitlich. Gemessen werden die Distanz von der dorsalen kranialen Begrenzung des Wirbelkörpers zum Dornfortsatzende und die Höhe des Dornfortsatzes, die der Breite der Laminae entspricht.

Spinalkanalweite: a–c.

Diagnostische Bedeutung. Erkennen von Erweiterungen und Stenosen des Spinalkanals
Bewertung. Siehe Tab. 6.**1**.

Tabelle 6.**1** Sagittale zervikale Spinalkanalweiten im Kleinkindesalter, durchschnittliche Standardabweichung 0,7 mm (nach Naik)

C 2	12,5 mm
C 3	11,5 mm
C 4	11,5 mm
C 5	12,2 mm
C 6	12,6 mm
C 7	12,1 mm

Sagittale HWS-Spinalkanalweite und Wirbelkörper-Spinalkanalweite-Index (Abb- 6.**17**)

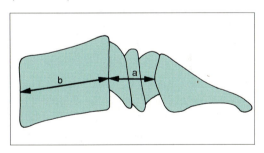

Abb. 6.17 Sagittale Wirbelkörper-Spinalkanalweite-Index an der HWS.
a = sagittale Wirbelkanalweite
b = sagittale Wirbelkörperlänge

Technik und Methode. Seitliche HWS-Aufnahme. Es wird auf einer Parallelen zur Horizontalen der größte Abstand von hinterer Wirbelkörperlinie und Wirbelbogenabschluß-

Abb. 6.**16** Sagittale HWS-Spinalkanalweite bei Kleinkindern.
a = Distanz Wirbelkörperdorsallinie zum Dornfortsatzende
c = Dornfortsatzhöhe
1 = Wirbelkörper
2 = Wirbelbogen und Dornfortsatz

linie ermittelt und vermessen. Am Wirbelkörper wird parallel zur Grundplatte die größte Distanz zwischen vorderer und hinterer Wirbelkörperlinie (S. 54) bestimmt, um den Wirbelkörper-Spinalkanalweite-Index zu errechnen.

Diagnostische Bedeutung. Erkennen von absoluten und relativen Spinalkanalstenosen und -erweiterungen.
Bewertung. Siehe Tab. 6.2.

$$\text{Wirbelkörper-Spinalkanalweite-Index} = \frac{\text{sagittale Wirbelkörperlänge}}{\text{sagittale Wirbelkanalweite}} = \frac{b}{a}$$

Tabelle 6.2   HWS-Spinalkanalweiten und -indices

	Minimal ⌀	Maximal	Sagittal	Transversal	Index	
C 1 16,9	20,3	23,7	15–18 mm	20–23 mm	C 3	1,008
C 2 14,1	17,8	21,4				0,807 pathologisch
C 3 12,2	15,8	19,4	18–22 mm	28–30 mm	C 4	0,937
C 4 12,3	15,1	17,9				0,764 pathologisch
C 5 12,1	14,9	17,7	20–28 mm	23–24 mm	C 5	0,975
C 6 11,7	14,5	17,3				0,734 pathologisch
C 7 11,6	14,3	17,1	16–17 mm		C 6	0,978
Th 1						0,686 pathologisch

Sagittale Wirbelkanalweitemessung im BWS-Bereich (Abb. 6.18)

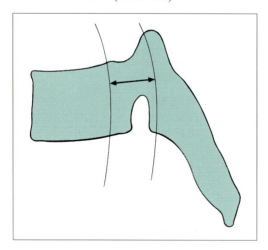

Abb. 6.18   Sagittale Wirbelkanalweitemessung im BWS-Bereich

Technik und Methode. Seitliche BWS-Aufnahme. Es werden die Abstände der dorsalen Wirbelkörperlinie von der Wirbelbogenabschlußlinie (S. 54) jeweils in der Wirbelkörpermitte gemessen.
Diagnostische Bedeutung. Erkennen von relativen und absoluten Spinalkanalstenosen.
Bewertung. Siehe Tab. 6.3.

Tabelle 6.3   Sagittale Spinalkanaldurchmesser im BWS-Bereich

C 7 Th 1	16–17 mm	Th 8 Th 9	14–18 mm
Th 2 Th 3	16–21 mm	Th 10 Th 11	15–20 mm
Th 4 Th 5	14–19 mm	Th 12 L 1	16–21 mm
Th 6 Th 7	18–19 mm		

Sagittale Wirbelkanalweitemessung im Lumbalbereich (Abb. 6.19)

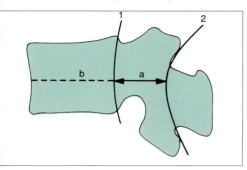

Abb. 6.19 Sagittale Spinalkanalweitemessung an der LWS.
1 = dorsale Wirbelkörperlinie
2 = Wirbelbogenabschlußlinie
a = Spinalkanalweite
b = Parallele zur Wirbelkörpergrundplatte

Technik und Methode. Seitliche LWS-Aufnahme. Es wird an der metrisch (durch Verschiebung des Meßlineals) engsten Stelle zwischen dorsaler Wirbelkörperlinie und Bogenschlußlinie ermittelt (S. 54).

Diagnostische Bedeutung. Erkennen von relativen und absoluten Spinalkanalstenosen.
Bewertung. Siehe Tab. 6.4.

Tabelle 6.4 Sagittale lumbale Spinalkanalweiten

Th 12	L 1	12–16 mm
L 1	L 2	12–14 mm
L 2	L 3	12–15 mm
L 3	L 4	11–14 mm
L 4	L 5	12–14 mm
L 5	S 1	12–14 mm

Frontaler Interpedikularabstand

Methode. Markierung der inneren Begrenzung der Bogenwurzel an dem am meisten genäherten gegenüberliegenden Punkt und Messung des Abstands (Abb. 6.20).
Diagnostische Bedeutung. Relative Meßmethode zur Bestimmung der approximativen Spinalkanalweite. Tumorverdachtsdiagnostik.
Vorteil. Einfaches Verfahren.
Nachteil. Viele Fehlerquellen durch Kyphose, Lordose und Skilioseveränderungen.
Bewertung. Bestimmung der Abweichung von den Normkurven (Tab. 6.5).

Tabelle 6.5 Obere und untere Normgrenzwerte (in mm) der Wirbelkanalbreite (Interpedikularabstände) in den einzelnen Höhen für verschiedene Altersgruppen. In den angegebenen Normbereich fallen 90% der Inividuen (Hinck, V. C. u. Mitarb.: Normal interpediculate distances in children and adults. Amer. J. Roentgenol. 96 [1966] 141)

Wirbel	3–5	6–8	9–10	11–12	13–14	15–16	17–18	Erwachsene
C 3	18–29	22–30	21–32	20–32	24–31	23–31	23–32	25–31
C 4	19–30	23–31	21–32	21–33	25–32	24–32	24–33	26–32
C 5	20–31	23–31	22–32	21–33	25–32	25–32	25–34	26–33
C 6	20–31	24–31	22–32	21–33	25–32	24–33	25–34	26–33
C 7	19–30	23–31	21–32	20–32	24–31	21–32	23–32	24–32
T 1	17–26	19–26	20–27	20–27	19–28	18–29	20–26	20–28
T 2	14–22	15–22	17–24	16–24	16–24	14–25	17–23	17–24
T 3	13–21	14–21	15–21	14–22	15–23	15–22	15–21	16–22
T 4	12–20	14–21	15–21	14–21	14–22	14–20	15–21	15–21
T 5	12–20	13–20	14–20	13–21	14–22	14–21	15–21	14–21
T 6	12–20	13–20	14–20	13–20	14–ö22	13–20	14–20	14–20
T 7	12–20	13–21	14–20	13–20	14–22	13–21	15–21	14–20
T 8	12–21	14–21	14–20	13–21	14–23	14–21	15–21	15–21
T 9	12–21	14–21	13–21	14–21	15–23	14–22	15–21	15–21
T 10	12–21	15–22	13–21	14–21	15–23	14–22	16–22	16–22
T 11	13–22	16–23	14–23	15–22	16–25	16–23	17–23	17–24
T 12	16–24	18–25	17–25	18–25	19–27	18–26	20–26	19–27
L 1	17–24	17–27	19–28	19–27	20–27	20–28	30–29	21–29
L 2	17–24	17–27	19–28	19–27	20–27	20–28	20–29	21–30
L 3	17–24	17–27	19–28	20–27	21–28	21–29	20–29	21–31
L 4	18–25	18–28	20–29	20–28	19–33	21–30	19–33	21–33
L 5	21–28	22–32	24–33	24–34	22–36	23–35	23–37	23–37

Frontaler lumbaler Spinalkanalweiteindex nach Babin u. Mitarb. (Abb. 6.20)

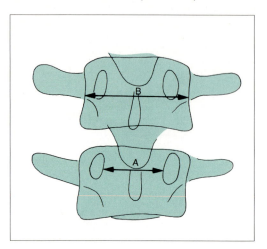

Technik und Methode. LWS-Aufnahme (a.-p.). Gemessen werden die engsten Stellen zwischen den seitlichen Wirbelkörperbegrenzungen und den medialsten Punkten der Bogenwurzelschatten.

$$\text{Index A} = \frac{B}{2}$$

Diagnostische Bedeutung. Erkennen von lumbalen Spinalkanalstenosen.

Bewertung. $A < \frac{B}{2}$ bedeutet Verdacht auf Verengung des Querdurchmessers des lumbalen Spinalkanals.

Abb. 6.20 Frontaler lumbaler Spinalkanalweiteindex nach Babin u. Mitarb.
A = Bogenwurzeldistanz
B = kleinster Wirbelkörperquerdurchmesser

Wirbelkörpermomentanpolkonstruktion nach Covelli (Abb. 6.21)

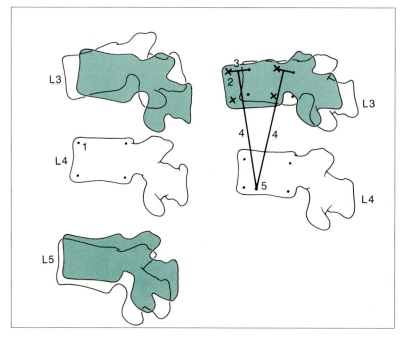

Abb. 6.21 Wirbelkörpermomentanpolkonstruktion L3/L4 nach Covelli.
1 = Durchstichpunkte
2 = Durchzeichenkreuze
3 = Verbindungslinie 1–2
4 = Mittelsenkrechte von 3
5 = Momentanpol
schwarz = oben liegender Wirbelkörper
hell = unten liegender Wirbelkörper

Technik und Methode. Konstruktion des Momentanpols:
- Man legt die beiden seitlichen WS-Röntgenaufnahmen übereinander auf eine Leuchtplatte und bringt einen bestimmten Wirbelkörper auf beiden Aufnahmen genau zur Deckung. Die sich deckenden Wirbelkörper werden durch 2 (besser 4) Nadelstiche innerhalb der Wirbelkörperbegrenzung markiert. Die Marken können beliebig angebracht werden, sollten aber genügend weit auseinander liegen. Günstig erscheint die Markierung in den einzelnen Wirbelkörperquadranten.
- Das obige Vorgehen wird für alle interessierenden Wirbelkörper fortgesetzt, so daß sich auf beiden Aufnahmen entsprechende Markierungen finden.
- Will man beispielsweise den Momentanpol im Segment L3–L4 konstruieren, so bringt man als erstes auf der Leuchtplatte die gestochenen Markierungen von L4 zur Deckung. Danach überträgt man die Markierungen von L3 von der unten liegenden Aufnahme mit einem sehr spitzen Bleistift auf die oben liegende Aufnahme. Verbindet man die gestochenen Markierungen von L3 mit den entsprechend gezeichneten Markierungen von L3 und konstruiert auf allen diesen Strecken die Mittelsenkrechten (immer mindestens 2), so treffen sich diese in einem Punkt, dem Momentanpol.

Diagnostische Bedeutung. Bestimmung der Momentanpollage der Bewegungssegmente mit Erkennen von Störungen des inneren und äußeren Gleichgewichts. Objektivierbare Klassifizierungsgrundlage für die gesamte Wirbelsäule. Erfassen der Translationskomponente der HWS-Flexion. Erkennen von Hypermobilitäten wie der Pseudospondylolisthesis diffusa. Verifikation von Rotationsblockierungen.

Vorteil. Weitgehend strukturunabhängige Meßpunkte. Größere Meßsicherheit durch Erhöhung der Meßpunktzahl von 2 auf 4. Auch ohne Winkeleinblendung verwendbar, wenn Schober-Zeichen auf 10:13 cm eingestellt wird.

Bewertung. Mit Hilfe eines Kartierungsschemas (Abb. 6.22) werden Häufigkeiten miteinander verglichen. Tiefliegende Momentanpole bedeutet, der Wirbel kann nicht mehr drehen, sondern sich nur noch parallel zum unteren Wirbel verschieben (Tab. 6.6).

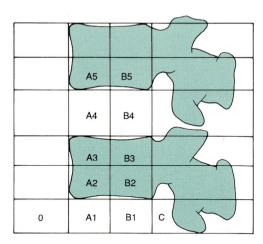

Abb. 6.**22** Kartierungsschema für Momentanpolkonstruktion.
A1–A5 = ventrale Wirbelkörperhälfte
B1–B5 = dorsale Wirbelkörperhälfte
O = ventral des Wirbelkörpers
C = dorsal des Wirbelkörpers

Tabelle 6.**6** Momentanpollagen in Prozent

	Zervikal	Thorakal	Lumbal 15°	Lumbal 30°	Pseudospondylolisthesis diffusa
C 3					
A 1					
A 2		6			7
A 3	15	10	11	5	15
A 4	5	8	10	4	14
A 5					
B 1	17				
B 2	19	7	11	7	9
B 3	30	15	40	42	14
B 4	12	7	19	35	16
B 5					
C 1					
C 2		7			9
C 3		8			3
C 4		12			
C 5		13			

7 Halswirbelsäule (HWS)

HWS-Lordosegrad nach Ishihara
(Abb.7.1)

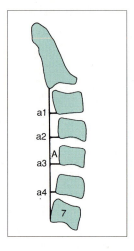

Abb. 7.1 Lordosegrad nach Ishihara.
a1–a4 = Distanzen dorsokaudaler Wirbelkörpereckpunkte zur C2-C7-Verbindungslinie
A = größte Distanz als Lordosetiefe

Technik und Methode. Seitliche HWS-Aufnahme. Von der Verbindungslinie des dorsokaudalen Denseckpunkts zum dorsokaudalen Eckpunkt des 7. Halswirbelkörpers werden die Senkrechten zu den dorsokaudalen Eckpunkten der Wirbelkörper C3–C6 gefällt und vermessen.

$$\text{Lordosegrad (LG)} = \frac{a1 + a2 + a3 + a4}{A}$$

Diagnostische Bedeutung. Verstärkte Lordose bei zervikoenzephalen Syndromen im Kindesalter; Eignungsdiagnostik.
Bewertung. Siehe Tab. 7.1.

Tabelle 7.1 Lordosegradmittelwerte der HWS (nach Decking D., und Tersteege, W.: Röntgenologische Parameter der Halwirbelsäule im seitlichen Strahlengang. Wirbelsäule in Praxis und Forschung. Bd. 64 [1975])

| Alter (Jahre) | 3–7 | | 8–12 | | 13–16 | | 17–30 | |
Geschlecht	♂	♀	♂	♀	♂	♀	♂	♀
LG	0,26	0,12	0,15	0,11	0,11	0,09	0,10	0,08
S	0,19	0,09	0,11	0,11	0,10	0,08	0,11	0,11

Sagittaler Neigungswinkel der HWS (Abb. 7.2)

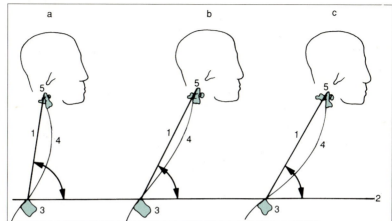

Abb. 7.2 a–c Sagittaler HWS-Neigungswinkel.
1 = C2–C7-Linie
2 = Horizontale
3 = C7
4 = hintere Wirbelkörperbegrenzungslinie (S. 54)
5 = Densspitze

Technik und Methode. Seitliche HWS-Aufnahme. Bildung des Winkels zwischen der Verbindungslinie von der Densspitze zur dorsalen oberen Begrenzung des 7. Halswirbelkörpers und der als Parallele zum Filmrand konstruierten Horizontalen.
Diagnostische Bedeutung. Verstärkte Anteversion ist Hinweis auf Atlasinferiorposition, fixierte Brustkyphose, berufsbedingte Fehlhaltung oder Erkrankung im Lenden-Becken-Hüft-Bereich.
Bewertung. Größe des Winkels und Verhalten der C2-C7-Linie zur HWS-Lordose:
– a = Normalposition,
– b = Anteversionsstreckhaltung mit oder ohne Kyphose,
– c = Anteversionslordosehaltung.

Sagittale Hilfslinien an der HWS (Abb.7.3)

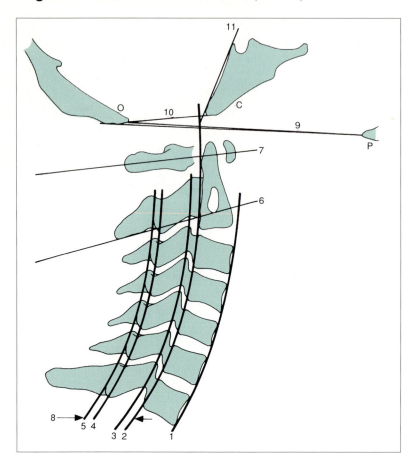

Abb. 7.3
Sagittale Hilfslinien an der HWS.
1 = vordere Wirbelkörperlinie
2 = hintere Wirbelkörperlinie
3 = ventrale Wirbelgelenklinie
4 = dorsale Wirbelgelenklinie
5 = Wirbelbogenabschlußlinie (dorsale Bogenschlußlinie)
6 = Axislinie
7 = Atlaslinie
8 = sagittale Spinalkanalweite
9 = McGregor-Linie
10 = McRae-Linie
11 = Clivuslinie
C = Clivus
O = Okziput
P = Palatum durum

Technik und Methode. Seitliche HWS-Aufnahme. Es werden orientierende leicht geschwungene Verbindungslinien an die Vorder- und Hinterkanten der Wirbelkörper, im Verlauf der ventralen und dorsalen Begrenzung der Wirbelgelenke und an den ventralsten Punkten des Wirbelbogenschlusses gelegt. Die Atlaslinie (S. 30) und die Axislinie sind die Verbindung des kaudalsten Punkts des ovalen Querfortsatzschattens und des kaudalsten Punkts der Bogenschlußlinie.

Diagnostische Bedeutung. Erkennen von Knick- und Stufenbildungen. Messung der Spinalkanalweite.
Bewertung. Normal harmonische Rundung der Hilfslinien.

Sagittale Retropharyngeal- und Retrotrachealraummessung
(Abb. 7.4)

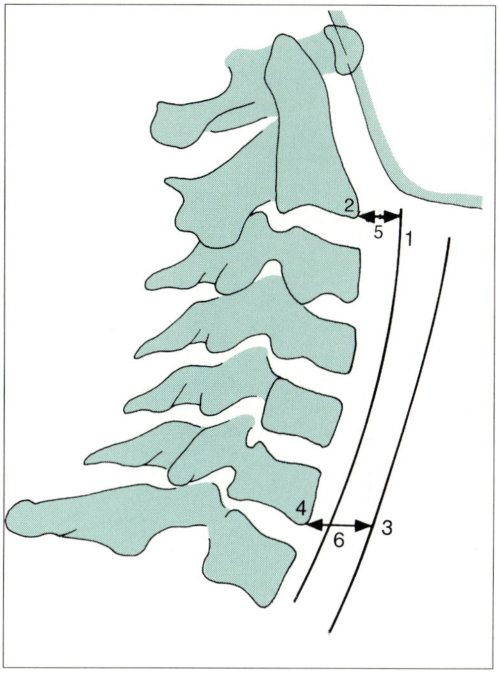

Abb. 7.4 Sagittale Retropharyngeal- und -trachealraummessung.
1 = Pharynxrückwand
2 = ventralster Denspunkt
3 = ventrale Begrenzung der Trachearückwand
4 = ventrokaudalster Punkt des 6. Halswirbelkörpers
5 = Retropharyngealraumbreite
6 = Retrotrachealraumbreite

Technik und Methode. Seitliche HWS-Aufnahme. Bestimmen des ventralsten Punkts der Dens-axis-Kortikalis und der Weichteilschattenbegrenzung zum Pharynx. Messen der Distanz auf einer Horizontalen. Bestimmen des ventralsten Punkts der Grundplatte des 6. Halswirbelkörpers und der Weichteilbegrenzung zum Trachealraum. Messen der Distanz auf einer Horizontalen.
Diagnostische Bedeutung. Erkennen von raumfordernden Prozessen im prävertebralen Bereich, Tumoren, Abszessen und Hämatomen. Hinweis zu intensiverer Diagnostik.
Nachteil. Spondylotische Randzacken können die Bewertung erschweren.

Bewertung:

	Kinder bis 15 Jahre	Erwachsene
Retropharyngealraum	3,5 (2–7) mm	3,4 (1–7) mm
Retrotrachealraum	7,9 (5–14) mm	14,0 (9–22) mm

Sagittale intervertebrale HWS-Relation (Abb. 7.5)

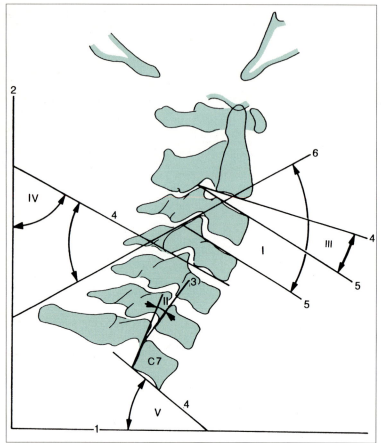

Abb. 7.5 Intervertebrale HWS-Winkel.
1 = Horizontale
2 = Senkrechte zur Horizontalen
3 = dorsale Wirbelkörperlinie
4 = Wirbelkörpergrundplattenlinie
5 = Wirbelkörperdeckplattenlinie
6 = kraniale Gelenklinie
I = Gelenkneigungswinkel zwischen Wirbelkörperdeckplatte und kranialer Gelenklinie
Intersegmentale Wirbelkörperwinkel:
II = dorsaler Wirbelkantenlinienwinkel, gebildet an den jeweils benachbarten Wirbelkörpern
III = Deck- und Grundplattenlinienwinkel aus den beiden benachbarten Wirbeln
IV = Wirbelgrundwinkel nach Arlen zwischen Wirbelgrundplattenlinie und Senkrechter
V = Neigungswinkel des 7. Halswirbelkörpers zwischen Wirbelkörpergrundplattenlinie und Horizontaler

Technik und Methode. Seitliche HWS-Aufnahme. Einzeichnen der Horizontalen parallel zum Filmrand und darauf dorsal der HWS einer Senkrechten. Verwendet werden die Deck- und Grundplattenlinien, die dorsalen Wirbelkörperbegrenzungslinien und die kraniale Wirbelgelenklinie. Diese folgt als Parallele der Gelenkfläche am kranialen Gelenkfortsatz.
Diagnostische Bedeutung. Erkennung von Knick-, Stufenbildung und Rotationen.
Bewertung. Siehe Tab. 7.2–7.4.

Tabelle 7.2 Gelenkneigungswinkel männlicher Erwachsener

C 3	112,6°
C 4	117,7°
C 5	121,2°
C 6	120,5°
C 7	111,6°

Tabelle 7.3 Mittelwerte des Neigungswinkels des 7. Halswirbelkörpers (Standardabweichungen in Klammern)

| Alter (Jahre) | 3–7 | | 8–12 | | 13–16 | | 17–30 | |
Geschlecht	♂	♀	♂	♀	♂	♀	♂	♀
Neigungswinkel des 7. Halswirbelkörpers	25,9° (11,7)	15,4° (8,0)	16,1° (8,2)	20,1° (8,8)	20,5° (8,9)	22,3° (6,7)	24,8° (8,5)	23,6° (8,0)

Tabelle 7.4 Haltungstyp und Neigungswinkel C 7

Haltungstyp	Streckstellung	Sublordose	Lordose	Hyperlordose
Neigungswinkel von C 7	10–16°	17–25°	24–30°	31–40°

Frontale intervertebrale HWS-Relation und transversale Wirbelkanalweite (Abb. 7.6)

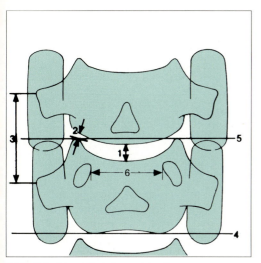

Abb. 7.6 Frontale intervertebrale HWS-Distanzen.
1 = mittlere Wirbelkörperdistanz
2 = Processus-uncinatus-Wirbelkörperdistanz
3 = vertikale Querfortsatzdistanz
4 = kaudale Wirbelkörperlinie
5 = kraniale Wirbelkörperlinie
6 = frontale Interpedikulardistanz

Technik und Methode. HWS-Aufnahme a.-p. Es wird die kraniale und kaudale Wirbelkörperlinie eingezeichnet. An den Querfortsätzen werden die lateralsten Punkte markiert. In der Mittellinie werden der kranialste Punkt der kranialen Wirbelkörpervorderkante und der gegenüberliegende kaudalste Punkt der Wirbelkörpervorderunterkante bestimmt. Der kranialste Punkt des Processus uncinatus dient der Bestimmung des Abstands zum nächsthöheren Wirbelkörper. Die kleinste Distanz muß dabei gesucht werden.
Diagnostische Bedeutung. Erkennen von Gefügestörungen im Wirbelsäulensegment, Quantifizieren von strukturellen Veränderungen, Beurteilung der Wirbelkanalweite.
Nachteil. Die Wirbelkörperlinien sind nur schwer bestimmbar.
Bewertung. Normal verlaufen die Wirbelkörperlinien parallel. Die Distanzen sind seitengleich.

HWS-Funktionsdiagnostik

Messung der HWS-Flexion und -Extension nach Buetti-Bäuml (Abb. 7.7)

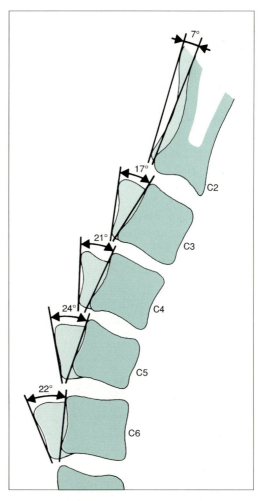

Abb. 7.7 HWS-Flexions- und -Extensionsmessung nach Buetti-Bäuml.
.... = dargestellte Anteile des auf der Pause abgebildeten Wirbels der Röntgenaufnahme in Normalposition

Technik und Methode. Seitliche HWS-Aufnahmen in Neutral- und Funktionsstellung. Aufzeichnung der Wirbelkörperumrisse auf Pauspapier von der seitlichen HWS-Aufnahme. Die Pause wird so auf die Flexions- oder Extensionsaufnahme gelegt, daß ein Wirbel deckungsgleich ist und der kranial folgende abgepaust werden kann. Der Winkelwert der dorsalen Wirbelkörperlinien dieser Wirbel zeigt das Bewegungsausmaß an.

Diagnostische Bedeutung. Erkennen von Einschränkungen oder Aufhebung der Kippkomponente der HWS-Flexions-Extensions-Bewegung in der Sagittalebene.

Vorteile. Auch bei technisch nicht ganz hervorragenden Aufnahmen verwendbar. Wirbelkörperhinterkanten auch bei fortgeschrittenen Degenerationen nicht so stark verändert, so daß eine Messung auch dann noch möglich ist.

Nachteile. C0-/C1-/C2-Bewegung nicht meßbar, nur Kippkomponente der HWS-Sagittalbewegung erfaßbar. Röntgenpause erforderlich. Bei nicht streng seitlicher Projektion im Retroflexionsbild werden die Deck- und Grundplatten länger. Auf Flexionsaufnahmen wird kaum je Flexion gemessen, so daß die Punkte auf das Extensionsbild übertragen werden müssen.

Bewertung. Siehe Tab. 7.5-7.8.

Tabelle 7.5 a Maximale Exkursionswerte zwischen HWS-Flexion und -Extension nach Buetti-Bäuml

Alter (Jahre)	C2/C3	C3/C4	C4/C5	C5/C6	C6/C7
13	18°	18°	17°	24°	–
16	14°	15°	26°	24°	19°
17	6°	22°	28°	27°	17°
17	17°	19°	19°	25°	24°
20	13°	22°	22°	23°	20°
20	11°	21°	26°	24°	15°
21	7°	17°	21°	23°	22°
21	13°	17°	24°	28°	14°
22	13°	14°	27°	23°	25°
23	12°	15°	20°	24°	–
23	15°	14°	18°	19°	14°
24	9°	15°	17°	23°	21°
24	18°	21°	21°	28°	22°
25	9°	15°	21°	23°	18°
25	12°	16°	24°	24°	13°
25	10°	15°	20°	19°	17°
26	9°	13°	18°	19°	18°
26	14°	19°	20°	25°	18°
28	6°	13°	17°	19°	15°
29	–	16°	19°	23°	23°
30	5°	17°	25°	26°	21°
31	6°	15°	18°	20°	15°
32	9°	17°	19°	21°	18°
33	8°	14°	18°	19°	17°
35	11°	13°	16°	19°	24°
35	13°	23°	17°	26°	24°
36	11°	18°	21°	23°	14°
37	6°	20°	25°	18°	21°
38	12°	16°	23°	20°	14°
42	15°	13°	19°	20°	17°

Tabelle 7.5 b Maximale Exkursionswerte zwischen HWS-Flexion und -Extension nach Buetti-Bäuml

Alter (Jahre)	C2/C3	C3/C4	C4/C5	C5/C6	C6/C7
13–20	13°	19,5°	23°	24,5°	19°
	6°–18°	15°–22°	17°–28°	23°–27°	15°–24°
21–30	11°	16°	21°	24,5°	18,5°
	5°–18°	13°–21°	17°–27°	19°–28°	13°–25°
31–42	10°	17°	20°	21°	18°
	6°–15°	13°–23°	16°–25°	18°–23°	15°–24°

Tabelle 7.6 Relative sagittale Beweglichkeit der LWS-Bewegungssegmente (aus Zeitler, E. U., P. Markuske: Röntgenologische Bewertungsanalysen der Halswirbelsäule bei Kindern und Jugendlichen. Fortschr. Röntgenstr. 96 [1962] 87–93). Prozentuale Beteiligung der einzelnen Bewegungssegmente am Bewegungsablauf (C2/C7 = 100 %). Zum Vergleich Erwachsene nach Buetti-Bäuml (1954)

Alter (Jahre) Bewegungssegment	3–6 Jahre (n = 40) %		7–10 Jahre (n = 40) %		11–14 Jahre (n = 40) %		20–38 Jahre (n = 23) %	
	x	s	x	s	x	s	x	s
C2/C3	14,7	2,5	16,1	2,7	11,7	2,4	16,5	3,0
C3/C4	19,4	2,8	20,9	2,8	18,9	2,4	20,7	2,1
C4/C5	22,7	2,4	21,0	3,2	23,6	2,6	20,7	2,9
C5/C6	22,8	2,2	21,7	3,3	25,3	1,6	21,8	2,0
C6/C7	20,4	2,3	20,3	2,8	20,5	2,4	20,3	3,6

x = Mittelwert
s = Standardabweichung

Tabelle 7.7 Bewegungsausmaß zwischen Okziput, Atlas und Axis in der Sagittalebene nach verschiedenen Autoren

Beweglichkeit: Okziput – C1 – C 2 (0/1/2)

Nach Knese (Röntgen):
0/1	21°	12°	32°
1/2	8°	16°	11°
0/1/2	29°	28°	43°

Nach Brocher (1925) Summe:
0/1 15,6° }
1/2 14,3° } ≈ 30°

Nach Sven Werne (Röntgen):
0/1	13,0°	13,8°
1/2	10,0°	9,3°
0/1/2	23,0°	23,1°

Minimalwerte: 9°
Maximalwerte: 41°

Nach Lewit-Krausova (Röntgen):
0/1 15,21° }
1/2 16,15° } Summe ≈ 31,36°

0/1/2 31,36°   Summe

Tabelle 7.8 Bewegungsausmaß zwischen Atlas, Axis und C3 in der Sagittalebene nach verschiedenen Autoren

Beweglichkeit: C1 – C 2 – C 3

Nach Bakkee (Röntgen):
1/2	11,7°
2/3	12,6°
1/2/3	24,3°

Nach Gutmann mit Hypermobilität:
1/2	43°
2/3	22°
1/2/3	23,0°	23,1°

Nach Exner (Röntgen):
1/2	13,0°	17,5°	6,5	12,5
2/3	10,0°	11,0°	13,0	2,5
1/2/3	23,0°	28,5°	19,5	15,0

Messung der intersegmentalen HWS-Sagittalbewegung nach Gutmann (Abb. 7.8)

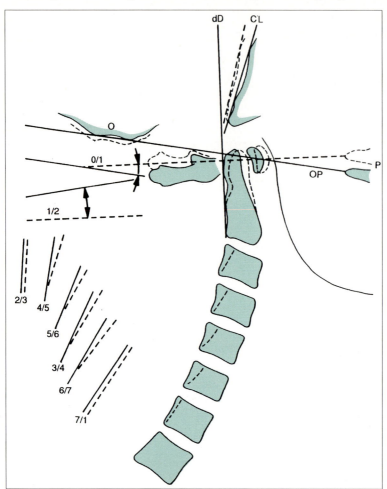

Abb. 7.8 Intersegmentale HWS-Sagittalbewegungsmessung nach Gutmann.
CL = Clivuslinie
dD = dorsale Denslinie
O = Okziput
P = Palatum durum
OP = McGregor-Linie
0/1–7/1 = Winkel der Flexions- oder Extensionsbewegung parallel zum Bildrand verschoben
Die Grenzen der Wirbel sind stärker konturiert eingezeichnet. Die gestrichelte Linie zur Winkelbildung entspricht den Linien auf der Funktionsaufnahme (hier Anteflexion = Flexion)

Technik und Methode. Seitliche HWS-Aufnahmen in Neutral- und Funktionsstellung. Anfertigen einer Röntgenpause von der seitlichen HWS-Aufnahme in Neutralposition. In Deckung mit dem 1. Brustwirbelkörper der Funktionsaufnahme ist die dorsale Wirbelkörperlinie dazu deckungsgleich mit Th1. Dann wird der C7-Umriß deckungsgleich eingestellt und die dorsale Wirbelkörperlinie von C6 eingezeichnet. Der entstehende Winkel beim Schneiden der darunterliegenden Wirbellinie ist der Ausdruck für den Grad der Flexion oder Extension. Segmentweise wird so nach kranial gearbeitet, dann wird C2 deckungsgleich gebracht und auf der Pause gestrichelt eingetragen. Die Konturen des vorderen und hinteren Atlasbogens werden ebenfalls gestrichelt. Atlas deckungsgleich bringen und Atlaslinie einzeichnen (S. 30). Einzeichnen der Bezugspunkte an Schädel, Squama occipitalis, Clivus und Palatum durum, dazu die Clivuslinie (S. 27) und die McGregor-Linie (S. 27). Parallelverschiebung aller Linien an den Bildrand.

Diagnostische Bedeutung. Erkennen von Einschränkung oder Aufhebung von intersegmentalen Kippkomponenten der HWS-Flexions-Extensions-Bewegung in der Sagittalebene von C0–C7.

Vorteile. Parallelverschiebung der gezeichneten Wirbellinien an den Bildrand verbessert die Übersicht und Meßgenauigkeit. C1-/C2-Beweglichkeit wird mit der Atlaslinie ermittelt. C0-/C1-Bewegung wird mit Hilfe der vorher in die Filme eingezeichneten Clivuslinie und McGregor-Linie gemessen. Gleichgroße Filme verwendbar.

Nachteil. Zur Parallelverschiebung sind Röntgenpause und Roll-Lineal erforderlich.

Bewertung. Siehe Tab. 7.**9** u. 7.**10**.

Tabelle 7.**9** Intersegmentale sagittale HWS-Beweglichkeit nach Gutmann. Aufgelistet sind jeweils das mittlere und maximale Bewegungsausmaß zwischen Ante- und Retroflexion bei 9 Patienten in Grad

Nr./Alter	0/1	0/1 Max.	Mittl.	1/2 Max.	Mittl.	2/3 Max.	Mittl.	3/4 Max.	Mittl.	4/5 Max.	Mittl.	5/6 Max.	Mittl.	6/7 Max.	Mittl.
1 ♀	14 S	9	6	20	11	20	15	22,5	22,5	18	17	14	8	5	5,5
2 ♂	15 I	4	13	13	13	20,5	20	20	16,5	15,5	14,5	25	8	6,5	5
3 ♀	26 I	21	13	30	20	9,5	6	15,5	11	23,5	19,5	26	6,5	18,5	3
4 ♂	26 I	5	21	6	3	14	8	26	9	25	12	20	12	6,5	7
5 ⚥	35 S	13	5	21	14	19	15	24,5	19	14,5	8	11	5,5	9.5	4
6 ♂	52 S	10	2	14	2	14,5	12	17	8,5	20,5	18	18	15	6,5	8
7 ⚥	41 N Morbus Bechterew	32	8	22	8	4	1,5	6,5	2	3,5	1,5	4,5	1	8	5,5
8 ♀	37 N	24	18	12	16	14	10	11	10,5	20	12	12	4,5	3	2
9 ♀	11 S Insuffizienz Lig. transversum	52	21,5	43	14	22	16,5	16	17	26	13	8	15	0	8

N = Atlas in neutraler Position
S = Atlas in Superiorposition   in der Neutralhaltung
I = Atlas in Inferiorposition
Interessant ist der Vergleich von Nr. 7 und Nr. 9 unter sich und mit den anderen Fällen

Tabelle 7.**10 a** Segmentale Beweglichkeit C2–C7 nach verschiedenen Autoren zum Vergleich mit Tabelle 7.**9**

Autor	C2	C3	C4	C5	C6	Summe
Bakke	12,6	15,4	15,1	20,4	17,0	80,5
De Sèze, Dijan, Abdelmoula,	13,0	15,5	19,0	27,5	17,5	92,5
Penning	5–16/ 12,5	13–26/ 18	15–29/ 20	16–29/ 21,5	6–25 15,5	
Buetti-Bäuml	5–18	13–23	16–28	18–28	13–25	

Tabelle 7.**10 c** Segmentale Beweglichkeit C2–C7 nach Gutmann

Alter	C2/C3	C3/C4	C4/C5	C5/C6	C6/C7
13–20 Jahre	13	19,5	23	24,5	19
21–30 Jahre	11	16	21	24,5	18,5
31–42 Jahre	10	17	20	21	18

Tabelle 7.**10 b** Segmentale Beweglichkeit C2–C7 bei Kindern nach Markuske

Alter	C2/C3 ♂	♀	C3/C4 ♂	♀	C4/C5 ♂	♀	C5/C6 ♂	♀	C6/C7 ♂	♀
3– 6 Jahre	16,9	16,0	21,0	21,7	21,3	21,7	21,6	22,6	21,4	20,0
7–10 Jahre	17,7	18,1	22,3	22,5	22,4	22,8	22,8	24,6	21,1	22,9
11–24 Jahre	17,9	15,8	22,5	21,7	25,8	26,1	25,6	26,4	23,9	22,8

Sagittale HWS-Funktionsmessung nach Arlen (Abb. 7.9)

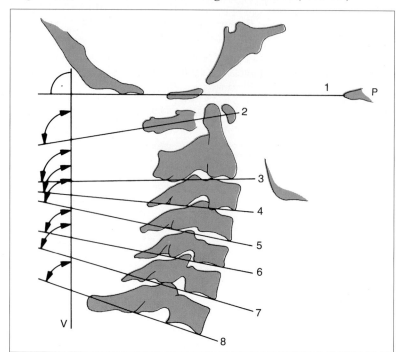

Abb. 7.9 a

Abb. 7.9 a–c Sagittale HWS-Funktionsmessung nach Arlen.
(a) Normalposition, (b) Flexion, (c) Extension.
P = Palatum durum
O = Okziput
V = Vertikale
1 = McGregor-Linie
2 = Atlaslinie
3–8 = Wirbelgrundlinien C2–C7
9 = Wirbelgrundwinkel

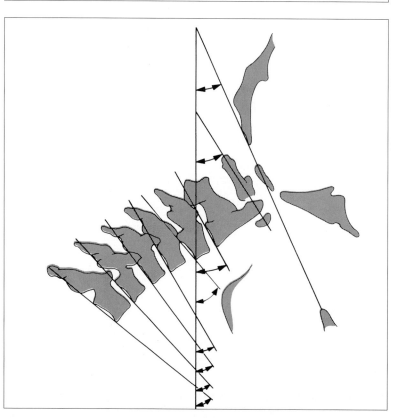

Abb. 7.9 b

HWS-Funktionsdiagnostik 63

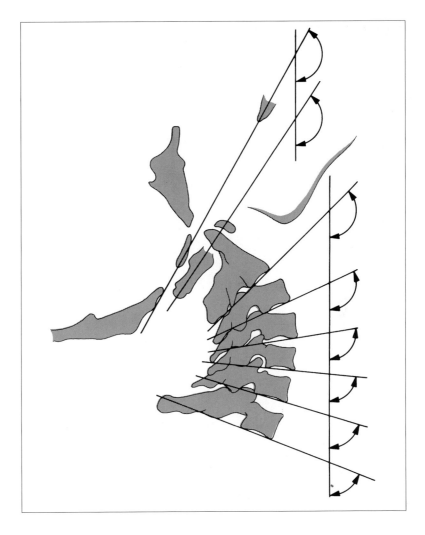

Abb. 7.9 c

Technik und Methode. Seitliche HWS-Aufnahmen im Stehen. Messung jedes einzelnen Wirbels zum Lot mit Hilfe der Wirbelgrundlinie vom vorderen unteren Eckpunkt zum kaudalen Punkt der Wirbelbogenabschlußlinie (S. 4), C1 mit der Atlaslinie (S. 30), Okziput mit der McGregor-Linie (S. 27). Gebildet wird der Wirbelgrundwinkel zwischen Wirbelgrundlinie und Senkrechter als Lot auf die kaudale Parallele zum horizontalen Filmrand. Die Intervertebralwinkel werden durch Subtraktion des kranialen Winkels vom jeweils kaudaleren ermittelt. Neben dem Tabelleneintrag kann ein Übertrag auf ein Mobilisationsdiagramm erfolgen.

Diagnostische Bedeutung. Erkennung von lokalen und globalen Beweglichkeitssteigerungen, -minderungen sowie -aufhebungen, von Bewegungen in falsche Richtungen, von unerwünschten und unphysiologischen Begleitbewegungen, der Verlagerung der Bewegung in tiefere Wirbelsäulenabschnitte, eines unharmonischen Knicks bei C3/C4.

Vorteile. Weit voneinander entfernte Bezugspunkte verringern den Meßfehler. Etwaige Rotationsstellung beeinflußt das Ergebnis nicht, da die Bezugslinien sich nicht nennenswert ändern. Erfassen von 73 Parametern. Erfassen der Bewegungsexkursion jedes einzelnen Segments. C1–C7-Flexion-Extension getrennt erfaßbar, Gesamtbewegung ablesbar. Rechnerische Ermittlung der oft kleinen Intervertebralwinkel, Meßfehlerreduktion, Lordosebeurteilung.

7 Halswirbelsäule

Nachteile. Folgende Voraussetzungen müssen gegeben sein: Die Filmlage in der Kassette muß immer gleich sein; eine gleichbleibende hervorragende Bildqualität zur Meßpunktbestimmung muß vorhanden sein sowie eine gleichbleibende Kopfhaltung, da eine Seitneigung die Meßpunktfestlegung an Okziput und Atlas unmöglich macht. Notwendigkeit der Meßpunktmarkierung exakt an der gleichen Stelle auf jedem Film. Willkürliche Meßpunktfestlegung bei degenerativen Veränderungen an den Wirbelkörpern. Erfassen nur der Kippkomponente der HWS-Sagittalbewegung. Mindestens 30 Minuten Meßzeit.

Bewertung. Individuelles Bewegungsmuster auf dem Mobilisationsdiagramm und nach den Tabellenwerten. Beurteilung der statischen und dynamischen Beziehungen zwischen einzelnen Wirbeln und der gesamten HWS möglich (Abb. 7.**10**).

◆ **Cave.** Paradoxe Atlaskippbewegung bei HWS-Flexion!

	Statik						Dynamik			
	Grundwinkel			Intervertebralwinkel			intervertebrale Mobilität			
	Flexion	norm.	Extension	F	N	E	N–F	N–E	F–E	F%
OC										
C_1										
C_2										
C_3										
C_4										
C_5										
C_6										
C_7										

F% = Maß des Flexionsanteiles an der Gesamtbeweglichkeit

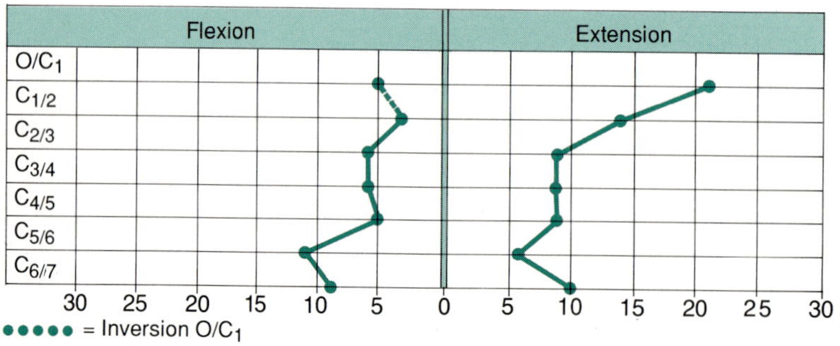

••••• = Inversion O/C_1

Abb. 7.**10** HWS-Mobilisationsdiagramm nach Arlen

HWS-Flexions-Extensions-Messung nach Penning (Abb. 7.11)

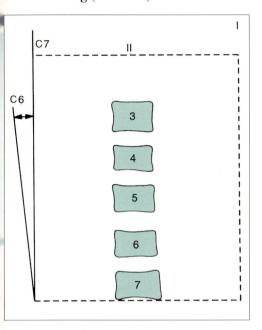

Abb. 7.11 Meßschema der HWS-Flexion-Extension nach Penning.
I   = großer Film
II   = kleiner Film
C6, C7 = Beispiele für die Filmrandlinie

Technik und Methode. Seitliche HWS-Aufnahmen. 2 Filme unterschiedlicher Größe (Flexion 24 × 30 cm, Extension 18 × 24 cm) werden übereinandergelegt, der kleinere auf den größeren, so daß die C7-Umrisse deckungsgleich sind. Entlang der Außenkante des kleineren Films wird auf dem größeren Film eine Linie gezogen. Sodann werden die Umrisse der Wirbelkörper C6, C5 usw. bis zum Okziput zur Deckung gebracht und entsprechend wieder jeweils die Filmrandlinien gezogen. Der Winkel zur Referenzlinie des ersten Wirbels gibt die Größe der Bewegung wieder. Hat keine intersegmentale Kippbewegung stattgefunden, dann decken sich die Linien. Bei Ventral- oder Dorsalverschiebung verlaufen sie parallel.
Diagnostische Bedeutung. Erkennen von sagittalen Flexions-Extensions-Einschränkungen der HWS-Funktionsbewegung.
Vorteil. Röntgenpause unnötig. Filmrandlinie genauer als dorsale Wirbelkörperlinie. C0-/C1-Messung einfach möglich. Röntgenaufnahmen auch von nicht hervorragender Qualität verwendbar. Erfassen beider Komponenten der sagittalen HWS-Bewegung, der Kippkomponente und Transversalverschiebung möglich.
Nachteil. Röntgenaufnahmen unterschiedlichen Formats erforderlich.
Bewertung. Siehe Tab. 7.11 u. Abb. 7.12.

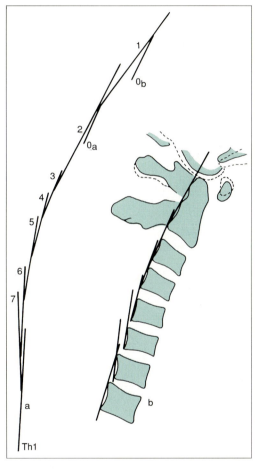

Abb. 7.12 a u. b   Anteflexionsmessung: (**a**) nach der Methode Penning und (**b**) nach Buetti-Bäuml. Der Vergleich macht deutlich, daß die Methode Penning die Messung einschließlich Okziput und Atlas erlaubt. Im Gegensatz zu allen übrigen Winkeln, die sich nach kranial öffnen, öffnet sich der Winkel 1/0a nach kaudal. Er kennzeichnet die Inversionsbewegung (zur Verdeutlichung 0b der gleiche Winkel in der Parallelverschiebung). Mit der Methode Buetti-Bäuml lassen sich dagegen die Bewegungen zwischen Okziput, Atlas und Axis nur ungenau und sehr umständlich messen

Segment	Grad	Mittelwert
C 0/C 1	– 6–30	
C 1/C 2	3–35	
C 2/C 3	5–16	12,5
C 3/C 4	13–26	18
C 4/C 5	15–29	20
C 5/C 6	16–29	20,5
C 6/C 7	6–25	15,5

Tabelle 7.11 Flexions-Extensionsmessung der HWS nach Penning (Mittelwerte und Grenzwerte) (Penning, L.: Normale Bewegungen der Halswirbelsäule. Die Wirbelsäule in Forschung und Praxis, Band 62. 1976)

Röntgenfunktionsdiagnostik der HWS-Sagittalbewegung nach Kamieth (Abb. 7.13 u. 7.14)

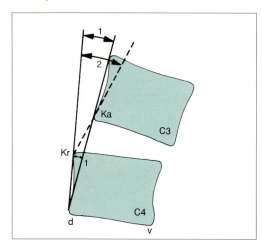

Abb. 7.13 Schema des dorsalen Wirbelkörperlinienwinkels und des intersegmentalen Wirbelkörpertransversalverschiebungswinkels.
v = ventral
d = dorsal
Kr = dorsokranialer Wirbelkörpereckpunkt
Ka = dorsokaudaler Wirbelkörpereckpunkt
1 = dorsokaudaler Wirbelkörperlinienwinkel
2 = intersegmentaler Wirbelkörpertransversalverschiebungswinkel

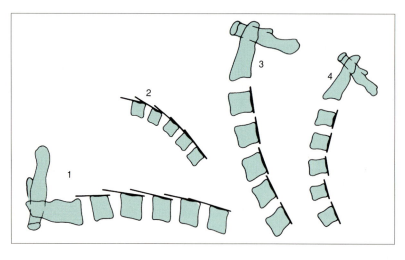

Abb. 7.14 Dorsale Wirbelkörperlinien zur Funktionsdiagnostik der HWS nach Kamieth
1 = Anteflexion mit vorwiegender Transversalverschiebungskomponente
2 = Anteflexion ohne Transversalverschiebungskomponente
3 = Normalposition
4 = Retroflexion ohne Ausgleich der Stufenbildung C4/C5

Technik und Methode. Seitliche HWS-Aufnahmen nach Kamieth. Es werden die dorsalen Wirbelkörperlinien (S. 54) eingezeichnet und jeweils aus den benachbarten Wirbeln der dorsale Wirbellinienwinkel gebildet. Die Verbindungslinie vom dorsokranialen Wirbelkörpereckpunkt zum dorsokaudalen Wirbelkörpereckpunkt des darüber gelegenen Wirbels ergibt den Winkel für die intersegmentale Transversalverschiebung.

Diagnostische Bedeutung. Erfassen von mono- und polysegmentalen Bewegungsstörungen, der maximalen und minimalen Bewegungen, Differenzierung zwischen Störungen der Kippkomponente und der Transversalverschiebung. Feststellen von Hypermobilitäten. Differenzierung zwischen Blockierung der Funktionsbewegung und Endblockierung nach Kamieth.

Vorteil. Einfache Methode der Wirbelkörperlinienmessung. Erfassen sowohl der Kippkomponente als auch der Transversalverschiebung bei der sagittalen HWS-Bewegung.

Nachteil. Da sich die Intervertebralraumhöhe bei Ventralflexion ändert, ist der intersegmentale Wirbelkörpertransversalverschiebungswinkel mit großer Vorsicht zu beurteilen.

Bewertung. Monosegmentale Stufenbildung immer pathologisch, mit Ausnahme einer Rotationsfehlstellung eines Halswirbels. Polysegmentale Stufenbildung ohne osteochondrotische Veränderungen physiologisch, dagegen mit osteochondrotischen Veränderungen immer pathologisch.

HWS-Seitneigungsmessung nach Gutmann (Abb. 7.15)

Technik und Methode. HWS-Aufnahme a.-p. nach Gutmann. Es wird in p.-a.-Projektion ausgewertet. Dazu werden folgende Hilfslinien eingezeichnet: okzipitale Kondylenlinie (Linea bicondylica, S. 26), kaudale Atlaseckpunktelinie, kraniale Axiseckpunktelinie, Grundplattenlinie der Wirbelkörper C3–C7, gebildet als Verbindung der beiden kaudalen Wirbelkörpereckpunkte, Denslot als Senkrechte aus der Mitte der Densspitze auf die horizontale Basislinie des Films. Die Neigungsgerade wird als Verbindung der Mitte der Densspitze und der Mitte der Grundplatte des 7. Halswirbelkörpers (bei Gutmann ist der 1. Brustwirbelkörper genannt) gezogen. Die Interspinallinie ist die Verbindung der Mitte aller Dornfortsätze mit der Apex-dentis-Mitte und stellt als Dornfortsatzdeviationslinie die Rotationskurve dar. Die Wirbelkörpermittelinie ist die Verbindung zwischen der Mitte der Grundplatten von C2-C3-Th1 und der Densspitzenmitte (Biegungskurve, -linie). Das Rotationsareal als relatives Maß der Rotation wird an den Abständen zwischen der Rotations- und der Biegungskurve gemessen. Der Gesamtneigungswinkel der HWS wird von der Neigungsgeraden und der horizontalen Basislinie des Films gebildet. Die Gesamtneigungsweite der HWS wird auf der horizon-

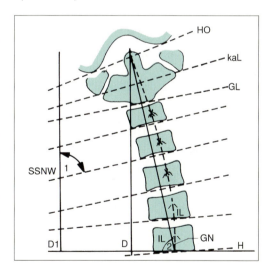

Abb. 7.15 Reine Seitneigungsmessung der HWS nach Gutmann (am Beispiel nach links).
R = rechts
D = Denslot
D1 = Denslotparallele
HO = Linea bicondylica
kaL = kaudale Atlaseckpunktlinie
GL = Wirbelkörpergrundplattenlinie
H = horizontale Filmbasislinie
IL = Interspinallinie
1 = SSNW = intersegmentaler Seitneigungswinkel
D-IL = Gesamtneigungsweite der HWS,
2 = GN = Gesamtneigungswinkel der HWS

talen Basislinie zwischen dem Mittelpunkt des Basiswirbels und dem Schnittpunkt der Horizontalen mit dem Denslot gemessen.

Messungsablauf: Einzeichnen der vertikalen und horizontalen Hilfslinie und Messen der intersegmentalen Seitneigungswinkel (SSNW). Eintragen der Werte der Aufnahme in Normalhaltung in die 1. Spalte einer Tabelle. In die 2. Spalte der Tabelle wird die Differenz von 2 benachbarten Wirbeln in die Rubrik des kranialen Wirbels eingetragen. Für die Seitneigungsaufnahme werden die entsprechenden Daten in die Spalten 3 und 4 bzw. 6 und 7 eingetragen. Die Differenzen der Spalten 2 und 4 bzw. 2 und 7, eingetragen in die Spalten 5 und 8, sind Ausdruck des bei der Seitneigung anfallenden intersegmentalen Bewegungsumfangs.

Diagnostische Bedeutung. Erkennen von Störungen der Bewegungsharmonie bei der HWS-Seitneigung mit möglicher Quantifizierung der einzelnen Neigungswinkel.

Vorteile. Erkennung von Harmoniestörungen der Bewegung und auch exakte Messung der Bewegungsgrößen. Messung von Seitneigung und Rotation möglich.

Bewertung. Normal harmonische Fächerbildung der horizontalen Tangenten, der kaudale Wirbel ist jeweils etwas weniger geneigt als der kranial darüberliegende. Bei völlig vertikaler, gerade aufgebauter HWS ohne Gesamt- oder segmentaler Rotation sind Denslot, Neigungsgerade, Interspinal- und Biegungslinie identisch und entsprechen der Körpermedianebene (Tab. 7.12).

Tabelle 7.**12** Bewegungsdiagramm der Neigung der Halswirbelsäule und des Kopfs nach rechts und links, verglichen mit der Neutralhaltung. Die Tabelle zeigt die Wiinkel der Seitneigung jedes einzelnen Wirbels, gemessen nach der Gutmann-Methode (Abb. 7.15), verglichen mit der Neutralhaltung. In der Neutralhaltung (A) bedeuten alle Werte unter 90° eine Neigung nach rechts, über 90° eine Neigung nach links. Die Spalten 2, 4 und 7 zeigen die jeweiligen Neigungsdifferenzen eines Wirbels gegenüber seinem unteren Nachbarn an. Die Spalten 5 und 7 zeigen die entsprechenden Differenzen zur Neutralhaltung (Spalte 2) auf. Erst diese Werte entsprechen der tatsächlichen intrasegmental ausgeführten Bewegung (Gutmann 1981)

Wirbel	A Neutralhaltung		B Rechtsneigung			C Linksneigung		
	1 Neigg.°	2 Differenz	3 Neigg.°	4 Differenz	5 Differenz 4 : 2	6 Neigg.°	7 Differenz	8 Differenz 7 : 2
Th 1	90°		90°			90°		
C 7	90°	0	85°	5	5	90°	0	0
C 6	89°	1,0	80°	5	4	84°	6	7 (6 + 1)
C 5	89,5°	0,5	77°	3	2,5	82°	2	2,5 (2 + 0,5)
C 4	89,5°	0	75°	2	2	77°	5	5
C 3	85°	4,5	73°	2	– 2,5	77°	0	+ 4,5
C 2	88°	3,0	74°	1	– 2	76,5°	0,5	3,5
C 1	88°	0	75°	1	1	76,5°	0	0
C 0	91°	3,0	74°	1	– 2	76°	0,5	2,5 (3,0 – 0,5) da Kopf- in Neutralhaltung links (> 90°) geneigt

HWS-Seitneigungs- und -Rotationsmessung nach Gutmann (Abb. 7.16)

Technik und Methode. Aufnahme a.-p. nach Gutmann. Auswertung p.-a. mit Parallelverschiebung der vertikalen und horizontalen Hilfslinien an den Bildrand zur SSNW-Bestimmung (S. 67), Bestimmung von GW (Gesamtneigungsweite der HWS) und GN (Gesamtneigungswinkel der HWS) (S. 67). Einzeichnen des Rotationsareals und der Symbolik zur schnellen Orientierung.
Diagnostische Bedeutung. Intraindividueller Vergleich der Gesamtneigungswinkel und Gesamtneigungsweite der HWS.

Bewertung:

Piktogramm
o ↷ Kopfrotation nach rechts
o ↶ Kopfrotation nach links
o ↘ Kopfneigung nach rechts
o ↙ Kopfneigung nach links
o → Dislokation nach rechts
← o Dislokation nach links

↷ HWK-Rotation nach rechts
↶ HWK-Rotation nach links
↘ HWK-Kippung nach rechts
↙ HWK-Kippung nach links

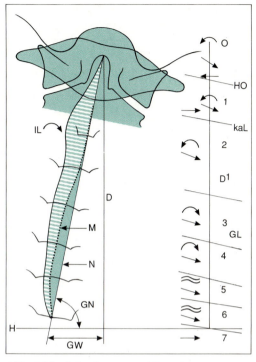

Abb. 7.16 Seitneigungs- und Rotationsmessung der HWS nach Gutmann.
O = Okziput
HO = Linea bicondylica
kaL = kaudale Atlaseckpunktlinie
GL = Wirbelkörpergrundplattenlinie
D = Denslot
D1 = Denslotparallele
IL = Interspinallinie
N = Neigungsgerade
M = Wirbelkörpermittelinie
H = horizontale Filmbasislinie
GN = Gesamtneigungswinkel der HWS
GW = Gesamtneigungsweite der HWS; schraffierte Fläche = Rotationsareal

Frontales HWS-Bewegungsdiagramm nach Gutmann (Abb. 7.17)

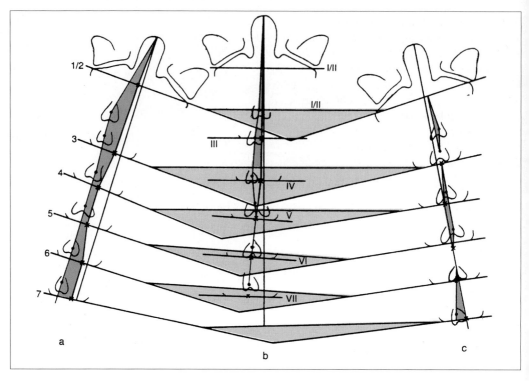

Abb. 7.17 a–c   Frontales Bewegungsdiagramm nach Gutmann.
(a) Rechtsneigung, (b) Neutralhaltung, (c) Linksneigung.
I–VII = Wirbelkörpergrundplattenlinien in Neutralhaltung

1–7 = Wirbelkörpergrundplattenlinien in Rechts- und Linksneigung
schraffiert = Rotationsareale
punktiert = Neigungsdreiecke

Technik und Methode. Abnahme der Konturen und Hilfslinien als Röntgenpause von der a.-p. HWS-Aufnahme nach Gutmann in p.-a. Auswertung.

Diagnostische Bedeutung. Erkennen von Harmoniestörungen im Bewegungsablauf. Verlaufskontrolle.

Vorteil. Sofortige Übersicht, auf einer Zeichnung ablesbar. Intersegmentale Neigung und Rotation global erfaßt.

Nachteil. Aus meßtechnischen Gründen müssen die Zeichnungen für Rechts- und Linksneigung seitenvertauscht werden, sonst zeigen die Dreieckspitzen nach oben.

Bewertung. Bei harmonischer Neigung sollten die Spitzen der Neigungsdreiecke in oder nahe an einer Senkrechten liegen. Rotationsareale seitengleich harmonisch.

HWS-Bewegungsdiagramm für Rotation und Seitneigung (Abb. 7.18)

Technik und Methode. Von den a.-p. HWS-Aufnahmen werden folgende Hilfslinien und -punkte auf eine Pause abgenommen: Denslot (S. 34) und die Abstände der Dornfortsatzmittelpunkte vom Denslot (Vertikale). Die Punkte werden mit Linien verbunden und die Felder zum Denslot schraffiert.

Diagnostische Bedeutung. Gutes Sichtbarwerden von Bewegungsbehinderungen.

Vorteil. Relative Einfachheit des Verfahrens.

Bewertung. In Neutralhaltung besteht weder Seitneigung noch Rotation. Kopf und Atlas rotieren physiologisch zur Gegenseite.

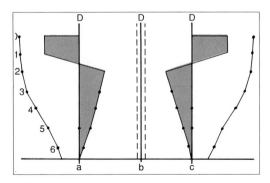

Abb. 7.18 a–c HWS-Bewegungsdiagramm für Rotation und Seitneigung.
(**a**) Rechtsneigung, (**b**) Neutralhaltung, (**c**) Linksneigung.
D = Denslot
gestrichelte Linie = Ausmaß der Seitneigung jedes einzelnen Wirbels gegenüber der Vertikalen
schraffierte Felder = gemessene Deviation der Dornfortsätze von der Vertikalen mit Rotationsarealen

8 Brustwirbelsäule (BWS)

Vertebralindex zur Trichterbrustvermessung (Abb. 8.1)

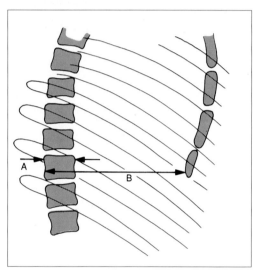

Abb. 8.1 Vertebralindex zur Trichterbrustmessung.
A = sagittaler Wirbelkörperdurchmesser
B = Distanz von dorsaler Wirbelkörperkante zu dorsaler Begrenzung des Manubrium sterni

Technik und Methode. Seitliche Thoraxaufnahme mit Zentralstrahl mitten zwischen dem 9. Brustwirbelkörper und dem Sternum. Gemessen wird der Abstand zwischen dem dorsalsten Punkt des Xiphoids und dem hinteren Rand des auf der Horizontalen gelegenen Brustwirbelkörpers (B) sowie die Tiefe desselben Brustwirbelkörpers (A).
Bewertung. Der Vertebralindex = $\frac{B}{A}$ liegt normal bei Kindern unter 5 Jahren zwischen 2 und 3 sowie bei Kindern über 5 Jahren und Erwachsenen zwiscrn 3,5 und 5 (Backer u. Mitarb. 1961).

Thorakale Paravertebrallinie (Paraspinallinie)

Technik und Methode. Thorax-Aufnahme a.-p., Wirbelsäulenaufnahme a.-p. Bestimmung des längsbogigen Schattens zwischen 4. und 11./12. Brustwirbelkörper.
Diagnostische Bedeutung. Erkennen von Tumoren, Abszessen bei unspezifischen und spezifischen Spondylotiden, Frakturhämatome als Hinweis auf abgelaufene Traumatisierung.
Bewertung. Häufiger links nachweisbar als rechts. Unter 40 Jahre: linksseitige Distanz zum seitlichen Wirbelkörperrand: 6–8 mm. Über 40 Jahre: 6–15 mm. Normal quasi paralleler Verlauf zur seitlichen Wirbelkörperbegrenzung. Pathologisch Abstandsvergrößerung mit spindeliger Figur.
Vorteil. Einfache Methode.
Nachteil. Zwischen TH12/L1 Abstandsvergrößerung zu den Wirbelkörperbegrenzungen durch Diaphragma und Psoasinsertion.

Thorakaler Kyphosewinkel
(Abb. 8.2)

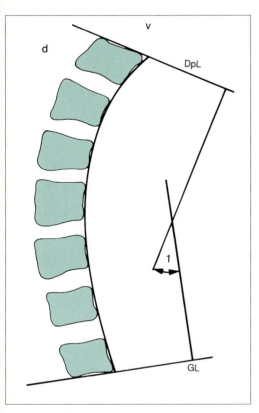

Abb. 8.2 Thorakaler Kyphosewinkel.
d = dorsal
v = ventral
DpL = Wirbelkörperdeckplattenlinie
GL = Wirbelkörpergrundplattenlinie
1 = Kyphosewinkel

Technik und Methode. Auf einer seitlichen BWS-Aufnahme werden an den beiden am stärksten zueinander geneigten Wirbeln Linien angelegt. Kranial wird die Wirbelkörperdeckplattenlinie und kaudal die Wirbelkörpergrundplattenlinie verwendet. Bei verformten Deck- und Grundplatten kann auch die Verbindungslinie zwischen den entsprechenden ventralen und dorsalen Wirbelkörpereckpunkten gezogen werden. Der zu messende Winkel wird von den beiden Senkrechten auf die Linien gebildet.

Der Kyphosewinkel kann selbstverständlich auch an den anderen Wirbelsäulenabschnitten eingezeichnet werden oder über mehrere Wirbelsäulenabschnitte hinweg Verwendung finden.

Diagnostische Bedeutung. Bestimmen des Ausmaßes kyphotischer Verbiegungen der Wirbelsäule. Verlaufskontrolle bei osteoporotischen und posttraumatischen Kyphosen sowie bei Morbus Scheuermann.

Bewertung. Normaler Kyphosewinkel: 20–40°.

Angulärer Kyphosewinkel
(Abb. 8.3)

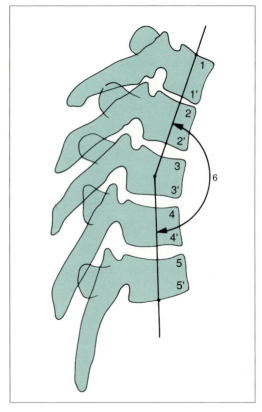

Abb. 8.3 Angulärer Kyphosewinkel.
1/1'–5/5' = Halbierungsmarkierungen der Deck- und Grundplatten
6 = nach ventral offener angulärer Kyphosewinkel

Technik und Methode. Seitliche Wirbelsäulenaufnahme. Verbindung der Deck- und Grundplattenhalbierungspunkte kranial und kaudal des Knicks von mindestens 2 Wirbeln, vom Knick ab gezählt.

Diagnostische Bedeutung. Erkennen von spitzwinkligen angulären Kyphosen und Verlaufskontrolle.
Bewertung. Normal: 0°. Bei Kompressionsfrakturen liegt der Schnittpunkt der Geraden im Wirbelkörper, bei Diszitis im Intervertebralspalt. Dorsal zusätzlich klaffender Intervertebralspalt bei ligamentärer Wirbelsäulenverletzung.

Oligosegmentaler Kyphosewinkel (Abb. 8.4)

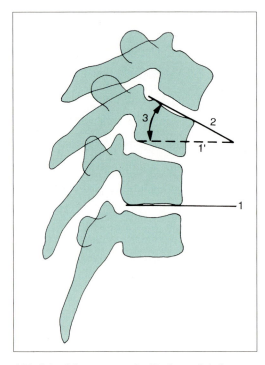

Abb. 8.4 Oligosegmentaler Kyphosewinkel.
1 = Wirbelkörpergrundplattenlinie
1' = Meßparallele der Wirbelkörpergrundplattenlinie
2 = Wirbelkörperdeckplattenlinie
3 = Kyphosewinkel

Technik und Methode. Seitliche Wirbelsäulenaufnahme. Bestimmung der kranialen und kaudalen Wirbelkörpereckpunkte, je zweier benachbarter Wirbel. Verbindungslinie zwischen den jeweils beiden Punkten und Messung des Winkels bei Konvergenz oder seltener Divergenz der Linien.

Diagnostische Bedeutung. Zur Quantifizierung oligosegmentaler Kyphosen, besonders nach Frakturen.
Bewertung. Normal paralleler Wirbelkörperdeck- und Grundplattenlinienverlauf.

Wirbel-Rippen-Winkel nach Mehta (Abb. 8.5)

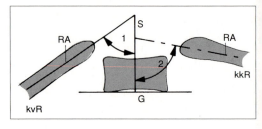

Abb. 8.5 Wirbel-Rippen-Winkel nach Metha.
kvR = konvexseitige Rippe
kkR = konkavseitige Rippe
RA = Rippenachse
GL = kaudale Wirbelkörperlinie
S = Senkrechte
1 = konvexseitiger Wirbel-Rippen-Winkel
2 = konkavseitiger Wirbel-Rippen-Winkel

Technik und Methode. Wirbelsäulenganzaufnahme. Darauf Bestimmung der Rippenachse am Scheitelwirbel an der Konvexität und Konkavität der Seitverbiegung der Wirbelsäule. Der Schnittpunkt mit der konstruierten Mittelsenkrechten des Wirbels ist die Spitze des zu messenden Winkels.
Diagnostische Bedeutung. Zur Graduierung und Prognosebeurteilung von Säuglingsskoliosen.
Bewertung. Bei einer Differenz von 20° zugunsten der Konvexseite Verdacht auf Progredienz.

Bei reversibler Säuglingsskoliose bleibt der Winkel bei 3monatiger Kontrolle gleich oder verkleinert sich.

Bei infantiler idiopathischer Skoliose ist der Winkel gleich oder größer.

Ist der Winkel konkavseitig weniger spitzwinklig als konvexseitig, besteht Verdacht auf eine idiopathische infantile Skoliose (Mehta 1972).

Rippenbuckelhöhenmessung (Abb. 8.6)

Technik und Methode. Dorsale Thoraxtangentialaufnahme. Auf ihr werden als Meßpunkte der dorsalste Kortikalisschatten des deformierten Dornfortsatzes und die dorsalste Begrenzung der am weitesten hervorragenden Rippe gewählt. Der Abstand der 2 einzuzeichnenden horizontalen Parallelen entspricht der Höhe des Rippenbuckels im Bereich der Kyphose.

Diagnostische Bedeutung. Bestimmung des kostalen Anteils an der dorsalen Buckelbildung. Ermittlung der Operationsindikation zur Rippenbuckelresektion.

Bewertung. Über 3–4 cm mögliche Indikation zur Rippenbuckelresektion mit Chance der Konturverbesserung.

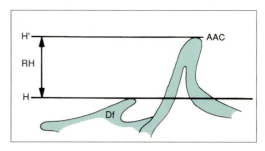

Abb. 8.6 Rippenbuckelhöhenmessung.
Df   = Dornfortsatz
AAC = Apex anguli costae
H, H' = Horizontale
RH   = Rippenbuckelhöhe

9 Lendenwirbelsäule (LWS)

Intersegmentale statische Relationsdiagnostik im lumbalen Bewegungssegment (Abb. 9.1)

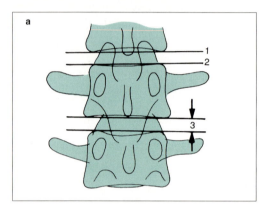

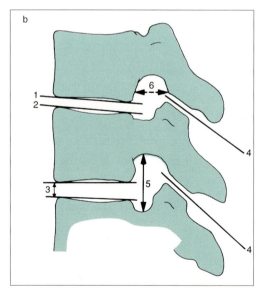

Technik und Methode. LWS-Aufnahme a.-p. und seitliche LWS-Aufnahme. Das Einzeichnen von Deck- und Grundplattenlinien auf der a.-p. LWS-Aufnahme und auf der seitlichen LWS-Aufnahme, hier zusätzlich der Vertikal- und Horizontaldurchmesser des Foramen spinale, ermöglicht die Messung der Intervertebralraumhöhe, von intersegmentalen Stufen und der Wirbellochgröße und intervertebraler Winkel.

Diagnostische Bedeutung. Erkennen von funktionellen und anatomischen Fehlstellungen bei angeborenen Leiden, degenerativen Leiden sowie bei entzündlichen und traumatischen Veränderungen, Wirbellochstenosen und derer Gradierung; zu Verlaufskontrollen.

Bewertung. Grobe Differenzen von Segment zu Segment sind immer pathologisch, aber auch polysegmentale pathologische Veränderungen sind erkennbar.

Abb. 9.1 a u. b   Intersegmentale statische Relationsdiagnostik im lumbalen Bewegungssegment.
(a) Projektion a.-p., (b) seitliche Projektion.
1 = Wirbelkörpergrundplattenlinie
2 = Wirbelkörperdeckplattenlinie
3 = Intervertebralraumhöhe
4, 4' = Wirbelgelenkachse
5 = vertikaler Wirbellochdurchmesser
6 = horizontaler Wirbellochdurchmesser

LWS-Funktionsdiagnostik

Lumbale intersegmentale Wirbelsäulenfunktionsdiagnostik nach Schoberth (Abb. 9.2)

Messung der LWS-Anteflexion und -Retroflexion (Abb. 9.3)

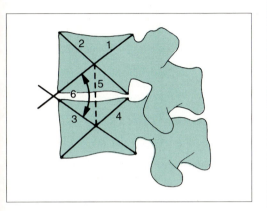

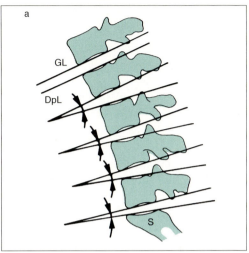

Abb. 9.2 Lumbale intersegmentale Wirbelsäulenfunktionsmessung nach Schoberth.
1 = ventrokaudal-dorsokraniale Wirbeldiagonale kranialer Wirbel
2 = ventrokraniale-dorsokaudale Wirbeldiagonale kranialer Wirbel
3 = ventrokraniale-dorsokaudale Funktionswinkel kaudaler Wirbel
4 = ventrokaudal-dorsokraniale Funktionswinkel kaudaler Wirbel
5 = Verbindungslinie der Wirbelkörpermittelpunkte
6 = Funktionswinkel

Technik und Methode. LWS-Aufnahme seitlich. Bestimmen der 4 Wirbelkörpereckpunkte. Diagonales Verbinden von je 2 Punkten und Ermitteln des nach dorsal offenen Winkels zwischen der sich schneidenden ventrokaudal-dorsokranial verlaufenden Diagonalen des kranialen Wirbels mit der ventrokranial-dorsokaudal verlaufenden Diagonalen des kaudalen Wirbels.

Diagnostische Bedeutung. Mono- und oligosegmentale Kyphose und Lordosegraduierung. Intersegmentale Bestimmung des Kyphose- und Lordosegrads. Intersegmentale Funktionsmessung der Sagittalbewegung.

Nachteil. Nur intraindividueller Vergleich aufgrund des Einflusses der Wirbelkörperform möglich.

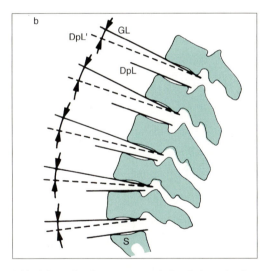

Abb. 9.3 a u. b Intersegmentale lumbale sagittale Winkel (a) in Ante- und (b) in Retroflexion.
GL = Wirbelkörpergrundplattenlinie
DpL = Wirbelkörperdeckplattenlinie
DpL' = Parallele zur Wirbelkörperdeckplattenlinie
S = Sakrum

Technik und Methode. Seitliche LWS-Funktionsaufnahmen. Einzeichnen der Wirbelkörperdeck- und -grundplattenlinien. Parallelverschiebung der Deckplattenlinien zur Winkelbildung, wenn erforderlich.

Diagnostische Bedeutung. Erkennen von mono- oder polysegmentalen Einschränkungen

oder Aufhebung der Funktionsbewegung in der Sagittalebene. Hinweise auf das betreffende Segment bei Nucleus-pulposus-Prolaps.
Bewertung. Normal Winkelöffnung entgegen der Bewegungsrichtung. Bei dorsalem Diskusprolaps differieren die Winkel in Anteflexion nach vorn, bei Retroflexion ändert sich die Winkelgröße nicht.

In Ante- und Retroflexion ist der Bewegungsausschlag normal L4/L5 am größten (Tab. 9.1 u. 9.2).

Tabelle 9.1 Inervertebrale sagittale Gesamtbeweglichkeit der unteren LWS (Werte nach Korpi und Poussa von Patienten mit wahrscheinlicher initialer Chondrosis intervertebralis)

L4/L5	♀	14,5 ± 5,8°
	♂	13,4 ± 6,0°
L5/S1	♀	11,5 ± 7,4°
	♂	12,1 ± 7,3

Tabelle 9.2 Sagittale LWS-Beweglichkeit nach Louis

	Flexion	Extension	Total
LWS	52°	30°	83°
L 1/L 2			11°
L 2/L 3			12°
L 3/L 4			18°
L 4/L 5			24°
L 5/S 1			18°

Messung der LWS-Lateroflexion
(Abb. 9.4)

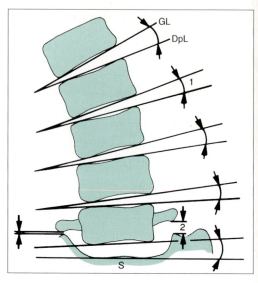

Abb. 9.4 Frontale lumbale intersegmentale Winkel in Lateroflexion.
GL = Wirbelkörpergrundplattenlinie
DpL = Wirbelkörperdeckplattenlinie
1 = frontaler intersegmentaler Winkel
2, 2' = Querfortsatz-Sakrum-Distanz

Technik und Methode. LWS-Aufnahme a.-p. Es werden die Deck- und Grundplattenlinien eingezeichnet. Sie bilden pro Segment den zur Neigungsgegenseite offenen Winkel. Die Distanz von den Querfortsätzen L5 zum Sakrum kann an 2 korrespondierenden Punkten an den Querfortsätzen auf einer Senkrechten zum Bildrand bestimmt werden.
Diagnostische Bedeutung. Erkennen von Beschränkungen oder Aufhebung der lumbalen Lateroflexion.
Bewertung. Normal Bewegungsausschlag im L5/S1 am geringsten. Bei dorsolateralem Nucleus-pulposus-Prolaps im befallenen Segment keine Öffnung des Winkels mit 80prozentiger Treffsicherheit, bei dorsomedianem Prolaps gerade umgekehrt. Totalseitneigung 40° (2 × 20°).

Lumbale Intervertebralgelenktangenten (Abb. 9.5)

Pseudospondylolisthesisdiagnostik an der LWS (Abb. 9.6)

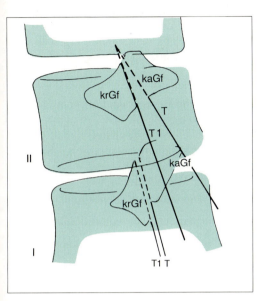

Abb. 9.5 Intervertebrale Gelenkflächenlinien im LWS-Bereich.
krGf = kranialer Gelenkfortsatz
kaGf = kaudaler Gelenkfortsatz
T   = kraniale Gelenkflächenlinien
T1   = kaudale Gelenkflächenlinien
I   = Normalbefund
II   = pathologisches Aufklaffen bei Anteflexion

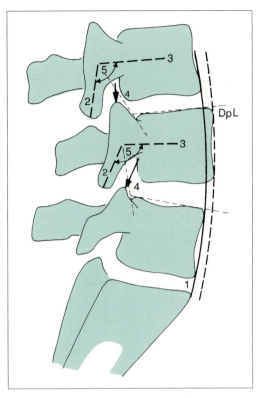

Abb. 9.6 Hilfslinien zur Pseudospondylolisthesisdiagnostik.
1   = vordere Wirbelkörperlinie
2   = kaudale Gelenkfortsatzachse
3   = Parallele zur Wirbelkörperdeckplattenlinie
DpT = Wirbelkörperdeckplattenlinie
4   = Richtung der Gelenkfortsatzachsen
5   = Gelenkachsen-Wirbelkörper-Winkel

Technik und Methode. LWS-Aufnahme in halbschräger Projektion nach Zernaviczky. Es wird auf den Normal- und Anteflexionsaufnahmen jeweils die Tangente an die Gelenkfläche des kranialen und kaudalen Gelenkfortsatzes angelegt.
Diagnostische Bedeutung. Erkennen von intersegmentalen Instabilitäten.
Bewertung. Normal verlaufen die Gelenkflächenlinien auch bei Anteflexion parallel. Intersegmentale Instabilität führt zum dorsokaudalen Aufklaffen und zur Winkelbildung der Hilfslinien.

Technik und Methode. Seitliche LWS-Aufnahme. Als Hilfslinien werden die ventrale Wirbelkörperlinie, die kaudale Gelenkfortsatzachse und Wirbelkörperdeckplattenlinie verwendet.
Diagnostische Bedeutung. Erkennen leichter Formen der Pseudospondylolisthesis bei Osteochondrosis vertebralis.
Bewertung. Die ventrale Kortikalis des dislozierten Wirbels liegt ventral der vorderen Wirbelkörperlinie (gestrichelte Linie).
  Der Gelenkachsen-Wirbelkörper-Winkel ist am dislozierten Wirbel stumpfer.
  Die Gelenkfortsatzachsen zeigen in verschiedene Richtungen.

Retrolisthesisdiagnostik nach Hagelstam (Abb. 9.7)

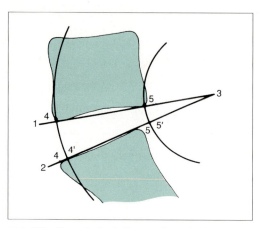

Technik und Methode. LWS-Aufnahme seitlich. Einzeichnen der Grundplattenlinie des jeweils kranialen Wirbels und der Deckplattenlinie des dazugehörigen kaudalen Wirbels (S. 40). Vom dorsal gelegenen Schnittpunkt beider Linien aus werden Kreisbogen mit dem Radius zum ventralen und dorsalen kaudalen Wirbelkörpereckpunkt des kranialen Wirbels gezogen.

Diagnostische Bedeutung. Erkennen von Fällen einer Retrolisthesis von Wirbelkörpern bei degenerativen Wirbelsäulenerkrankungen.

Nachteil. Exakt seitlich projizierte Röntgenaufnahme erforderlich.

Bewertung. Wenn 4' dorsal von 4 und 5' dorsal von 5, dann liegt eine Retrolisthesis vor.

Abb. 9.7 Retrolisthesisdiagnostik nach Hagelstam.
1 = Grundplattenlinie
2 = Deckplattenlinie
3 = dorsaler Schnittpunkt als Kreisbogenmittelpunkt
4 = ventrale Wirbelkörpereckpunkte A
4' = Schnittpunkt der Kreisbogenlinie mit der Wirbelkörperdeckplattenlinie
5 = dorsale Wirbelkörpereckpunkte
5' = Schnittpunkt der Kreisbogenlinie mit der Wirbelkörperdeckplattenlinie

Pseudospondyloretrolisthesismessung nach Dihlmann (Abb. 9.8)

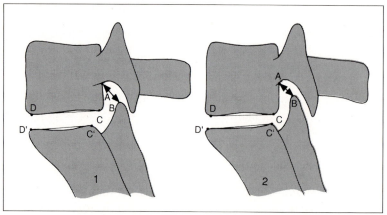

Abb. 9.8 Pseudospondyloretrolisthesismessung nach Dihlmann.
A = dorsaler Meßpunkt an der Wirbelkörperhinterkante
B = Meßpunkt an der Vorderbegrenzung des kaudalen Gelenkfortsatzes des kleinen Wirbelgelenks
C = Meßpunkt als kaudaler Wirbeleckpunkt dorsal L5
D = Meßpunkte als kaudaler Wirbeleckpunkt ventral L5
C' = Korrespondenzpunkt Sakrum
D' = Korrespondenzpunkt Sakrum

Technik und Methode. Seitliche LWS-Aufnahme. Ausmessung des größten Abstands zwischen Wirbelkörperhinterkante und vorderer Begrenzung des unteren Gelenkfortsatzes kranial der Spitze des kranialen Gelenkfortsatzes des darunterliegenden Wirbels. Zweite Meßdistanz ist der Abstand zwischen dem kaudalen dorsalen Wirbelkörpereckpunkt und der Spitze des kranialen darunterliegenden Gelenkfortsatzes.
Diagnostische Bedeutung. Feststellung auch geringer Formen der Pseudospondylolisthesis. Gleichzeitige Beurteilung der Intervertebrallöcher (Dihlmann 1987).
Bewertung:
– Pseudoretrolisthesis L5, Distanz C'/D' < C/D. Abstand zwischen Wirbelbogen L5 und Gelenkfortsatzspitze S1 (A–B) ist nicht verringert,
– Spondyolretrolisthesis L5, Distanz C'/D' ≈ C/D und Verkleinerung des Abstands A–B.
Vorteil. Sehr einfache Methode.

Funktionelle segmentale Stabilitätskriterien bei Spondyloretrolisthesis nach Dihlmann (Abb. 9.9)

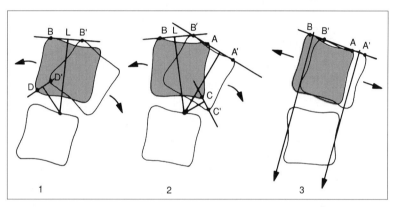

Abb. 9.9 Funktionelle segmentale Stabilitätskriterien bei Spondyloretrolisthesis nach Dihlmann.
A = dorsaler – kranialer Wirbelkörpereckpunkt
B = ventraler – kranialer Wirbelkörpereckpunkt
A1, B1 = Referenzpunkte auf der anderen Funktionsaufnahme

A/A1 = Verbindungslinie
B/B1 = Verbindungslinie
L = Mittellot (die gleichen Bezeichnungen gelten auch für C/C1 und D/D1)
1 = Hypomobilität
2 = Hypermobilität
3 = Gleitinstabilität

Technik und Methode. Seitliche Röntgenaufnahmen in Normalposition sowie Ante- und Retroflexion. Anfertigung einer Röntgenpause von den kranialen und jeweils kaudal davon gelegenen Lendenwirbeln von diesen 3 Röntgenaufnahmen. Bestimmung der homologen Punkte A als dorsaler Wirbelkörpereckpunkt und B als ventraler Wirbelkörpereckpunkt kranial am oberen Wirbel sowie C und D als die Wirbelkörpereckpunkte des oberen Wirbels an der kaudalen Begrenzung. Die homologen Punkte A und A1, B und B1 aus der Ante- und Retroflexionsaufnahme werden je durch eine Gerade verbunden. Diese Gerade wird halbiert und darauf jeweils eine Senkrechte errichtet. Die Senkrechten schneiden sich im Bewegungsdrehpunkt.
Diagnostische Bedeutung. Bestimmung von Hypo- oder Hypermobilität in einem osteochondrotisch geschädigten Wirbelsegment.
Bewertung:
– Hypomobilität: Spondyloretrolisthesis gleicht sich bei der Bewegung nicht vollständig aus,
– Hypermobilität: Spondyloretrolisthesis gleicht sich bei der Bewegung aus oder Wirbel bewegt sich sogar weiter nach ventral vor,

– Schubladenphänomen: im Bewegungssegment mit Spondyloretrolisthesis läßt sich eine Gleitinstabilität nachweisen.
Vorteil. Einfaches Verfahren.

Promontoriumwinkel nach Junghanns (Abb. 9.10)

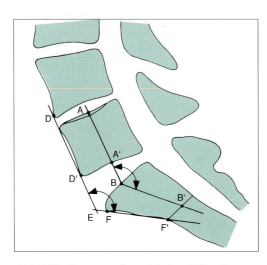

Abb. 9.10 Promontoriumwinkel nach Junghanns.
E = Schnittpunkt der Wirbelkörpervorderlinien
D = kaudalster und ventralster Wirbelkörpereckpunkt L4
D′ = kaudalster und ventralster Wirbelkörpereckpunkt L5
F = ventrokranialster Kortikalispunkt des Sakrums
F′ = kaudalster Kortikalispunkt des Sakrums
A = Halbierungsmarkierung der Deckplatte L5
A′ = Halbierungsmarkierung der Grundplatte L5
B = Halbierungsmarkierung der Deckplatte S1
B′ = Halbierungsmarkierung der Deckplatten-S1-Parallelen

Technik und Methode. Seitliche LWS-Aufnahme oder lumbosakraler Übergang.

Einzeichnen des ventrokaudalsten Wirbelkörpereckpunkts L4 und L5. Einzeichnen des ventrokaudalsten Sakrumeckpunkts sowie des ventrokaudalsten Sakrumpunkts in der größten Kortikalisvertiefung an der Ventralfläche des Sakrums. Die Verbindungslinien ergeben im Schnittpunkt E den zu messenden Winkel.

Eine zweite Möglichkeit besteht in der Verwendung der Wirbelkörperachsen von L5 und des Sakrum. Dazu werden die Halbierungsmarkierungen von Deck- und Grundplattenlinien als Bezugspunkte der Verbindungslinien gewählt.

Diagnostische Bedeutung. Erkennen, Graduieren eines Sacrum acutum, Therapiekontrolle.
Bewertung. Siehe Tab. 9.3.

Tabelle 9.3 Normalwerte der Promontoriumwinkel nach Junghanns

Winkel	♂ 25 Jahre		♀ 25 Jahre	
DEF	130° (121–150°)	129° (112–151°)	130° (115–153°)	129° (115–156°)
AB	140° (130–156°)	143° (123–157°)	142° (129–155°)	146° (124–164°)
Pathologisch < 145°				

Spondylolisthesisdiagnostik und -graduierung

Spondylolisthesenklassifikation nach Meyerding (Abb. 9.11)

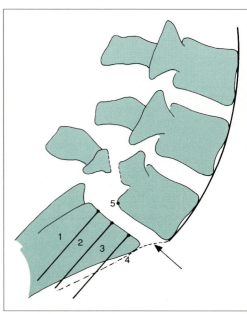

Abb. 9.11 Spondylolisthesenklassifikation nach Meyerding am Beispiel L5/S1.
1–4 = Graduierungszonen nach Viertelung der Deckplattenlinie S1
5 = dorsokaudaler Wirbelkörpereckpunkt L5
Pfeil = dieser markiert zusätzlich die Stufenbildung in der vorderen Wirbelkörperlinie

Technik und Methode. LWS-Aufnahme seitlich. Einzeichnen der ventralen Wirbelkörperlinie. Die Deckplattenlinie des kaudalen Wirbelkörpers im Spondylolisthesenbereich wird mit Markierungspunkten an der ventralsten und dorsalsten Wirbelkörperbegrenzung versehen. Einteilung der Deckplattenlänge in 4 gleich große Distanzen. Markierung des kaudalen Eckpunkts des kranial des Spondylolisthesenbereichs befindlichen Wirbels.
Vorteil. Markierungspunkte sind meist gut anzubringen. Leichte Orientierung über den Schweregrad.
Nachteil. Nur Grobeinteilung möglich.
Bewertung. Die Lage des dorsokaudalen Wirbelkörpereckpunkts zu den 4 Verschiebezonen auf der Deckplattenlinie läßt das Ausmaß der Spondylolisthesis erkennen (Meyerding 1932). Stadien 1–4.

Spondylolisthesisindex nach Marique und Taillard (Abb. 9.12)

Technik und Methode. Seitliche LWS-Aufnahme oder lumbosakraler Übergang. Bestimmung der Distanz zwischen dorsokaudalem Wirbelkörpereckpunkt und der Senkrechten auf dem entsprechenden Punkt des kaudal gelegenen Wirbels. Einzeichnen der Distanz zwischen ventralem und dorsalem Eckpunkt von S1. Verbindungslinie und darauf gefälltes Lot auf dem dorsalen Eckpunkt. Messung der Strecke A und B, Indexbildung nach A geteilt durch B = X %.
Diagnostische Bedeutung. Klassifizierung der Spondylolisthesis.
Vorteil. Markierungspunkte sind gut anbringbar.
Bewertung. Normal: 0 (Marique 1951).

Sagittaler lumbosakraler Rechtwinkeltest nach Garland und Thomas (Abb. 9.13)

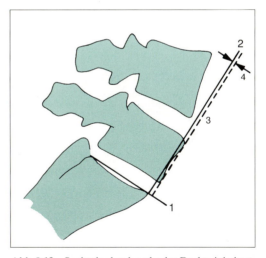

Abb. 9.**13** Sagittaler lumbosakraler Rechtwinkeltest.
1 = kraniale Sakrumlinie
2 = Senkrechte zur Sakrumlinie auf ventrokanialstem Punkt
3 = Wirbelkörperventrallinie L5
4 = Distanz zwischen Senkrechter und Wirbelkörperventrallinie L5

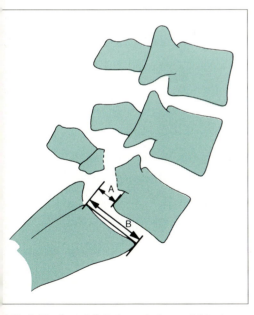

Abb. 9.**12** Spondylolisthesenindex nach Marique und Taillard am Beispiel L5/S1.
A = Distanz zwischen dorsokaudalem Wirbelkörpereckpunkt und der Senkrechten auf den entsprechenden Punkt des kaudal gelegenen Wirbels
B = Distanz ventraler und dorsaler Endpunkt der Deckplattenlinie S1

Technik und Methode. LWS-Aufnahme seitlich. Einzeichnen der kranialen Sakrumlinie (S. 40) und darauf am ventralsten Punkt der Senkrechten. Messen der Distanz zwischen Senkrechten und ventrokaudalstem Punkt von L4 parallel zur Sakrumlinie.

Diagnostische Bedeutung. Erkennen von Olisthesen und Spondylolisthesen L5/S1.
Bewertung:
Normal: 1–8 mm,
- Olisthesenverdacht: ≤ 3 mm,
- Spondylolisthesis: weites Überschreiten der Senkrechten (Garland 1946).

Nachteil: Große Streubreite.

Spondylolisthesenindex nach Sim
(Abb. 9.**14**)

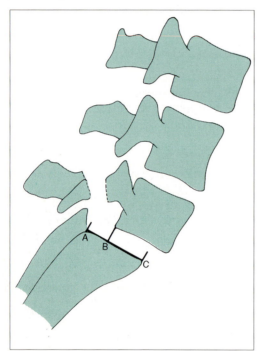

Abb. 9.**14** Spondylolisthesenindex nach Sim am Beispiel L5/S1.
A = dorsalster Punkt auf der Wirbelkörperdeckplattenlinie
B = ventralster Punkt auf der Wirbelkörperdeckplattenlinie
C = Schnittpunkt der Senkrechten vom dorsokaudalsten Punkt des kranialen Wirbelkörpers mit der Linie AB

Technik und Methode. LWS-Aufnahme seitlich.

$$\text{Index: } \frac{AC}{AB} \times 100$$

Bestimmung der Wirbelkörpereckpunkte ventral und dorsal am kaudalen Wirbelkörper sowie des dorsalen kaudalen Wirbelkörpereckpunkts des darüberliegenden Wirbels. Verbindungslinie der beiden kaudalen Wirbelkörpereckpunkte und gefälltes Lot vom dorsalen Wirbelkörpereckpunkt des darüberliegenden Wirbels. Bestimmung des Verhältnisses der Distanzen der kaudalen Wirbelkörperdeckplattenlänge zum Abstand des Schnittpunkts des Lots auf dieser Linie zum dorsalen Wirbelkörpereckpunkt.

Diagnostische Bedeutung. Quantifizierung der Spondylolisthesis oder Pseudospondylolisthesis
Vorteil. Einfaches Verfahren.
Bewertung. Normal 100.

Spondylolisthesenwinkel nach Meschan
(Abb. 9.1**5**)

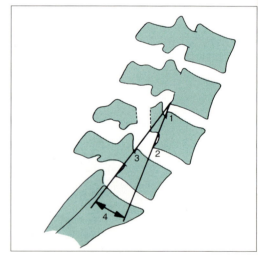

Abb. 9.**15** Spondylolisthesenwinkel nach Meschan am Beispiel L4/L5.
1 = dorsokaudalster Wirbelkörpereckpunkt L3
2 = dorsokaudalster Wirbelkörpereckpunkt L4
3 = dorsokranialster Wirbelkörpereckpunkt L5
4 = Winkel aus den Verbindungslinien 1/2 und 1/3

Technik und Methode. LWS-Aufnahme seitlich. Bestimmung der Wirbelkörpereckpunkte des Wirbelkörpers oberhalb des Spondylolisthesensegments dorsokaudal sowie der Wirbelkörpereckpunkte des spondylolisthetischen Wirbels und des kranialen dorsalen Wirbelkörpereckpunkts des darunterliegenden Wirbels. Verbindung der Wirbelkörpereckpunkte

Spondyloptosemessung 85

des darüberliegenden mit dem kaudalen des spondylolisthetischen Wirbels und des darunterliegenden Wirbels. Messung des nach kaudal offenen Winkels.

Diagnostische Bedeutung. Quantifizierung des Spondylolisthesengrads.
Vorteil. Sehr genaue Meßmethode.
Bewertung. Normal bis 2°. Bei Parallelverlauf der Linien Distanz bis 3 mm normal.

Spondyloptosemessung (Abb. 9.16 a u. b)

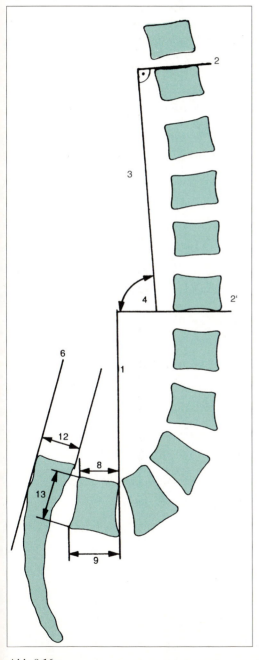

Abb. 9.16 a

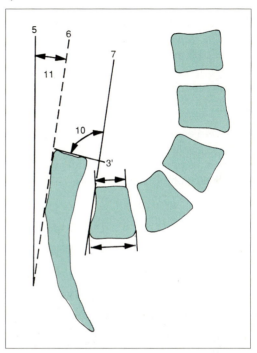

Abb. 9.16 a u. b Spondyloptosemessung.
1 = Deckplattenlinie des 5. Lendenwirbelkörpers
2 = Scheitelwirbeldeckplattenlinie
2' = Neutralwirbelgrundplattenlinie
3 = Senkrechte auf die Scheitelwirbeldeckplattenlinie
3' = kraniale Sakrumlinie
4 = Lordosewinkel
5 = Vertikale
6 = dorsale Sakrumlinie
7 = LWK 5-Grundplattenlinie
8 = Dorsalhöhe des 5. Lendenwirbelkörpers
9 = Ventralhöhe des 5. Lendenwirbelkörpers
10 = Sakralkippwinkel (L5–S1)
11 = Sakralneigungswinkel
12 = kraniale Sakrumbreite
13 = Grundplattenlänge des 5. Lendenwirbelkörpers

Technik und Methode. LWS-Aufnahme seitlich. Es werden die Senkrechte als Filmrandparallele, die dorsale Sakrumlinie, die kraniale Sakrumlinie, die ventrale und dorsale Höhe des 5. Lendenwirbelkörpers, die Deckplattenlinie des 5. Lendenwirbelkörpers mit der Senkrechten darauf sowie die Deckplattenlinie des kranialen Scheitelwirbels der lumbalen Lordose eingezeichnet.

Damit können gemessen werden:
- der Spondyloptose-Lordose-Winkel zwischen den Senkrechten auf die Deckplatten von L5 und des Scheitelwirbels,
- der Sakralkippwinkel zwischen der kranialen Sakrallinie und der Grundplattenlinie von L5,
- der Sakralneigungswinkel zwischen der dorsalen Sakrumlinie und der Vertikalen,
- die Höhen ventral und dorsal am 5. Lendenwirbelkörper zum lumbalen Index,
- die kraniale Sakrumbreite und Grundplattenlänge vom 5. Lendenwirbelkörper zum L5-Sakrumbreitenindex.

Diagnostische Bedeutung. Klassifizierung von Spondyloptosen (Moe 1978).

Nachteil. Schwer reproduzierbare Meßpunkte. L5-Sakrumbreitenindex ziemlich ungenau.

Bewertung:
- Lordosewinkel: je kleiner, um so größer der Abrutsch,
- L5-Kippwinkel (Sakralwinkel): je kleiner, um so geringer der Abrutsch,
- Sakrumneigungswinkel: je kleiner, um so steiler die Sakrumstellung,
- lumbaler Index:

$L5 = \frac{\text{Vorderkantenlänge}}{\text{Hinterkantenlänge}}$ in % zeigt den Grad der L5-Verformung.

10 Sakrum

Sakrumneigungs- und Sakrumbasiswinkel nach Leger (Abb. 10.1)

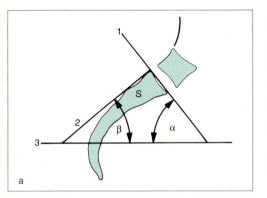

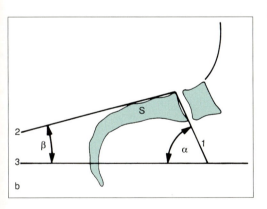

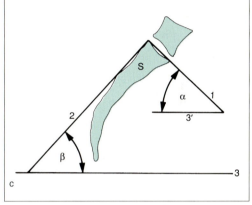

Abb. 10.1 a–c Sakrumbasiswinkel nach Leger und Sakrumneigungswinkel.
(**a**) Normales Becken, (**b**) horizontales Becken, (**c**) steiles Becken.
1 = kraniale Wirbelkörperdeckplattenlinie S1
2 = dorsale Sakrumlinie
3, 3'= Parallelen zur horizontalen Filmbasislinie
α = Sakrumbasiswinkel
β = Sakrumneigungswinkel

Technik und Methode. LWS-Aufnahme, Beckenaufnahme im Stehen. Es werden die kraniale Wirbelkörperdeckplattenlinie S1, die dazu winkelbildende parallelverschobene horizontale Basislinie des Films und die sich mit dieser schneidende dorsale Sakrumlinie eingezeichnet.
Diagnostische Bedeutung. Beurteilung der Sakrumstellung mit Rückschlüssen auf die Wirbelsäulenbelastbarkeit (Leger 1959).
Bewertung. Siehe Tab. 10.1.

Tabelle 10.1 Sakrumwinkelwerte und Beckenstellung

Becken	∢ α	∢ δ
Normalstellung (Neutralstellung)	35–45°	35–45°
Horizontalstellung	45–70°	15–30°
Steilstellung	15–30°	50–70°

Sakrum-Basis-Winkel α
Normal:
♂ 39(20–52)°
♀ 32(22–43)°   > 34° = prädestinierte Instabilität

Sakrumbogensehnen-Deckplatten-Winkel (Abb. 10.2)

Sakralindex nach Radlauer (Abb. 10.3)

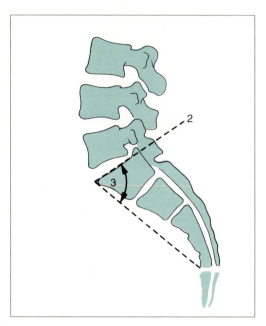

Abb. 10.2 Sakrumbogensehnen-Deckplatten-Winkel.
1 = ventrale Sakrumbogensehne
2 = Sakrumdeckplattenlinie
3 = Sakrumbogensehnen-Deckplatten-Winkel

Technik und Methode. Beckenaufnahme seitlich. Einzeichnen der ventralen Sakrumbogensehne (s. Abb. 10.3) und der Sakrumdeckplattenlinie (S. 74). Messen des nach dorsal offenen Winkels.
Diagnostische Bedeutung. Beurteilung der Beckenstatik.
Bewertung. Normal 55–95°.

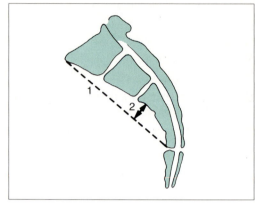

Abb. 10.3 Sakralindex nach Radlauer.
1 = ventrale Bogensehne
2 = größte Sakrumtiefe

Technik und Methode. Beckenaufnahme seitlich. Einzeichnen der ventralsten Punkte des Os sacrum kranial am Promontorium und kaudal am 5. Sakralwirbel. Verbindung dieser beiden Punkte zur vorderen Sakrumsehnenlänge. Aufsuchen des dorsalsten Punkts der Sakrumventralfläche. Von dort Fällen des Lots auf die Bogensehne. Damit sind beide Meßstrecken definiert (Radlauer 1908).

$$\text{Sakralindex} = \frac{\text{größte Bogenhöhe} \times 100}{\text{vordere Sehnenlänge}}$$

Diagnostische Bedeutung. Bestimmen des Sakrumtyps. Rückschlüsse auf die Sakrumstellung im Becken.
Nachteil. Nur orientierendes Verfahren, intraindividuelle Verlaufskontrolle möglich.
Bewertung:
– Normal: 23–25,
– nach Schoberth: Typ A < 11,9, Typ B 12–19,9, Typ C 20–20,9, Typ D > 30.

11 Becken

Beurteilung der Lenden-Becken-Hüft-Region nach Gutmann (Abb. 11.1)

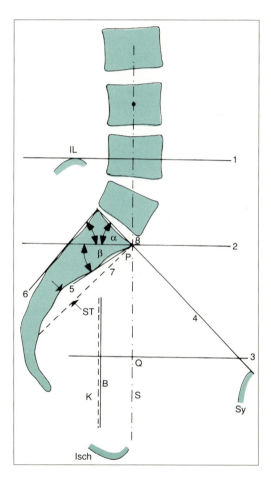

Abb. 11.1   Ausmessung der Lenden-Becken-Hüft-Region.
IL = Iliumkamm
Isch = Tubera ossis ischii
Sy = Symphyse
P   = Promontorium
S   = Schwerelot des Körpers
K   = Kopflot
B   = Basislot
Q   = gemeinsame Querachse der Hüftgelenke
α   = kranialer Neigungswinkel des Sakrums
β   = ventraler Neigungswinkel des Sakrums
γ   = dorsaler Neigungswinkel des Sakrums
ST = Sakrumtiefe
1   = horizontale Iliumkammlinie
2   = horizontale Promontoriumlinie
3   = horizontale Hüftgelenkquerachse
4   = Deckplattenlinie S1
5   = ventrale Sakrumsekante
6   = dorsale Sakrumlinie
7   = Promontoriumvertikale auf die Deckplattenlinie S1

Technik und Methode. Seitliche Lenden-Becken-Hüft-Aufnahme nach Gutmann. Es werden das Schwerelot vom Mittelpunkt des 3. Lendenwirbelkörpers, das Promontorium-, Kopf- und Basislot eingezeichnet. Auf der gemeinsamen Querachse der Hüftgelenke wird die Parallele zur horizontalen Filmbasislinie angebracht. Parallelen dazu werden durch das Promontorium und als Iliumkammlinie angelegt. Die Senkrechte auf die kraniale Deckplattenlinie am ventralen Eckpunkt von S1 dient der Distanzbestimmung der größten Sakrumwölbung ventral zum dorsalsten Punkt der ventralen Sakrumkortikalis. Die ventrale und dorsale Sakrumtangente und die Deckplattenlinie S1 bilden mit der Parallele der ho-

rizontalen Basislinie durch das Promontorium die Neigungswinkel des Sakrums.
Diagnostische Bedeutung. Bestimmung des Beckentyps, Beurteilung von prädisponierenden Faktoren der Osteochondrosis vertebralis-Entstehung. Verlaufskontrolle.
Nachteil. Nur intraindividueller Vergleich

Promontorium-Symphysen-Winkel (Abb. 11.2)

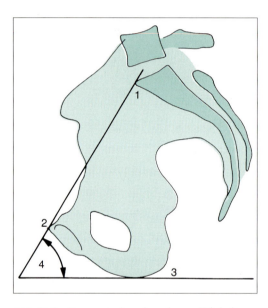

Abb. 11.**2** Promontorium-Symphysen-Winkel.
1 = Promontoriumvorderkante
2 = Symphysenmeßpunkt
3 = Sitzbeintangente
4 = Promontorium-Symphysen-Winkel

Technik und Methode. Seitliche Beckenaufnahme, seitliche Sakrumaufnahme. Einzeichnen der Verbindungslinie vom Symphysenventralrand zum ventralsten Promontoriumpunkt am Sakrum und der Sitzbeintangente als Parallele zur horizontalen Filmrandlinie.
Diagnostische Bedeutung. Bestimmung der Beckenstellung und -kippung zur Horizontalen.
Bewertung:
– Normal: 60°, horizontales Becken: > 60°,
– steiles Becken < 60°.

Frontale Pelvimetrie (Abb. 11.3)

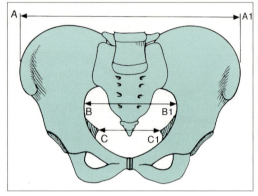

Abb. 11.**3** Anlegen von Tangenten an den jeweils lateralsten Punkt des Os ileum beiderseits. Messen des Abstands A/A1, Bestimmen des lateralsten Punkts beiderseits an der Linea terminalis und Messen des Abstands B/B1, Bestimmen der medialsten Punkte der Tubera ossis ischii und Messen des Abstands C/C1.
A, A1 = lateralste Os-ilium-Punkte
B, B1 = lateralste Liniea-terminalis-Punkte
C, C1 = medialste Punkte an Tubera ossis ischii

Technik und Methode. Beckenübersichtsaufnahme a.-p.: Messen des größten Außenabstands des Beckens, des Innendurchmessers des Beckeneingangs von dem lateralsten Punkt der Linea terminalis und des bitubersalen Durchmessers als Weite der Beckenmitte.
Diagnostische Bedeutung. Zur Festellung von Verformungen der Beckenschaufel nach Frakturen und Repositionskontrolle. Verformungen des Beckeneingangs nach Frakturen, Tumoren, Mißbildungen und gleichermaßen der Beckenmitte.

◆ **Cave.** Berechnungsgrößen in der Projektion der Glutealmuskulatur bei nicht genauem Anliegen der Röntgenkassette müssen Beachtung finden.

Frontale Lenden-Becken-Hüft-Regionsbeurteilung nach de Sèze und Djian (Abb. 11.4)

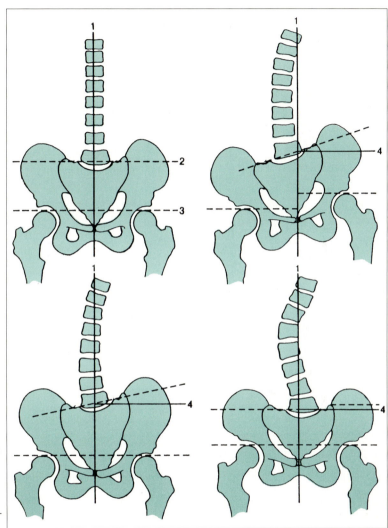

Abb. 11.4 Lumbosakroiliakum nach de Sèze und Djian.
1 = Kopflot
2 = Deckplattenlinie S1
3 = Hüftkopftangente
4 = Parallele zur horizontalen Filmbasislinie

Technik und Methode. Beckenübersichtsaufnahme a.-p. mit LWS. Es werden das Kopflot und die horizontale Filmbasislinie zum Bezug eingezeichnet. Die frontale Deckplattenlinie und die Hüftkopftangente werden dazu bewertet.

Diagnostische Bedeutung. Beurteilung der Beckenstellung bei Extremitätenverkürzung, Mißbildungen, nach Frakturen. Beckenform. Beurteilung bei Dysplasie. Operationsplanungsskizzen.

Bewertung. Im Normalfall bildet das Lot auf die Horizontaltangenten und -linien eine Senkrechte. Die Deckenplattenlinie S1 zeigt bei Abweichungen die Fehlstellung des Wirbelkörpers bzw. eine Sakrummißbildung an. Die Hüftkopftangenten lassen die Höhe der Hüftköpfe zum Becken beurteilen.

Frontaler Beckenkippungswinkel mit Ischiumtangente (Abb. 11.5)

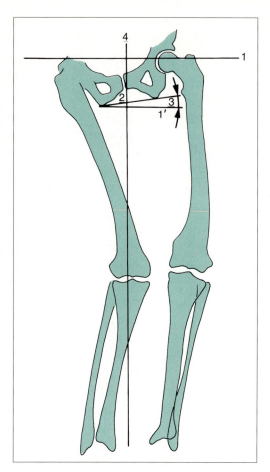

Technik und Methode. Beinganzaufnahme a.-p. Anlegen einer Linie an die kaudalsten Punkte der Tubera ossis ischii und Winkelbildung mit der Parallelen zur horizontalen Filmrandlinie.

Diagnostische Bedeutung. Beurteilung der Beckenstellung bei Extremitätenverkürzung, zur Operationsplanung und in Verbindung mit dem Lumbosakroiliakum nach de Sèze und Djian (S. 91) zur Skoliosediagnostik und Beckenformbeurteilung bei Dysplasien.

Bewertung:
Normal: 0°,
– pathologisch: Winkelbildung nach rechts oder links.

Abb. 11.5 Frontaler Beckenkippungswinkel mit Ischiumlinie.
1 = Horizontale
2 = Ischiumlinie
3 = frontaler Beckenkippungswinkel
4 = Kopflot
1' = Parallele zur Filmrandhorizontalen

Radiographische Beinlängendifferenzmessung im Beckenbereich nach Heufelder (Abb. 11.6)

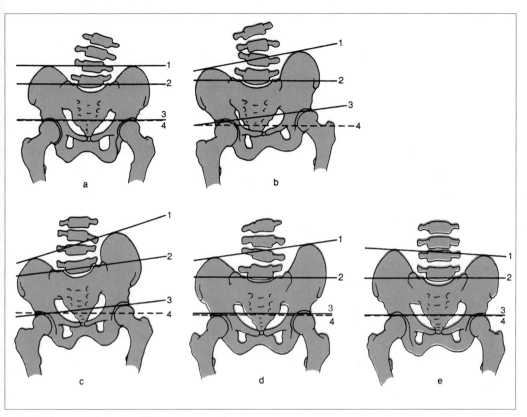

Abb. 11.6 a–e Beinlängendifferenzmessung im Beckenbereich nach Heufelder.
(a) Normale Beinlänge, (b) echte Beinlängendifferenz, (c) kombinierte Beinlängendifferenz, (d) falsche Beinlängendifferenz, (e) scheinbare Beinlängendifferenz.

1 = Beckenkammlinie
2 = Deckplattenlinie
3 = kraniale Hüftkopftangente
4 = Horizontale

Technik und Methode. Beckenübersichtsaufnahme im Stehen. Einzeichnen der horizontalen Filmbasislinie, der Beckenkammlinie, der Deckplattenlinie S1 und der kranialen Hüftkopftangente.
Diagnostische Bedeutung. Erkennen, Differenzieren und Ausmessen von Beinlängendifferenzen mit Ursache im Beckenbereich. Erkennen von Beckenasymmetrien.
Bewertung (Abb. 11.6 a–e):
– Normal: alle Linien verlaufen parallel,
– echte Beinlängendifferenz: L1, L2, L3 parallel, Differenz 3 zu 4 ausmeßbar,
– kombinierte Beinlängendifferenz: L1, L2, L3 divergieren von L4, Becken- oder Sakrumdysplasie,
– falsche Beinlängendifferenz: L2, L3, L4 parallel, Beckenasymmetrie zur Gegenseite,
– scheinbare Beinlängendifferenz: alleinige Beckenasymmetrie. L3 und L4 parallel.

Sitzbeinlinien-Kreuzbeindeckplatten-Winkel und Sitzbeinlinienhorizontalwinkel nach Schoberth (Abb. 11.7)

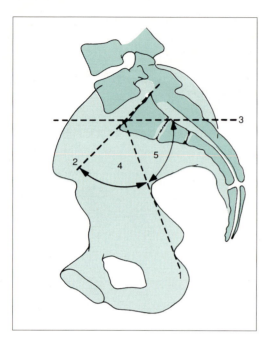

Abb. 11.7 Sitzbeinlinien-Sakrumdeckplatten-Winkel und Sitzbeinlinienhorizontalwinkel.
1 = dorsale Sitzbeinlinie
2 = Sakrumdeckplattenlinie
3 = Parallele zur Filmrandlinie
4 = Sitzbeinlinien-Sakrumdeckplatten-Winkel
5 = Sitzbeinlinienhorizontalwinkel

Technik und Methode. Beckenaufnahme seitlich im Stehen oder Sitzen. Die ventralsten Kortikalispunkte der Incisura ischiadica cranialis und caudalis werden durch eine Linie verbunden. Die Deckplattenlinie des Sakrums (S. 40) wird eingezeichnet und der nach ventrokaudal offene Winkel gemessen. Die Parallele zum unteren Filmrand entspricht der Horizontalen. Ebenfalls die nach kaudal offene Winkelbildung.
Diagnostische Bedeutung. Bestimmen der Beckenkippung zum Sakrum und im Raum; Rückschluß auf die Wirbelsäulenform (Schoberth 1962).
Bewertung:
– Sitzbeinlinien-Kreuzbeindeckplatten-Winkel: < 64° = Lordose,

– Sitzbeintangenten-Kreuzbeindeckplatten-Winkel: > 76° = Kyphose,
– Sitzbeintangentenhorizontalwinkel: normal im Stehen ~110°.

Sagittale Beckenkippungsfunktionsdiagnostik (Abb. 11.8)

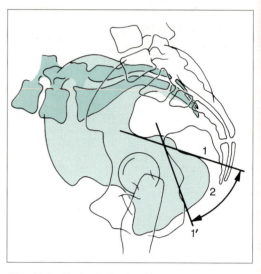

Abb. 11.8 Sagittale Beckenkippungsfunktionsdiagnostik (am Beispiel der Ventralkippung).
1, 1' = dorsale Sitzbeinlinien
2 = sagittaler Beckenkippungswinkel

Technik und Methode. Beckenaufnahmen seitlich in Ventral- oder Dorsalkippung, im Stehen oder Sitzen. Einzeichnen der dorsalen Sitzbeinlinien auf den zu vergleichenden Aufnahmen. Durch Übereinanderlegen der zu vergleichenden Aufnahmen oder mittels Pause den nach kaudal offenen Winkel messen, der durch die beiden Sitzbeinlinien gebildet wird.
Diagnostische Bedeutung. Bestimmung des Beckenkippungsgrads nach ventral und dorsal zur Verifizierung der Sitzhaltung.

Sitzbeinlinien-Femurschaft-Winkel (Abb. 11.9)

Technik und Methode. Beckenaufnahme seitlich mit proximalem Oberschenkel. Einzeichnen der Sitzbeinlinie (S. 94) und der Femurschaftachse (S. 12). Messung des nach ventrokranial offenen Winkels.

Diagnostische Bedeutung. Zur funktionellen Bestimmung der Sakrumposition in verschiedenen Oberschenkelbeugestellungen, zur Verifizierung von Hüftbeugekontrakturen.

Bewertung.
- Normal: 165° bei klinisch voller Streckung,
- 180°− (165°− x°) = 180°− y = z bei nicht voller Streckung (x = klinischer Hüftbeugewinkel; y = 180° − x°; z = aktueller Sitzbeinlinien-Femurschaft-Winkel).

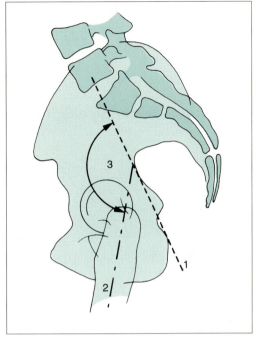

Abb. 11.9 Sitzbeinlinien-Femurschaft-Winkel.
1 = Sitzbeinlinie
2 = Femurschaftachse
3 = Sitzbeinlinien-Femurschaft-Winkel

12 Hüftgelenk

Röntgenuntersuchung des Neugeborenenhüftgelenks (Abb. 12.1 u. 12..2)

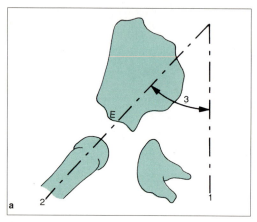

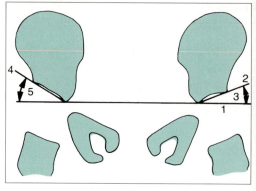

Abb. 12.2 Azetabulumwinkel nach Hilgenreiner (AC-Winkel).
1 = Hilgenreiner-Linie
2 = Azetabulumlinie
3 = Azetabulumwinkel nach Hilgenreiner
4 = Azetabulumlinie bei Dysplasie
5 = Azetabulumwinkel nach Hilgenreiner bei Dysplasie

Abb. 12.1 a Hilfslinien und lateraler Iliumwinkel auf der Beckenübersichtsaufnahme eines Neugeborenen nach von Rosen und Andrén.
1 = Wirbelsäulenachse
2 = Femurschaftachse
3 = Winkel zwischen Wirbelsäulenachse und Femurschaftachse
E = knöcherner Hüftpfannenerker

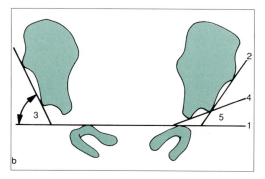

Abb. 12.1 b
1 = Verbindungslinie der karanialsten Ischiumpunkte
2 = laterale Iliumlinie
3 = lateraler Iliumwinkel
4 = Azetabulumlinie
5 = Azetabulumwinkel

Technik und Methode. Beckenübersichtsaufnahme nach von Rosen. Es werden die Femurschaftachse (S. 12), die Wirbelsäulenachse und die Hilgenreiner-Linie als Verbindungslinie an den beiden kaudalsten Punkten des Os ilium und die Verbindungslinie der beiden lateralsten Punkte am Os ilium eingezeichnet. Letztere bildet mit der Hilgenreiner-Linie den lateralen Iliumwinkel. Die Femurachse schneidet die Wirbelsäulenachse (Mittelsenkrechte) (S. 91) zur Winkelbildung. Die Verbindungslinie zwischen kranial-lateralstem und kaudalmedialstem Pfannenwölbungspunkt wird zur Messung des Azetabulumwinkels mit der Hilgenreiner-Linie verwendet.

Diagnostische Bedeutung. Erkennen von Malformationen, hereditären Erkrankungen, besonders zur Frühdiagnostik der Luxationshüfte.

Bewertung. Normal trifft die Femurachse des um 45° abduzierten Beins auf den knöchernen Hüftpfannenerker und schneidet die Wirbelsäule im Winkel von 45°.

Hinweis auf Luxationshüfte: Die Femurachse trifft auf das Becken kranial des Pfannenerkers, pathologisch = < 40°.

Bei Neugeborenen: Azetabulumwinkel normal 29°, sicher pathologisch => 38° (Tab. 12.**1**).

Tabelle 12.**1** Lateraler Iliumwinkel und Iliumindex

Alter	Normal	Standardabweichung	Mongoloismus Verdacht	Erkrankung
Iliumwinkel				
Bis 3 Monate	55°	5,5° (66–44°)		<
3–12 Monate	58° SA	7,0° (72–43°)		
Iliumindex	> 78			
Bis 3 Monate	818,0 (97–65)		68–60(10% < 60 Normalfälle)	
3–12 Monate	79	9,0 (96–60)	68–78 (6% Mongoloismus)	

Tabelle 12.**2** Azetabulumwinkelwerte beim Säugling

Alter (Monat)	♀ Rechts	Links	♂ Rechts	Links
1–2	30,0 ± 5,8	30,6 ± 5,5	23,6 ± 4,1	27,2 ± 4,0

Tabelle 12.**3** Azetabulumwinkelwerte und ihre Bewertung (aus Tönnis, D.: Die angegorene Hüftdysplasie und Hüftluxation. Springer, Berlin 1984)

Alter (Jahre Monate)	Normalwert (Mittelwert)	Grad 1 (normal)
0/3+ 0/4	25	< 30
0/5– 2/0	20	< 25
2 – 3	18	< 23
3 – 7	15	< 20
7 – 14	10	< 15

Grad 2 (leicht pathologisch)	Grad 3 (schwer pathologisch)	Grad 4 (extrem pathologisch)
≥ 30–< 35	≥ 35–< 40	≥ 40
≥ 25–< 30	≥ 30–< 35	≥ 35
≥ 23–< 28	≥ 28–< 33	≥ 33
≥ 20–< 25	≥ 25–< 30	≥ 30
≥ 15–< 20	≥ 20–< 25	≥ 25

Luxationshüftediagnostik bei Säuglingen

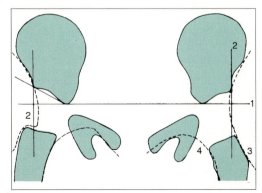

Abb. 12.**3** Hilfslinien auf der Beckenübersichtsaufnahme zur Diagnostik der Luxationshüfte, links normal, rechts pathologisch.
1 = Hilgenreiner-Linie
2 = Ombredanné-Linie
3 = Calvé-Linie
4 = Shenton-Menard-Linie

Technik und Methode. Beckenübersichtsaufnahme nach dem 1. Trimenon. Es werden die Hilgenreiner-Linie (S. 96), die Ombredanné-Linie als Senkrechte dazu durch den knöchernen Hüftpfannenerker, die Distanz vom kranialsten Femurpunkt zur Hilgenreiner-Linie, auf dieser die Strecke vom Schnittpunkt dieser Distanzlinie zum Iliumtangentenpunkt der Hilgenreiner-Linie und der Abstand von dem medialsten Femurpunkt auf einer Parallelen zur Hilgenreiner-Linie zum Os ischii gemessen. Die Orientierungslinie nach Calvé ist die gebogene Linie entlang der lateralen Iliumbegrenzung und der Trochanterregion des Femurs. Die Shenton-Menard-Linie führt von der kranialen Wölbung des Foramen obturatum zur medialen Schenkelhalskortikalis. Ein gleichschenkliges Dreieck mit der Basis zur Femurepiphysenbegrenzung als Grundlinie dient zur Orientierung der Hüftkopflage. Verbindungslinien von den lateralen und medialen Hüftpfanneneckpunkten zu den lateralen und medialen Eckpunkten der Femurepiphysenlinie und die Verbindungslinie vom medialen Eckpunkt zum Pfannenerker sowie zum medialen Hüftpfanneneckpunkt dienen der Konstruktion von geometrischen Hilfsfiguren und Winkeln (Abb. 12.3).

Diagnostische Bedeutung. Zur orientierenden Beurteilung und zum Erkennen von Luxationshüften im Stadium der Subluxation und Luxation.

Bewertung. Normal trifft die Ombredanné-Linie das koxale Femurende im lateralen Viertel der Epiphysenbegrenzung. Die Calvé- und Shenton-Menard-Linie sind harmonisch geschwungen. Pathologisch: Auftreffen der Ombredanné-Linie medial des lateralen Viertels der Epiphysenbegrenzung des proximalen Femurs und stufige Unterbrechung der beiden anderen Linien.

Geometrische Hilfsfiguren zur Diagnostik der Luxationshüfte vor Auftreten der Kopfkernschatten (Abb. 12.4 a u. b)

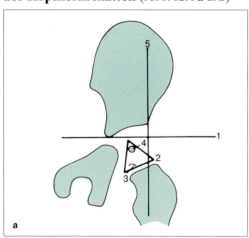 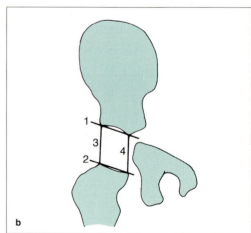

Abb. 12.**4 a** u. **b** Geometrische Hilfsfiguren zur Diagnostik der Luxationshüfte.
(**a**) Epiphysendreieck nach Mittelmeier.
1 = Hilgenreiner-Linie
2 = Femurepiphysenlinie
3 = Epiphysendreieck
4 = annehmbare Lage des Hüftkopfkerns
5 = Ombredanné-Linie

Bewertung. Normal liegt die Dreieckspitze kaudal der Hilgenreiner-Linie; pathologisch liegt sie darüber. Verdächtig sind Fälle, in denen die Spitze auf die laterale Hälfte der Hüftpfanne zeigt.

(**b**) Parallelogramm nach Kopits.
1 = Azetabulumlinie
2 = Femurepiphysenlinie
3 = Verbindungslinie vom Pfannenerkerpunkt zum lateralen Begrenzungspunkt von 3
4 = Verbindungslinie vom kaudalsten Iliumpunkt zum medialsten Punkt auf Linie 2

Bewertung. Normal bilden die Linien ein doppeltes Parallelogramm, nicht bei Subluxationen und Luxationen im Verlauf der Luxationshüfte.

Hilfswinkel zur Diagnostik der Luxationshüfte vor Auftreten der Kopfkernschatten (Abb. 12.5 a u. b)

Abb. 12.**5 a u. b** Hilfswinkel zur Diagnostik der Luxationshüfte.
(**a**) Medialer Femur-Ilium-Winkel nach Großmann.
1 = Hilgenreiner-Linie
2 = Verbindungslinie zwischen medialem Eckpunkt der Femurepiphysenlinie und kaudalstem Iliumpunkt
3 = Femur-Ilium-Winkel

Bewertung:
- Normal: 60°,
- pathologisch: < 40° (Tab. 12.**3**).

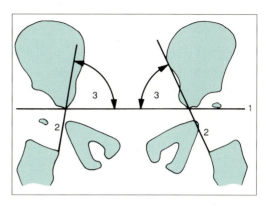

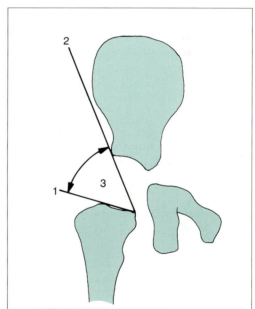

Abb. 12.**5 b**
(**b**) Lateraler Femur-Ilium-Winkel nach Zernaviczky und Türk.
1 = Femurepiphysenlinie
2 = Verbindungslinie von medialem Begrenzungspunkt der Linie 1 zum knöchernen Pfannenerkerpunkt
3 = lateraler Femur-Ilium-Winkel

Diagnostische Bedeutung. Erkennen von Luxationshüften in allen 3 Stadien der Dysplasie, Subluxation und Luxation.

Bewertung:
- Normal: 57°,
- pathologisch: > 57°,
- sicher pathologisch: > 62° (Tab. 12.**5b**).

Becken-Femur-Distanzen zur Diagnostik der Luxationshüfte vor Auftreten der Kopfkernschatten (Abb. 12.6)

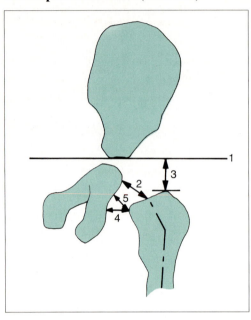

Abb. 12.6 Becken-Femur-Distanzen zur Diagnostik der Luxationshüfte vor Auftreten der Kopfkernschatten.
1 = Hilgenreiner-Linie
2 = Diaphysendistanz nach Erlacher
3 = Femurhöhe
4 = Femur-Kortikalislinien-Distanz
5 = Kollum-Diaphysenlinien-Distanz

Diagnostische Bedeutung. Frühdiagnose der Luxationshüfte.

Bewertung:

	Normal	Pathologisch
Diaphysendistanz	4–5 mm	> 7,5 mm
Femurhöhe	8–10 mm	< 5–6 mm
Femur-Kortikalislinien- und Kollum-Diaphysen-linien-Distanz	5,5 mm	> 6,5 mm

Hilfslinien zur Diagnostik der Luxationshüfte bei Säuglingen und Kleinkindern nach Erscheinen des Hüftkopfkerns (Abb. 12.7)

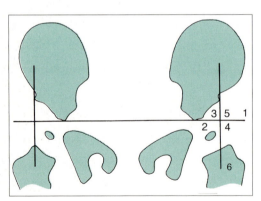

Diagnostische Bedeutung. Zur Erkennung und Graduierung der Luxationshüfte.
Bewertung:
– Normal: Hüftkopfkern im inneren unteren Quadranten,
– Subluxation: Hüftkopfkern im inneren oberen oder äußeren unteren Quadranten,
– Luxation: Hüftkopfkern im äußeren oberen Quadranten.

Abb. 12.7 Hilfslinien zur Diagnostik der Luxationshüfte bei Säuglingen und Kleinkindern nach Erscheinen des Hüftkopfkerns.
1 = Hilgenreiner-Linie
2 = innerer unterer Quadrant
3 = innerer oberer Quadrant
4 = äußerer unterer Quadrant
5 = äußerer oberer Quadrant
6 = Ombredanné-Linie

Femur-Y-Fugen-Winkel nach Zseböck (Abb. 12.8)

Abb. 12.8 Femur-Y-Fugen-Winkel nach Zseböck.
1 = Verbindungsllinie vom lateralsten Punkt der Femurepiphysenlinie zum Mittelpunkt der Y-Fugen
2 = Parallele zur Femurschaftachse vom lateralsten Punkt der Femurepiphysenlinie aus
3 = Femur-Y-Fugen-Winkel

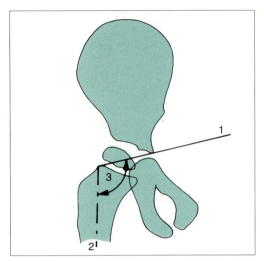

Diagnostische Bedeutung. Zur Erkennung von Luxationshüften im Stadium der Subluxation und Luxation.
Bewertung:
– Normal: 120–125°,
– pathologisch: < 120°.

Hilfslinien nach Ravelli und Putti zur Diagnostik der Luxationshüfte (Abb. 12.9)

Technik und Methode. Beckenübersichtsaufnahme, Hüftgelenkaufnahme a.-p. Parallel zur Iliumbegrenzung der Y-Fuge wird eine Linie gezogen. Vom medialen Schenkelhalsstachel aus wird eine Senkrechte als Parallele zum vertikalen Bildrand durch das Pfannendach gelegt.
Diagnostische Bedeutung. Erkennen von Subluxationsstellungen bei der Luxationshüfte.
Vorteil. Relativ lagerungsunabhängige Methoden.
Nachteil. Groborientierende Verfahren im Grenzbereich.
Bewertung:
– Normal: Hüftkopfkern befindet sich mit seinem größeren Anteil kaudal der Ravelli-Linie. Putti-Senkrechte trifft das Pfannendach in der medialen Hälfte.
– Pathologisch: Hüftkopfkern liegt mit seinem größeren Anteil kranial der Ravelli-Linie. Putti-Senkrechte trifft das Pfannendach in der lateralen Hälfte.

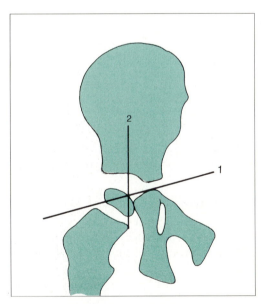

Abb. 12.9 Y-Fugenlinie nach Ravelli und mediale Schenkelhalsstachelsenkrechte nach Putti.
1 = Ravelli-Linie
2 = Putti-Senkrechte

Instabilitätsindex nach Reimers
(Abb. 12.**10**)

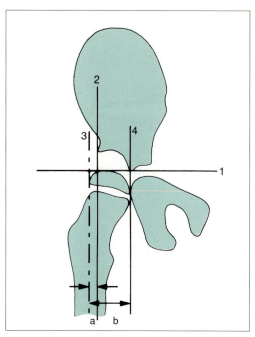

Abb. 12.**10**   Instabilitätsindex nach Reimers (MP).
1 = Hilgenreiner-Linie
2 = Obredanné-Linie
3 = Parallele zu 2 als Tangente am lateralsten Punkt des Hüftkopfkerns
4 = Parallele zu 2 als Tangente am medialsten Punkt des Hüftkopfkerns
a = Distanz von Linie 2 zu 3
b = Distanz von Linie 2 zu 4

$$\text{Migration percentage (MP)} = \frac{a}{b} \times 100$$

Diagnostische Bedeutung. Erkennen von instabilen Hüften mit ungenügender Weichteilführung.
Vorteil. Möglicher Lagerungsfehler wird vermindert.
Bewertung:
- Normal: bis 4 Jahre 0%, 4–16 Jahre 10%,
- Subluxation: 33–99%,
- Luxation: 100%.

Pfannendachwinkel nach Idelberger und Frank vor Y-Fugenschluß
(Abb. 12.**11**)

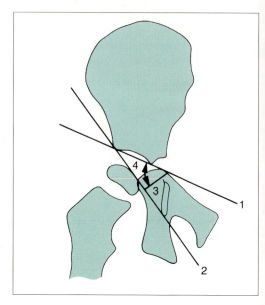

Abb. 12.**11**   Pfannendachwinkel nach Idelberger und Frank vor Y-Fugenschluß (ACM-Winkel).
1 = Pfannendachlinie
2 = Verbindungslinie zwischen Pfannenerker und Köhler-Tränenfigur
3 = Senkrechte auf 2
4 = ACM-Winkel

Technik und Methode. Einzeichnen der Verbindungslinien vom Pfannenerker zum lateralsten Y-Fugenbegrenzungspunkt am Ilium und zum lateralsten Punkt der Köhler-Tränenfigur. Fällen der Senkrechten von der zweiten Linie und bilden des Winkels mit der ersten.
Diagnostische Bedeutung. Beurteilung der Pfannendachentwicklung bei der Luxationshüfte, Ermittlung des Hüftwerts (S. 106).

Azetabulum-Keil-Segmente nach Schulthess, modifiziert nach Niethard (Abb. 12.12)

Diagnostik der Luxationshüfte bei Kindern, Jugendlichen und Erwachsenen

Pfannendachwinkel nach Idelberger und Frank (ACM-Winkel) nach Fugenschluß (Abb. 12.13)

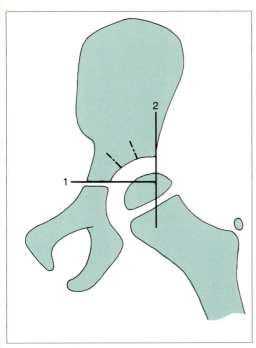

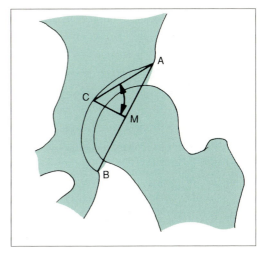

Abb. 12.13 Pfannendachwinkel (ACM-Winkel) nach Idelberger und Frank nach Fugenschluß.
A = äußerster Rundungspunkt im Hüftpfannenbereich
B = kaudalster Punkt der Pfannenrundung
M = Halbierungsmarkierung der Linie AB
C = Schnittpunkt der Senkrechten auf der Linie AB im Punkt M mit der Pfannenrundung

Abb. 12.12 Azetabulum-Keil-Segmente nach Schulthess, modifiziert nach Niethard.
1 = Hilgenreiner-Linie
2 = Ombredanné-Linie
1/3–3/3 = Drittelung der Pfannenwölbung zwischen Y-Fuge und Pfannenerker

Diagnostische Bedeutung. Grobabschätzung des Ossifikationsrückstands des Pfannendachs.
Nachteil. Nur Grobeinschätzung möglich.
Bewertung. Der Ossifikationsrückstand wird nach der Beziehung von lateraler knöcherner Pfannenbegrenzung zu den 3 Zonen der Pfannendrittelung bestimmt. Je medialer, desto größer der Rückstand.

Diagnostische Bedeutung. Beurteilung der Azetabulumentwicklung bei der Luxationshüfte.
Bewertung: Siehe Tab. 12.4.

Tabelle 12.4 Auswertung des Pfannendachwinkels (ACM-Winkel)

Alle Altersstufen ab 2 Jahre	Normalwert (Mittelwert)	Grad 1 (normal)	Grad 2 (leicht pathologisch)	Grad 3 (schwer pathologisch)	Grad 4 (extrem pathologisch)
> 2	45	< 50	≥ 50–< 55	≥ 55–< 60	≥ 60

Hüftpfanneneingangswinkel nach Ullmann, Sharp, Stulberg und Harris
(Abb. 12.14)

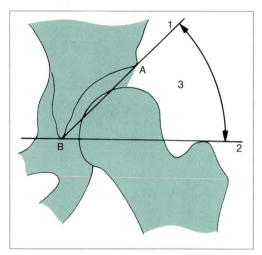

Abb. 12.14 Hüftpfanneneingangswinkel nach Ullmann, Sharp, Stulberg und Harris.
1 = Verbindungslinie AB
2 = Parallele zur horizontalen Filmbasislinie
3 = Pfanneneingangswinkel
A = Pfannenerker
B = kaudalster Punkt der Köhler-Tränenfigur

Technik und Methode. Auf der Beckenübersichtsaufnahme kann nach Erscheinen der Köhler-Tränenfigur von derem kaudalsten Punkt zum lateralsten Punkt der Hüftpfannenwölbung eine Verbindungslinie gezogen werden. Sie bildet mit der Parallelen zur horizontalen Filmbasislinie durch den identischen Punkt an der Tränenfigur den zu messenden Winkel.
Diagnostische Bedeutung. Erkennen von Hüftdysplasien.
Vorteil. Auch nach Schluß der Y-Fuge noch anwendbar.
Bewertung. Siehe Tab. 12.5.

Azetabulumwinkel nach Y-Fugenschluß
(Abb. 12.15)

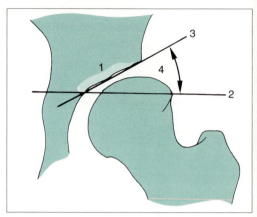

Abb. 12.15 Azetabulumwinkel nach Y-Fugenschluß
1 = Pfannendachsklerosierung
2 = horizontale Basislinieparallele
3 = Pfannenerkerlinie
4 = Azetabulumwinkel

Technik und Methode. Beckenübersichtsaufnahme, Hüftgelenkaufnahme a.-p. Als horizontale Basislinie wird die Parallele zur horizontalen Filmrandlinie am kaudomedialsten Punkt der Sklerosierung am Pfannendach angelegt. Vom Schnittpunkt mit der Pfannenkortikalis wird zur Winkelbildung eine Linie zum Pfannenerkerpunkt eingezeichnet.
Diagnostische Bedeutung. Beurteilung des Schweregrads der Pfannendysplasie bei Luxationshüften. Postoperative Korrekturkontrolle nach pfannenverbessernden Eingriffen. Verlaufskontrolle von Dysplasiehüften nach Wachstumsabschluß.
Nachteil. Meßpunkt an der Sklerosierungszone schwer reproduzierbar. Nur relatives Maß im intraindividuellen Aufnahmenvergleich.
Bewertung:
– Normal: nicht meßbar, da keine Sklerosierungszone,
– pathologisch: wenn meßbar > 10°.

Tabelle 12.5 Pfannenöffnungswinkel nach Ullmann und Sharp

Alter (Jahre)	Normalwert (Mittelwert)	Grad 1 (normal)	Grad 2 (leicht pathologisch)	Grad 3 (schwer pathologisch)	Grad 4 (extrem pathologisch)
1 – 11	46	≤ 49	50–52	53–55	≥ 56
11 – 13	44	≤ 47	48–51	52–54	≥ 55
13 – 14	42	≤ 45	46–49	50–52	≥ 53
ab – 14	40	≤ 43	44–46	47–49	≥ 50

Ventraler Hüftpfannenöffnungswinkel nach Chassard und Lapiné (Abb. 12.16)

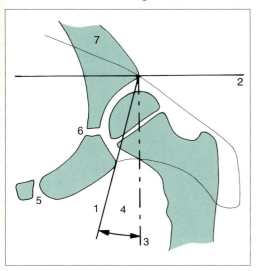

Abb. 12.16 Ventraler Hüftpfannenwinkel nach Chassard und Lapiné.
1 = Verbindungslinie der Pfanneneckpunkte
2 = Sagittalebene
3 = Senkrechte zur Sagittalebene
4 = ventraler Hüftpfannenöffnungswinkel
5 = Symphyse
6 = Y-Fuge
7 = Beckenschaufel

Technik und Methode. Röntgenaufnahme nach Chassard und Lapiné. Als Meßpunkte dienen der dorsale und ventrale Pfanneneckpunkt. Der Winkel zwischen deren Verbindungslinie und der Senkrechten auf die Sagittalebene wird gemessen.
Diagnostische Bedeutung. Beurteilung der Pfanneneingangsebene bei Luxationshüften.
Bewertung:
– Normal: 12°,
– pathologisch: > 12° (10–20°).

Zentrum-Ecken-Winkel nach Wiberg (CE-Winkel) (Abb. 12.17)

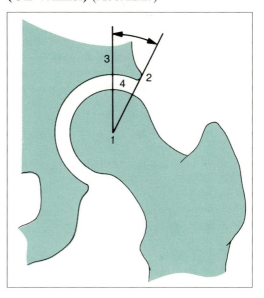

Abb. 12.17 Zentrum-Ecken-Winkel nach Wiberg (CE-Winkel).
1 = Hüftkopfmittelpunkt
2 = Verbindungslinie zum Hüftpfannenerker
3 = Vertikale
4 = CE-Winkel

Technik und Methode. Auf der Beckenübersichtsaufnahme wird der Hüftkopfmittelpunkt mit Hilfe eines Kreisschablonensystems bestimmt. Die Verbindungslinie von diesem zum lateralsten Pfannenerkerpunkt bildet mit der Vertikalen den zu messenden Winkel.
Diagnostische Bedeutung. Beurteilung der Hüftkopfzentrierung und der Hüftkopfüberdachung.
Bewertung. Siehe Tab. 12.6.

Tabelle 12.6 Auswertung des Zentrum-Ecken-Winkels (CE-Winkel)

Alter (Jahre)	Normalwert (Mittelwert)	Grad 1 (normal)	Grad 2 (leicht pathologisch)	Grad 3 (schwer pathologisch)	Grad 4 (extrem pathologisch)
≥ 0 – ≤ 8	25	≥ 20	≥ 15–< 20	≥ 0–< 15	< 0
≥ 8 – ≤18	32	≥ 25	≥ 20–< 25	≥ 5–< 20	< 5
>18 – 50	35	≥ 30	≥ 20–< 30	≥ 5–< 20	< 5

Vorderer Hüftpfannendachwinkel nach Lequesne und de Séze (Abb. 12.18)

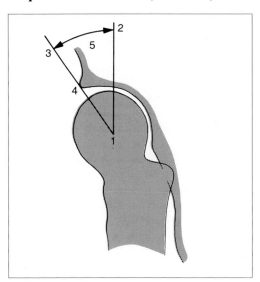

Abb. 12.18 Vorderer Pfannendachwinkel nach Lequesne und de Séze (VCA-Winkel).
1 = Hüftkopfmittelpunkt
2 = Vertikale
3 = Verbindungslinie Hüftkopfmittelpunkt – ventraler Pfannenerkerpunkt
4 = ventralste Hüftpfannenerkerbegrenzung
5 = VCA-Winkel

Technik und Methode. Auf der Beckenübersichtsaufnahme Bestimmung des Hüftkopfmittelpunkts (S. 107); Winkelbildung zwischen Vertikale und Verbindungslinie zum ventralsten Punkt der Hüftpfannenwölbung.
Diagnostische Bedeutung. Beurteilung des vorderen Hüftpfannenrands bei Hüftdysplasien.
Bewertung:
– Normal: > 30°,
– geringe Dysplasie: 22°,
– starke Dyspiasie: 13° und kleiner.

Hüftwert nach Busse, Tönnis und Gasteiner (Abb. 12.19)

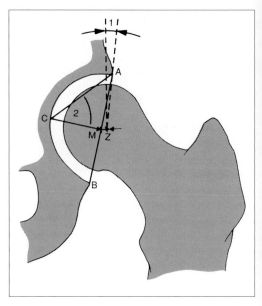

Abb. 12.19 Hüftwertbestimmung nach Busse, Tönnis und Gasteiger.
A = kranialer lateralster Hüftpfannenbegrenzungspunkt
B = kaudalster Hüftpfannenbegrenzungspunkt
M = Halbierungspunkt der Linie AB
C = Schnittpunkt der Senkrechten auf die Linie AB im Punkt M mit der Hüftpfannenkortikalis
Z = Hüftkopfzentrum (-mittelpunkt)
MZ = Dezentrierungsstrecke in mm
1 = CE-Winkel
2 = ACM-Winkel

Technik und Methode. Auf der Beckenübersichtsaufnahme werden der ACM-Winkel (S. 103), der CE-Winkel (S. 105) und die Distanz von dem Halbierungspunkt der Verbindungslinie der kranialen und kaudalen lateralsten Hüftpfanneneckpunkte zum Hüftkopfmittelpunkt bestimmt.
Berechnung:

$$\text{Hüftwert (HW)} = A + B + C + 10$$

$$A = \frac{\sqrt{3}\ (\text{ACM-Mittelwert ACM})}{\text{Standardabweichung von ACM}}$$

$$B = \frac{\sqrt{3}\ (\text{Mittelwert von CE-CE})}{\text{Standardabweichung von CE}}$$

$$C = \frac{\sqrt{3}\ (\text{MZ-Mittelwert von MZ})}{\text{Standardabweichung von MZ}}$$

Diagnostische Bedeutung. Zur Globalbeurteilung der Hüftgelenkentwicklung bei Hüftdysplasien. Prognoseeinschätzung hinsichtlich des Schweregrads der präarthrotischen Deformität.
Bewertung. Siehe Tab. 12.7.

Tabelle 12.7 Hüftwerte bei Kleinkindern und Erwachsenen nach Busse, Tönnis und Gasteiner

Alter (Jahre)	Normalwert (Mittelwert)	Grad 1 (Normalbereich)	Grad 2 (leicht pathologisch)	Grad 3 (schwer pathologisch)	Grad 4 (extrem pathologisch)
≥ 5– ≤18	10	≥ 6–< 15	≥ 15–< 20	≥ 20–< 30	≥ 30
Erwachsene	10	≥ 6–< 16	≥ 16–< 21	≥ 21–< 31	≥ 31

Projizierter Schenkelhals-Schaft-Winkel nach M. E. Müller (CCD-Winkel)
(Abb . 12.20)

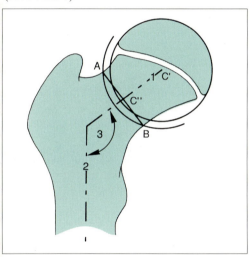
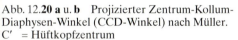
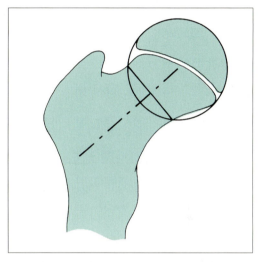

Abb. 12.20 a u. b Projizierter Zentrum-Kollum-Diaphysen-Winkel (CCD-Winkel) nach Müller.
C′ = Hüftkopfzentrum
C″ = Schnittpunkt der Senkrechten von C′ auf die Linie AB
A = kranialer Kreislinienschnittpunkt der Schenkelhalskortikalis
B = kaudaler Kreislinienschnittpunkt der Schenkelhalskortikalis
1 = Schenkelhalsachse
2 = Femurschaftachse
3 = CCD-Winkel

Technik und Methode. Beckenübersichtsaufnahme. Mit der Kreisbogenschablone wird der Hüftkopfmittelpunkt (Hüftkopfzentrum) bestimmt. Die Schenkelhalsachse wird durch die Senkrechte vom Kopfzentrum auf die Verbindungslinie der beiden Schnittpunkte von den Kreislinien im Schenkelhalsbereich an breitester Stelle gebildet. Die Femurschaftachse wird als Mittellinie zwischen den Schaftkonturen (S. 12) gezeichnet.
Diagnostische Bedeutung. Bestimmung der Schenkelhalssteilheit bei Hüfterkrankungen. Operationsindikation und -technik bestimmende Werte.
Nachteil. Projizierter Winkel.
Bewertung. Siehe Tab. 12.8–12.10.

12 Hüftgelenk

Tabelle 12.8 Diagramm zur Ablesung errechneter reeller Werte des CCD- und AT-Winkels. Die Ausgangsziffern wurden nach der Methode von Dunlap gewonnen (aus Müller, M.: Die hüftnahen Femurosteotomien. Thieme, Stuttgart 1951)

Proj. CCD	Projizierter Antetorsionswinkel = Proj. AT															
	5°	10°	15°	20°	25°	30°	35°	40°	45°	50°	55°	60°	65°	70°	75°	80°
100°	4 / 101	9 / 100	15 / 100	20 / 100	25 / 100	30 / 99	35 / 99	40 / 98	45 / 97	50 / 96	55 / 95	60 / 94	65 / 94	70 / 93	75 / 92	80 / 91
105°	5 / 105	9 / 105	15 / 104	20 / 104	25 / 103	31 / 103	35 / 102	41 / 100	46 / 100	51 / 99	56 / 98	60 / 97	65 / 96	70 / 95	75 / 94	80 / 92
110°	5 / 110	10 / 110	16 / 109	21 / 108	27 / 108	32 / 106	36 / 106	42 / 105	47 / 104	52 / 103	56 / 101	61 / 99	66 / 98	71 / 97	76 / 95	80 / 93
115°	5 / 115	10 / 115	16 / 114	21 / 112	27 / 112	32 / 111	37 / 110	43 / 109	48 / 107	52 / 105	57 / 104	62 / 102	67 / 101	71 / 99	76 / 96	81 / 94
120°	6 / 120	11 / 119	16 / 118	22 / 117	28 / 116	33 / 115	38 / 114	44 / 112	49 / 110	53 / 108	58 / 106	63 / 104	68 / 103	72 / 101	77 / 98	81 / 95
125°	6 / 125	11 / 124	17 / 123	23 / 121	28 / 120	34 / 119	39 / 118	44 / 116	50 / 114	54 / 112	58 / 109	63 / 107	68 / 105	72 / 103	77 / 100	81 / 95
130°	6 / 130	12 / 129	18 / 127	24 / 126	29 / 125	35 / 124	40 / 122	46 / 120	51 / 117	55 / 116	60 / 112	64 / 109	69 / 107	73 / 104	78 / 101	82 / 96
135°	7 / 135	13 / 133	19 / 132	25 / 131	31 / 130	36 / 129	42 / 126	47 / 124	52 / 120	56 / 118	61 / 114	65 / 112	70 / 109	74 / 105	78 / 102	82 / 96
140°	7 / 139	13 / 138	20 / 137	27 / 135	32 / 134	38 / 132	44 / 130	49 / 127	53 / 124	58 / 120	63 / 117	67 / 114	71 / 111	75 / 107	79 / 103	83 / 97
145°	8 / 144	14 / 142	21 / 141	28 / 139	34 / 138	40 / 136	45 / 134	50 / 131	55 / 128	59 / 124	64 / 120	68 / 117	72 / 114	75 / 110	79 / 104	83 / 98
150°	8 / 149	15 / 147	22 / 146	29 / 144	35 / 143	42 / 141	47 / 138	52 / 136	56 / 134	61 / 129	65 / 124	69 / 120	73 / 116	76 / 112	80 / 105	84 / 100
155°	9 / 154	17 / 152	24 / 151	32 / 149	38 / 148	44 / 145	50 / 142	54 / 139	58 / 137	63 / 132	67 / 128	71 / 124	74 / 119	77 / 115	81 / 108	84 / 103
160°	10 / 159	18 / 158	27 / 157	34 / 155	44 / 153	46 / 151	52 / 147	57 / 144	61 / 141	65 / 134	69 / 132	73 / 128	76 / 122	79 / 116	82 / 111	82 / 105
165°	13 / 164	23 / 162[a]	33 / 160[a]	40 / 159	47 / 158	53 / 156	57 / 153	62 / 148	67 / 144	69 / 140	73 / 135	76 / 130	78 / 122	81 / 119	83 / 113	86 / 106
170°	15 / 169	27 / 167	37 / 166	46 / 164	53 / 163	58 / 159	63 / 157	67 / 154	70 / 150	73 / 145	76 / 142	78 / 134	80 / 130	83 / 122	84 / 118	87 / 113

Projizierter Zentrum-Kollum-Diaphysen-Winkel = Proj. CCD

Reeller AT (obere Zahl) und reeller CCD (untere Zahl)
a Werte vom Verfasser geschätzt

Tabelle 12.9 Altersspezifische reelle CCD-Winkel (aus Tönnis, D.: Die angeborene Hüftdysplasie und Hüftluxation. Springer, Berlin 1984)

Alter (Jahre)	Grad – 4 (extrem pathologisch)	Grad – 3 (schwer pathologisch)	Grad – 2 (leicht pathologisch)	Grad 1 (normal bis fraglich pathologisch)	Grad + 2 (leicht pathologisch)	Grad + 3 (schwer pathologisch)	Grad + 4 (extrem pathologisch)
> 1–< 3	<105	≥105–<115	≥115–<125	≥125–<150 MW 140	≥150–<155	≥155–<160	≥160
> 3–< 5	<105	≥105–<115	≥115–<125	≥125–<145 MW 135	≥145–<150	≥150–<155	≥155
> 5–< 10	<100	≥100–<110	≥110–<120	≥120–<145 MW 132	≥145–<150	≥150–<155	≥155
> 10–< 14	<100	≥100–<110	≥110–<120	≥120–<140 MW 130	≥140–<145	≥145–<155	≥155
ab –> 14	<100	≥100–<110	≥110–<120	≥120–<135 MW 128	≥135–<140	≥140–<150	≥150

MW = Mittelwert

Projizierter Antetorsionswinkel des Schenkelhalses nach Dunn, Rippstein und M. E. Müller (AT-Winkel) (Abb. 12.21).

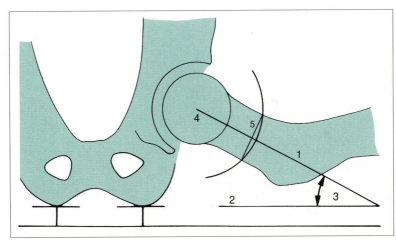

Abb. 12.21 Projizierter Antetorsionswinkel (AT-Winkel) nach Dunn, Rippstein und M. E. Müller.
1 = Schenkelhalsachse
2 = Parallele zur Lagerungsschiene (entspricht Femurkondylenebene)
3 = AT-Winkel
4 = Kopfzentrum
5 = Verbindungslinie der Schenkelhals-Kreislinien-Schnittpunkte

Technik und Methode. Röntgenaufnahme nach Rippstein. Darauf wird die Schenkelhalsachse (S. 107) und zur Winkelbildung die Parallele zur abgebildeten Lagerungsschiene eingezeichnet.

Diagnostische Bedeutung. Bestimmung der aktuellen Antetorsionssituation am Schenkelhals zur Luxationshüftendiagnostik und -verlaufsbeurteilung.
Bewertung: Siehe Tabelle 12.10.

Tabelle 12.10 Umrechnungswerte reeller AT-Winkelwerte (aus Tönnis, D.: Die angeborene Hüftdysplasie und Hüftluxation. Springer, Berlin 1984)

Alter (Jahre)	Grad −4 (extrem pathologisch)	Grad −3 (schwer pathologisch)	Grad −2 (leicht, fraglich pathologisch)	Grad 1 (normal)	Grad +2 (leicht, fraglich pathologisch)	Grad +3 (schwer pathologisch)	Grad +4 (extrem pathologisch)
> 1–< 3	<20	≥20–<25	≥25–<35	≥35–<55 MW 45	≥55–<60	≥60–<75	≥75
≥ 3–< 7	<15	≥15–<20	≥20–<30	≥30–<50 MW 40	≥50–<55	≥55–<70	≥70
≥ 7–< 9	<10	≥10–<15	≥15–<25	≥25–<45 MW 35	≥45–<50	≥50–<65	≥65
≥ 9–<11	< 5	≥ 5–<10	≥10–<20	≥20–<40 MW 30	≥40–<45	≥45–<60	≥60
≥11–<13	< 5	≥ 5–<10	≥10–<15	≥15–<35 MW 25	≥35–<40	≥40–<55	≥55
≥13–<15	< 0	≥ 0–< 5	≥ 5–<10	≥10–<30 MW 20	≥30–<35	≥35–<50	≥50
≥15	< 0	≥ 0–< 5	≥ 5–<10	≥10–<25 MW 15	≥25–<30	≥30–<45	≥45

MW = Mittelwert

Hüftabduktorenwinkel nach Debrunner (ATV-Winkel) (Abb. 12.22)

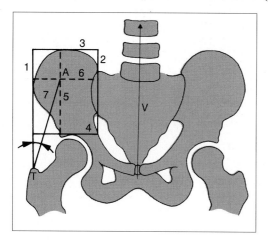

Abb. 12.22 Hüftabduktoren-Winkel (ATV-Winkel) nach Debrunner.
A = konstruiertes Zentrum des Hüftabduktorenabsatzes
T = Trochanterspitze
V = Vertikale
1 = laterale vertikale Iliumlinie
2 = mediale vertikale Iliumlinie
3 = kraniale horizontale Iliumtangente
4 = kaudale horizontale Iliumtangente
5 = vertikale $\frac{2}{5}$-Linie
6 = horizontale $\frac{1}{3}$-Linie
7 = Verbindungslinie von Trochanterspitze zum Schnittpunkt der $\frac{2}{5}$- und $\frac{1}{3}$-Linie
8 = ATV-Winkel

Technik und Methode. Beckenübersichtsaufnahme. Es werden die Tangenten am lateralsten Punkt der Beckenschaufel, am medialsten Punkt der Spina iliaca dorsalis als Parallelen zu Mittelsenkrechten eingezeichnet, die von der Verbindungslinie des Mittelpunkts des kranial gelegensten Wirbelkörperdornfortsatzes und der Symphysenmitte gebildet wird. Als Senkrechte auf diese Linien werden Tangenten am kranialsten Punkt der Crista iliaca und am kranialsten Punkt der Hüftpfannenwölbung gelegt. Die horizontalen Linien werden gefünftelt, die vertikalen gedrittelt. Es erfolgt die Konstruktion des Punkts A als angenommenes Zentrum des Hüftabduktorenansatzes durch die Verbindung der Zweifünftelpunkte von lateral auf der Horizontalen und der Eindrittelpunkte von kranial auf der Vertikalen. Verbindungslinie von A zum kranialsten Punkt der Trochanterspitze.

Mit der Vertikalen wird der zu messende Winkel gebildet.
Diagnostische Bedeutung. Beurteilung des Hebelarms der Hüftabduktoren.
Nachteil. Schematisierung der resultierenden Kräfte der abduktorisch wirkenden Hüftmuskulatur. Winkelgröße wird von der Form des Beckenskeletts beeinflußt.

Bewertung. Normal: 16° nach Arqu. Ein größerer ATV-Winkel zeigt die Verkleinerung des Hebelarms der Hüftabduktionsmuskulatur an.

Hüftkopfepiphysen-Y-Fugen-Winkel nach Cramer und Haike (Abb. 12.23)

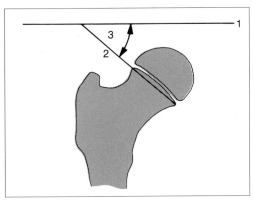

Abb. 12.23 Hüftkopfepiphysen-Y-Fugen-Winkel nach Cramer und Haike.
1 = Horizontale
2 = Verbindungslinie des kranialsten und kaudalsten femoralen Epiphysenlinienbegrenzungspunkts
3 = Hüftkopfepiphysen-Y-Fugen-Winkel

Technik und Methode. Hüftgelenkaufnahme a.-p. oder Beckenübersichtsaufnahme. Es wird die Verbindungslinie des kranialsten und des kaudalsten Punkts der Epiphysenfugenbegrenzung am Femurhals eingezeichnet. Sie bildet mit der Parallelen zur horizontalen Filmbasislinie den zu messenden Winkel.

Diagnostische Bedeutung. Bewertung der Kopfepiphysenlage im Raum, der Kopf-in-Nacken-Position der Epiphyse.
Bewertung. Siehe Tab. 12.11.

Tabelle 12.11 Hüftkopfepiphysen-Y-Fugen-Winkel

Alter (Jahre)	Grad −4	Grad −3	Grad −2	Normal (Grad 1)	Grad +2	Grad +3	Grad +4
≥ 1−< 2	< 0	≥ 0 < 4	≥ 4 −< 8	≥ 8 −< 22	≥ 22 −< 26	≥ 26 −< 30	≥ 30
≥ 2−< 3	< −1	≥ −1 < 3	≥ 3 −< 7	≥ 7 −< 21	≥ 21 −< 25	≥ 25 −< 29	≥ 29
≥ 3−< 4	< −2	≥ −2 < 2	≥ 2 −< 6	≥ 6 −< 20	≥ 20 −< 24	≥ 24 −< 28	≥ 28
≥ 4−< 5	< −1	≥ −1 < 3	≥ 3 −< 7	≥ 7 −< 21	≥ 21 −< 25	≥ 25 −< 29	≥ 29
≥ 5−< 6	< −1	≥ −1 < 3	≥ 3 −< 7	≥ 7 −< 21	≥ 21 −< 25	≥ 25 −< 29	≥ 29
≥ 6−< 7	< 1	≥ 1 < 5	≥ 5 −< 9	≥ 9 −< 23	≥ 23 −< 27	≥ 27 −< 31	≥ 31
≥ 7−< 8	< 3	≥ 3 < 7	≥ 7 −< 11	≥ 11 −< 25	≥ 25 −< 29	≥ 29 −< 33	≥ 33
≥ 8−< 9	< 4	≥ 4 < 8	≥ 8 −< 12	≥ 12 −< 26	≥ 26 −< 30	≥ 30 −< 34	≥ 34
≥ 9−<10	< 6	≥ 6 < 10	≥ 10 −< 14	≥ 14 −< 28	≥ 28 −< 32	≥ 32 −< 36	≥ 36
≥10−<11	< 8	≥ 8 < 12	≥ 12 −< 16	≥ 16 −< 30	≥ 30 −< 34	≥ 34 −< 38	≥ 38

Hüftkopfepiphysen-Schenkelhals-Winkel nach Jäger und Refior (Abb. 12.24)

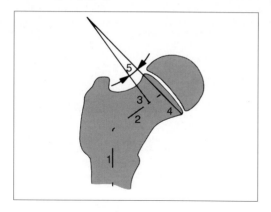

Abb. 12.24 Hüftkopfepiphysen-Schenkelhals-Winkel nach Jäger und Refior.
1 = Femurschaftachse
2 = Schenkelhalsachse
3 = Senkrechte zur Schenkelhalsachse
4 = Verbindungslinie des kranialsten und kaudalsten femoralen Epiphysenlinienbegrenzungspunkts
5 = Hüftkopfepiphysen-Schenkelhals-Winkel

Technik und Methode. Hüftgelenkaufnahme a.-p., Beckenübersichtsaufnahme. Einzeichnen der Femurschaftachse (S. 12) und der Schenkelhalsachse (S. 107) sowie der femoralen kranialen und kaudalen Epiphysenlinieneckpunkte. Die Verbindungslinien der beiden und die Senkrechte auf die Schenkelhalsachse bilden den zu messenden Winkel.

Diagnostische Bedeutung. Beurteilung der Epiphysenlage zum Schenkelhals bei pathologischen Verläufen im Rahmen der Luxationshüftebehandlung.
Nachteil. Ab- und Adduktion des Femurs beeinflußt Werte.
Bewertung. Siehe Tab. 12.12.

Tabelle 12.12 Hüftkopfepiphysen-Schenkelhals-Winkel

Alter (Jahre)	Grad −4	Grad −3	Grad −2	Normal (Grad 1)	Grad +2	Grad +3	Grad +4
≥ 1− < 2	< 3	≥ 3 < 7	≥ 7 − < 11	≥ 11 − < 21	≥ 21 − < 25	≥ 25 − < 29	≥ 29
≥ 2− < 3	< 1	≥ 1 < 5	≥ 5 − < 9	≥ 9 − < 19	≥ 19 − < 23	≥ 23 − < 27	≥ 27
≥ 3− < 4	< 1	≥ 1 < 5	≥ 5 − < 9	≥ 9 − < 19	≥ 19 − < 23	≥ 23 − < 27	≥ 27
≥ 4− < 5	< 2	≥ 2 < 6	≥ 6 − < 10	≥ 10 − < 20	≥ 20 − < 24	≥ 24 − < 28	≥ 28
≥ 5− < 6	< 2	≥ 2 < 6	≥ 6 − < 10	≥ 10 − < 20	≥ 20 − < 24	≥ 24 − < 28	≥ 28
≥ 6− < 7	< 3	≥ 3 < 7	≥ 7 − < 11	≥ 11 − < 21	≥ 21 − < 25	≥ 25 − < 29	≥ 29
≥ 7− < 8	< 3	≥ 3 < 7	≥ 7 − < 11	≥ 11 − < 21	≥ 21 − < 25	≥ 25 − < 29	≥ 29
≥ 1− < 9	< 5	≥ 5 < 9	≥ 9 − < 13	≥ 13 − < 23	≥ 23 − < 27	≥ 27 − < 31	≥ 31
≥ 9− <10	< 5	≥ 5 < 9	≥ 9 − < 13	≥ 13 − < 23	≥ 23 − < 27	≥ 27 − < 31	≥ 31
≥10− <11	< 5	≥ 5 < 9	≥ 9 − < 13	≥ 13 − < 23	≥ 23 − < 27	≥ 27 − < 31	≥ 31

Hüftkopfepiphysen-Femurschaft-Winkel nach Jones und Immenkamp (Abb. 12.25)

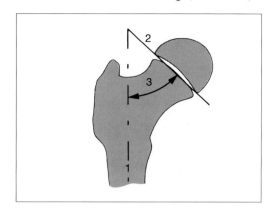

Abb. 12.25 Hüftkopfepiphysen-Femurschaft-Winkel nach Jones und Immenkamp.
1 = Femurschaftachse
2 = Verbindungslinie der kranialsten und kaudalsten Begrenzungspunkte der Hüftkopfepiphyse
3 = Hüftkopfepiphysen-Femurschaft-Winkel

Technik und Methode. Hüftgelenkaufnahme a.-p., Beckenübersichtsaufnahme. Einzeichnen der Femurschaftachse (S. 12) und der Verbindungslinie der kranialsten und kaudalsten Begrenzungspunkte der Hüftkopfepiphyse.

Diagnostische Bedeutung. Beurteilung der Kopf-in-Nacken-Lage bei der Luxationshüftenbehandlung.
Bewertung. Je größer der Winkel, um so stärker ist die pathologische Kopf-in-Nacken-Lage.

Femurepiphysenindex nach Eyre-Brook (Abb. 12.26)

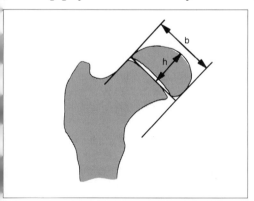
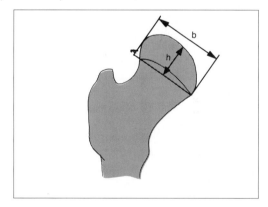

Abb. 12.26 a u. b   Femurepiphysenindex nach Eyre-Brook.
h = größte Epiphysenhöhe
b = größte Epiphysenbreite

$$\text{Epiphysenindex} = h \times \frac{100}{b}$$

Technik und Methode. Beckenübersichtsaufnahme, Hüftgelenkaufnahme a.-p. Messen der größten Epiphysenbreite mit Hilfe von senkrecht zur Epiphysenbasislinie verlaufenden Tangenten. Die Höhe der Epiphyse wird als Senkrechte von der Basislinie zur höchsten Vorwölbung des Epiphysenschattens gemessen. Bei geschlossener Fuge wird von der Mitte der Basislinie zur Kopfkalottenbegrenzung auf der Senkrechten gemessen.

Diagnostische Bedeutung. Metrische Klassifikation von Hüftkopf- und -epiphysendeformitäten. Beurteilung des Grads der Abflachung von Hüftköpfen nach der Behandlung von Luxationshüften. Der Index nimmt mit zunehmendem Alter ab.
Bewertung. Siehe Tab. 12.13.

Tabelle 12.**13**   Epiphysenindex nach Eyre-Brook

Alter (Jahre)	Normal-wert	Grad 1 (normal)	Grad 2 (leicht pathologisch)	Grad 3 (schwer pathologisch)	Grad 4 (extrem pathologisch)
2 – 4	55	63–43	42–36	35–31	31
5 – 7	50	58–42	41–35	34–30	30
8 – 10	45	53–37	36–30	29–25	25
11 – 13	43	51–35	34–28	27–23	23
14 – 25	37	43–31	30–25	24–19	19

Hüftkopfindex nach Epiphysenfugenschluß (Abb. 12.27)

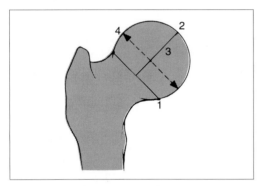

Abb. 12.**27**   Hüftkopfindex nach Epiphysenfugenschluß.
1 = Schenkelhals-Kreislinienschnittpunkte-Verbindungslinie
2 = Mittelsenkrechte darauf
3 = Distanz für Kopfkalottenhöhe
4 = größte Hüftkopfbreite

Technik und Methode. Hüftgelenkaufnahme a.-p., Beckenübersichtsaufnahme. Einzeichnen der Schenkelhalsverbindungslinie (S. 107) und darauf der Mittelsenkrechten. Ermittlung der größten Hüftkopfbreite als Parallele zur Schenkelhalsverbindungslinie. Gemessen werden die größte Hüftkopfbreite und die Distanz von der Verbindungslinie der größten Hüftkopfbreite zur Kalottenbegrenzung auf der eingezeichneten Senkrechten.

$$\text{Hüftkopfindex I} = \frac{\text{Kopfkalottenhöhe}}{\text{Kopfkalottenbreite}} \times 100$$

Diagnostische Bedeutung. Metrische Klassifikation von Hüftkopfdeformitäten zum intraindividuellen Vergleich.
Bewertung. Die Normalwerte dieses Quotienten liegen bei Kindern zwischen 100 und 85.

Hüftkopf-Schenkelhals-Index nach Heymann und Herndon (Abb. 12.28)

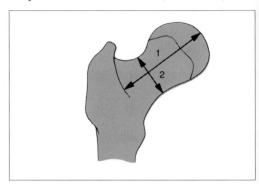

Abb. 12.**28**   Hüftkopf-Schenkelhals-Index nach Heymann und Herndon.
1 = Verbindungslinie Hüftkopfbegrenzung zur Linea intertrochanterica
2 = größte Schenkelhalsbreite

Technik und Methode. Hüftgelenkaufnahme a.-p., Beckenübersichtsaufnahme. Einzeichnen der größten Schenkelhalsbreite und senkrecht dazu der Distanz von Intertrochanterlinie zur Hüftkopfkalottenbegrenzung als Mittelsenkrechte auf die Linie in der größten Breite des Schenkelhalses.

$$\text{Hüftkopf-Schenkelhals-Index I} = \frac{a}{b} \times 100$$

Diagnostische Bedeutung. Klassifizierung von Hüftkopf-Schenkelhals-Deformitäten.
Bewertung. Normal: 190–150.

Konstruktion des Hüftpfannenzentrums nach M. E. Müller (Abb. 12.29)

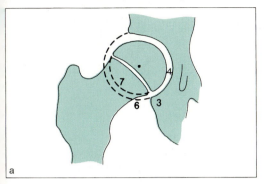

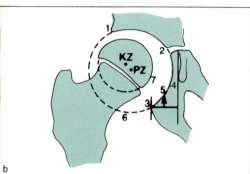

Abb. 12.**29 a u. b** Bestimmung des Hüftpfannenzentrums nach M. E. Müller.
1 = Pfannenerkerpunkt
2 = lateraler Y-Fugenpunkt
3 = kaudaler Pfannenwölbungspunkt
4 = laterokaudale Tränenfigurbegrenzung
5 = dorsokranialer Ischiumpunkt
6 = unterer Pfannenhilfspunkt
7 = Pfannenkonstruktionskreis
8 = Hüftkopfkonstruktionskreis
PZ = Pfannenzentrum   KZ = Kopfzentrum

Technik und Methode. Hüftgelenkaufnahme a.-p., Beckenübersichtsaufnahme. Mit der Kreisschablone werden die Hilfspunkte an der lateralen Ecke der Pfannenwölbung, dem kaudalsten Pfannenwölbungspunkt sowie dem pfannennächsten kranialen Ischiumpunkt vereint und das Zentrum markiert. Das Hüftkopfzentrum wird wie auf S. 107 konstruiert.

Bei veränderter Pfannenform werden der Pfannenerkerpunkt, wenn möglich der lateralste Punkt der kranialen Y-Fugenbegrenzung, und ein auf der Mitte zwischen kaudaler Begrenzung der Köhler-Tränenfigur und dorsokranialem Ischiumrand konstruierter Hilfspunkt benutzt.

Diagnostische Bedeutung. Bestimmung der Hüftpfannenform bei angeborenen Leiden, Perthes-Krankheit.
Bewertung. Normal stimmen Pfannenzentrum und Kopfzentrum überein (Abb. **29.a**). Bei Luxationen und Subluxationen liegt das Pfannenzentrum mediokaudaler des Kopfzentrums (Abb. **29.b**).

Hüftpfannenindex und relativer Hüftpfannenindex

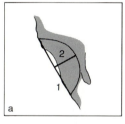
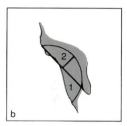

Abb. 12.**30 a u. b**   (**a**) Hüftpfannenindex.
1 = Verbindungslinie Pfannenerkerpunkt zum kaudalsten Pfannenpunkt = b
2 = Senkrechte darauf zur größten Pfannentiefe = a
(**b**) Relativer Hüftpfannenindex.
1 = Verbindungslinie von Pfannenerker zum laterokaudalsten Punkt der Tränenfigur = b
2 = Senkrechte darauf zur größten Pfannentiefe = a

Technik und Methode. Hüftgelenkaufnahme a.-p, Beckenübersichtsaufnahme.
– Verbindungslinie vom lateralsten Punkt des Hüftpfannenerkers zum kaudalsten Hüftpfannenbegrenzungspunkt (s. auch S. 123) und darauf die Senkrechte zur größten Pfannentiefe (Abb. 12.**30a**).

Hüftpfannenindex $I = \frac{a}{b} \times 100$

Diagnostische Bedeutung. Beurteilung von Tiefe und Breite der Hüftgelenkpfanne.
Bewertung. Normal: 0–7 Jahre: 41,6, 8 Jahre: 50, Erwachsene: 60–70.

Hüftpfannenkopfindex nach Heymann und Herndon (Abb. 12.31)

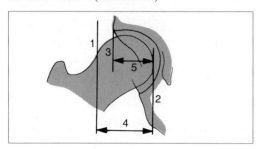

Abb. 12.**31** Hüftpfannenkopfindex nach Heymann und Herndon.
1 = laterale senkrechte Kopftangente
2 = mediale senkrechte Kopftangente
3 = Pfannenerkersenkrechte
4 = Hüftkopfbreite b
5 = Distanz Pfannenerkersenkrechte-mediale Hüftkopftangente a

Technik und Methode. Beckenübersichtsaufnahme, Hüftgelenkaufnahme a.-p. Eingezeichnet werden die Senkrechten als Parallele zur Filmrandlinie vom lateralsten Hüftkopfpunkt, dem medialsten und dem Pfannenerkerpunkt. Gemessen werden die Distanzen von der lateralen senkrechten Hüftkopftangente, der Pfannenerkersenkrechten zur medialen senkrechten Hüftkopftangente.

$$\text{Hüftpfannenkopfindex } I = \frac{a}{b} \times 100$$

Diagnostische Bedeutung. Beurteilung des Kopfdeckungsgrads und der Hüftpfannenausnutzung bei Luxationshüften.
Bewertung. Normal: 90 (70–90).

Hüftgelenksausnutzungswert nach Arqu (Abb. 12.32)

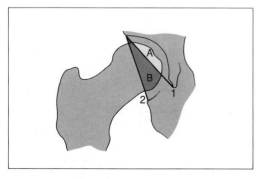

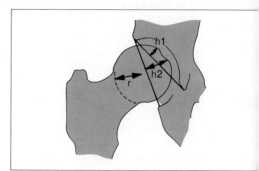

Abb. 12.**32 a u. b** Hüftgelenksausnutzungswert nach Arqu. Schematische Darstellung der ventralen und dorsalen Hüftpfannenbegrenzung mit den entstehenden Zonen A und B als vordere und hintere Kontaktflächenzone.
1 = Verbindungslinie Pfannenerker-kaudalster Punkt Tränenfigur
2 = Verbindungslinie Pfannenerker-kaudalster Pfannenpunkt
h1 = Senkrechte auf 1 zum entferntesten Kopfkalottenpunkt
h2 = Senkrechte auf 2 zum entferntesten Kopfkalottenpunkt
r = Hüftkopfradius

Technik und Methode. Hüftgelenkaufnahme a.-p., Beckenübersichtsaufnahme. Einzeichnen der Hüftpfannenlinien vom Pfannenerker zum kaudalsten Pfannenbegrenzungspunkt (S. 115) und zum kaudalsten Punkt der Köhler-Tränenfigur (S. 127). Mit der Kreisschablone das Hüftkopfzentrum bestimmen (S. 107). Gemessen werden der Radius zur Begrenzungskreislinie am Hüftkopf und die Distanzen auf den Senkrechten zu den beiden Hüftpfannenlinien von der größten Hüftkopfhöhe aus.
Berechnung. Hüftgelenkausnutzungswert in $\% = \frac{h1 + h2}{4r} \times 100$.
Belastete Hüftkopffläche = 2 rx (h1 + h2) als Teil der Hüftgelenkkontaktfläche, der die Hüftgelenkresultierende trägt.
Diagnostische Bedeutung. Bestimmung des Prozentsatzes der Kontaktfläche zwischen Hüftkopf und -pfanne.
Nachteil. Hüftkopf als Kugel angenommen, schematisierte Annahme der Linien 1 und 2 als vorderer und hinterer Pfannenrand mit vorderer (A) und hinterer (B) Kontaktflächenzone (Arqu 1980).

Diagnostik der Luxationshüfte bei Kindern, Jugendlichen und Erwachsenen

Bewertung:

	Mittelwert	Grenzwert
Hüftgelenk-ausnutzungs-wert	38%	33–44%
Belastete Hüftkopf-fläche	24,54(♂) 20,55(♀)	19,31(♂) 16,34cm² (♀)

Gelenkspaltindex nach Chiari-Osteotomie nach Tönnis (Abb. 12.33)

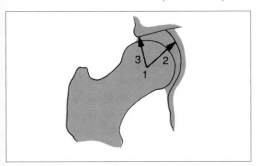

Abb. 12.**33** Gelenkspaltindex nach Chiari-Osteotomie nach Tönnis.
1 = Kopfzentrum
2 = Distanz zur Hüftpfannenbegrenzung = a
3 = Distanz zum kranialen Iliumfragment = b

Technik und Methode. Hüftgelenkaufnahme a.-p., Beckenübersichtsaufnahme. Bestimmen des Hüftkopfmittelpunkts (S. 107) und der Distanzen zum entferntesten Punkt der Hüftpfanne und zum kranialen Iliumfragment auf der Senkrechten von der Osteotomielinie her.

$$\text{Gelenkspaltindex } I = \frac{a}{b} \times 10$$

Diagnostische Bedeutung. Genauere Beurteilung der Osteotomiehöhe bei der Beckenosteotomie nach Chiari, Quantifizierung des Anti-Chiari-Effekts.
Bewertung:
– Korrekte Osteotomie: 10,
– zu hohe Osteotomie: < 10,
– tiefe Osteotomie > 10.
Die Verkleinerung bei der Verlaufsbeobachtung unter 10 entspricht einem Anti-Chiari-Effekt.

Chiari-Osteotomie-Winkel und -Kopf-Pfannen-Relationen (Abb. 12.34)

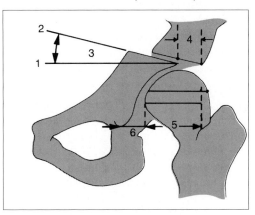

Abb. 12.**34** Chiari-Osteotomie-Winkel und -Kopf-Pfannen-Relationen.
1 = Horizontalparallele
2 = Osteotomielinie
3 = Osteotomiewinkel
4 = Medialisierungsdistanz
5 = Hüftkopfdeckungsdistanz
6 = Hüftkopflateralisierungsdistanz

Technik und Methode. Beckenübersichtsaufnahme, Hüftgelenkaufnahme a.-p. Einzeichnen von Parallelen zur horizontalen Filmbasislinie als Tangente am kaudalsten Punkt der Köhler-Tränenfigur und vom lateralen Punkt des distalen Beckenfragments aus. Zur Osteotomiewinkelbildung wird die Fragmentgrenzlinie am distalen Osteotomiespalt benutzt. Die Fragmentmedialisierung wird durch die Meßstrecke zwischen dem lateralsten Punkt des distalen Fragments an der Osteotomie und der Kortikalisunterbrechung am proximalen Fragment charakterisiert. Die Hüftkopfposition wird durch den Abstand vom kaudalsten Punkt der Köhler-Tränenfigur zum Schnittpunkt der senkrechten Tangente von der medialsten Kopfkontur mit der Tränenfigurhorizontalen bestimmt. Die Kopfüberdachung kann durch die Bestimmung des größten Kopfdurchmessers in bezug zum überdachten Anteil ausgedrückt werden. Durch Fällen der Senkrechten vom Pfannenerker auf die Kopfdurchmesserlinie kann die Differenz zum Kopfdurchmesser gebildet werden.
Diagnostische Bedeutung. Quantifizierte Planung der Chiari-Osteotomie, Bewertung des postoperativen Ergebnisses, Verlaufskontrolle.

Nachteil. Meßpunktbestimmung nach Konsolidierung der Osteotomie schwierig. Werte vom Beckenkippungsgrad abhängig.
Bewertung:
- Osteotomiewinkel: soll leicht nach kranial offen sein,
- Medialisierungsdistanz: soll bessere Kopfdeckung zeigen,
- Kopfdeckungsdistanz: soll postoperativ kleiner sein,
- Kopflateralisierungsdistanz: soll sich im Verlauf nicht vergrößern.

Schenkelhals-Femurschaft-Winkelmessung bei Hirtenstabdeformität des koxalen Femurendes (CCD-Winkel nach M. E. Müller) (Abb. 12.35)

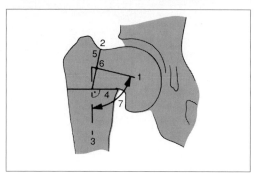

Abb. 12.35 CCD-Winkelkonstruktion nach M. E. Müller.
1 = Hüftkopfzentrum
2 = kraniale laterale Schenkelhalsbegrenzung
3 = Femurschaftachse
4 = Senkrechte zur Femurschaftachse intertrochanter
5 = Verbindungslinie vom Schnittpunkt der Senkrechten auf die Femurachse zur kranialen lateralen Schenkelhalsbegrenzung
6 = Schenkelhalsachse
7 = CCD-Winkel

Technik und Methode. Hüftgelenkaufnahme a.-p., Beckenübersichtsaufnahme. Der kraniale Bezugspunkt ist die laterale Schenkelhalsbegrenzung. Der kaudale Bezugspunkt liegt gleich weit vom Hüftkopfzentrum (S. 107) entfernt auf einer Senkrechten zur Femurschaftachse (S. 12), die zur kaudalen Schenkelhalsbegrenzung zieht. Der Schnittpunkt mit der Femurschaftachse wird mit dem kranialen Bezugspunkt verbunden. Die Senkrechte darauf vom Hüftkopfzentrum ist die Schenkelhalsachse. Sie bildet mit der Femurschaftachse den zu messenden Winkel.
Diagnostische Bedeutung. Quantifizierung der Coxa-vara-Deformitäten, präoperative Planung.
Bewertung. Normalwerte der CCD-Winkel s. Tab. 12.**8** (S. 108).

Zeichnerische präoperative Korrekturwinkelbestimmung zur intertrochanteren Osteotomie nach Endler (Abb. 12.36)

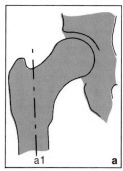 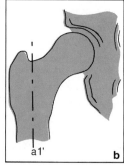

Abb. 12.**36 a u. b**

Technik und Methode. Beckenübersichtsaufnahme, Hüftgelenkaufnahme a.-p. in 20°-Innenrotation mit maximaler Abduktion, Hüftgelenkaufnahme a.-p. in 20°-Innenrotation mit maximaler Adduktion.
Auf halbdurchsichtigem Pergamentpapier (DIN A4):
- Konturzeichnung der Hüftgelenkregion mit der Femurlängsachse a1 (S. 12) als Blatt I (12.**36 a**),
- Anfertigung eines Duplikats als Blatt I (12.**36 b**),
- Kongruenzverbesserung der Hüftkopf-Hüftpfannen-Beziehung durch Abduktion von Blatt I über Blatt II in diesem Beispiel

Diagnostik der Luxationshüfte bei Kindern, Jugendlichen und Erwachsenen

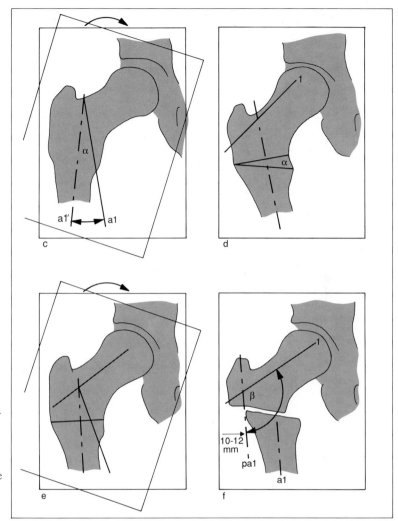

Abbildungen 12.36 a–f
Zeichnerische Planung einer intertrochanteren Femurosteotomie.
a1 = Femurschaftachse
a1' = Femurschaftachse nach Abduktion
α = Femurabduktionswinkel = Korrekturwinkel
β = Plattenklingenwinkel
1 = Plattenklingenlage
pa1 = gestrichelte Linie Medialisierungsstrecke

der Varisationsosteotomie. Bei bestmöglicher Stellung Einzeichnen der Kontur des proximalen Femurs. Bestimmung des Winkels zwischen den Femurachsen a1 und a1', der dem notwendigen Korrekturwinkel C entspricht,
– Einzeichnen des Korrekturkeils auf Blatt I a,
– auf Blatt I Durchzeichnen der Korrektur am proximalen Femurende e,

– auf Blatt II wird nach Auflage auf Blatt I die Osteotomie zeichnerisch ausgeführt, evtl. mit Einzeichnung des Nagel-Platten-Winkels zur Osteosynthese mit einer unter Umständen geplanten Medialisierung d.

Diagnostische Bedeutung. Exaktere Operationsplanung und zur Kontrolle des Korrekturergebnisses.

Ilium-Ischium-Linie (Abb. 12.37)

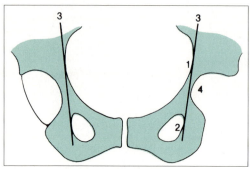

Abb. 12.**37** Ilium-Ischiun-Linie.
1 = mediale Iliumbegrenzung
2 = laterale Begrenzung des Foramen obturatorium
3 = Köhler-Linie
4 = Azetabulumkortikalis

Technik und Methode. Beckenübersichtsaufnahme, Hüftgelenkaufnahme a.-p. ZS (Zentralstrahl), Beckenmitte, Hüftgelenk. FFA unbedeutend. Legen einer Linie an der Innenseite des Os ilium zur lateralen Begrenzung des Foramen obturatorium (Köhler-Linie).
Diagnostische Bedeutung. Intraindividuelle Beurteilung und Verlaufskontrolle einer Protrusio acetabuli bzw. der allenthetischen Cupwanderung.
Nachteil. Nur intraindividuelle Werte möglich.
Bewertung:
– Normal: Azetabulumkortikalis erreicht die Meßlinie nicht,
– Protrusio acetabuli: Azetabulumkortikalis erreicht die Meßlinie oder überschreitet sie.
Für Verlaufskontrollen Messen des Abstands der Azetabulumkortikalis von der Köhler-Linie (Hubbard 1969).

Kraniale Schenkelhalslinie zur Frühdiagnostik bei der Epiphyseolysis capitis femoris (Abb. 12.38)

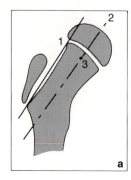 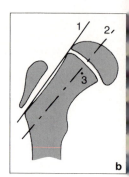

Abb. 12.**38 a** u. **b** Kraniale Schenkelhalslinie und Schenkelhalsachse-Kopfzentrurm-Relation.
(**a**) Normalfall, (**b**) Epiphyseolyse.
1 = Schenkelhalslinie
2 = Schenkelhalsachse
3 = Kopfzentrum

Technik und Methode. Hüftgelenkaufnahme a.-p., Beckenübersichtsaufnahme. An die kraniale Schenkelhalskortikalis wird an den beiden kranialsten Punkten die Linie angelegt. Außerdem kann noch die Schenkelhalsachse (S. 107) mit dem Hüftkopfzentrum (S. 107) eingezeichnet werden.
Diagnostische Bedeutung. Früherkennen der Hüftkopfepiphyseolyse.
Vorteil. Sehr einfaches Verfahren.
Bewertung. Normal schneidet die kraniale Schenkelhalslinie die Kopfepiphyse als Sekante (Abb. 12.**38 a**). Bei Epiphyseolyse berührt sie diese höchstens als Linie. Das Kopfzentrum liegt zudem kaudal der Schenkelhalsachse (Abb. 12.**38 b**).

Bestimmung der Hüftkopfform vom epiphysären Typ (Abb. 12.39)

Technik und Methode. Hüftgelenkaufnahme a.-p., Beckenübersichtsaufnahme. Einzeichnen von Kopfzentrum, Schenkelhalsachse (S. 107) und der Verbindungslinie der beiden Begrenzungspunkte kranial und kaudal an der Hüftkopfrundung.
Diagnostische Bedeutung. Ursachenermittlung von Koxarthrosen.
Bewertung. Normal liegt das Kopfzentrum auf der Schenkelhalsachse. Bei der epiphysären Hüftkopfform befindet es sich im unteren inneren Quadranten des mit der Begrenzungslinie der Hüftkopfrundung gebildeten Koordinatensystems.

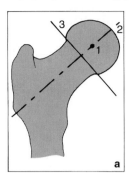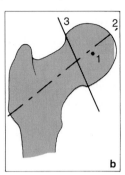

Abb. 12.**39 a** u. **b**   Bestimmung der Hüftkopfform vom epiphysären Typ.
(**a**) Normalform, (**b**) epiphysäre Hüftkopfform.
1 = Kopfzentrum
2 = Schenkelhalsachse
3 = Begrenzungslinie der Hüftkopfrundung

Projizierte und reelle Epiphysendislokationswinkel nach Gekeler
(Abb. 12.**40** u. 12.**41**)

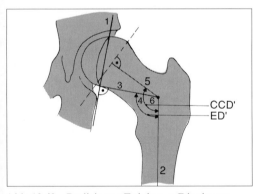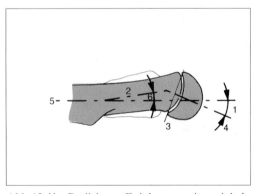

Abb. 12.**40**   Projizierter Epiphysen-Diaphysen-Winkel nach Gekeler.
1 = Epiphysenachse
2 = Femurschaftachse
3 = Senkrechte auf Epiphysenachse
4 = Epiphysen-Diaphysen-Winkel

Abb. 12.**41**   Projizierter Epiphysentorsionswinkel nach Gekeler (am Beispiel nach rechts hinten).
1 = Senkrechte auf die Epiphysenachse
2 = Schenkelhalsachse
3 = Epiphysenachse
4 = Epiphysentorsionswinkel (ET-Winkel)
5 = Femurschaftachse

Technik und Methode. Hüftgelenkaufnahme a.-p. mit Ausgleich der Außenrotationsfehlstellung des Beins; Hüftgelenk-Imhäuser-Aufnahme (90°-Beugung, 45°-Abduktion, 0°-Rotation).

Auf der a.-p.-Aufnahme werden die Femurachse (S. 12) und die Epiphysenachse als Verbindung zwischen dem kranialsten und dem kaudalsten Eckpunkt der Hüftkopfepiphyse eingezeichnet. Die Mittelsenkrechte darauf bildet mit der Femurachse den Epiphysen-Diaphysen-Winkel (ED-Winkel). Auf der anderen Aufnahme wird der Epiphysentorsionswinkel (ET-Winkel) zwischen der Femurachse und der Senkrechten auf die Epiphysenachse gemessen. Ist die Femurachse auf der 90°-/45°-Aufnahme nicht einzuzeichnen, kann die Parallele zur Filmunterkante verwendet werden.
Diagnostische Bedeutung. Ermittlung der wahren Dislokationswerte bei der Epiphyseolysis capitis femoris. Mit dem ED-Winkel wird

die kaudale und mit dem ET-Winkel die dorsale Abrutschkomponente gemessen. Graduierung des Krankheitsbilds, Therapieentscheidung, Operationsplanung.
Vorteil. Reproduzierbare Meßergebnisse bei Verlaufskontrollen; exaktere Operationsplanung.
Bewertung. ED-Winkel im Vergleich zur gesunden Seite normal seitengleich. Abrutschwert als Differenz zur Gegenseite. Beidseits Annahme von 150° als normal. ET-Winkel > 10° pathologisch (Tab. 12.**14**).

Tabelle 12.**14** Reelle Epiphysen-Diaphysen-Winkel (nach Gekeler)

Projizierte Winkel		Reelle Winkel	
Projektion a.-p.	Beuge-Spreiz- Projektion (90°/45°)	Projektion a.-p.	Beuge-Spreiz- Projektion (90°/45°)
ED'	ET'	ED	ET
150	− 90	90	− 90
150	− 70	108	− 79
150	− 50	125	− 67
150	− 30	139	− 48
150	− 10	149	− 19
140	− 90	90	− 90
140	− 70	105	− 77
140	− 50	120	− 62
140	− 30	132	− 42
140	− 10	139	− 15
130	− 90	90	− 90
130	− 70	103	− 74
130	− 50	114	− 57
130	− 30	124	− 37
130	− 10	129	− 13
120	− 90	90	− 90
120	− 70	100	− 72
120	− 50	109	− 53
120	− 30	116	− 33
120	− 10	120	− 11
110	− 90	90	− 90
110	− 70	97	− 69
110	− 50	103	− 49
110	− 30	108	− 29
110	− 10	110	− 10
100	− 90	90	− 90
100	− 70	94	− 66
100	− 50	97	− 45
100	− 30	99	− 26
100	− 10	100	− 8
90	− 90	90	− 90
90	− 70	90	− 63
90	− 50	90	− 40
90	− 30	90	− 22
90	− 10	90	− 7

Epiphyseolysewinkel nach Megevand (Abb. 12.42)

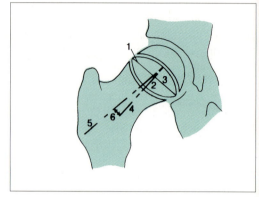

Abb. 12.**42** Epiphyseolysewinkel nach Megevand.
1 = Epiphysenlinienellipse
2 = Längsachse der Ellipse = A
3 = Querachse der Ellipse = B
4 = verlängerte Längsachse der Ellipse
5 = Schenkelhalsachse
6 = Winkel α zwischen Schenkelhalsachse und Neigung des Ellipsendurchmessers

Technik und Methode. Hüftgelenkaufnahme a.-p. Nachziehen der Konturen der Hüftgelenksregion. Die Begrenzung der Epiphysenlinie wird in die Durchprojektion eingezeichnet. In die Ellipse, die aus der Projektion der Epiphysenlinie resultiert, wird die Längs- und Querachse gezeichnet. Konstruieren der Schenkelhalsachse (S. 107) (Megevand 1964).

Das Ellipsenachsenverhältnis entspricht dem Sinus des Retroversionswinkels β.

$$\frac{A}{B} = \sin \beta$$

Diagnostische Bedeutung. Erkennen von Epiphysiolysen, ihres Abkippgrads und der Abkipprichtung.
Vorteil. Beurteilung nur einer Röntgenaufnahme. Die exakte Richtung des Gleitens ist durch einen Winkel charakterisiert, der sich aus der Gleichung

$$\mathrm{tg}\, \varphi = \frac{\mathrm{tg}\, \beta}{\mathrm{tg}\, \alpha}$$ berechnet.

Berechnung des Gleitgrads:

$$\mathrm{tg}\, \delta = \frac{\mathrm{tg}\, \alpha}{\cos \varphi} \quad \text{oder} \quad \mathrm{tg}\, \nu = \frac{\mathrm{tg}\, \beta}{\sin \varphi}$$

Hüftkopf-Epiphysen-Dreieck

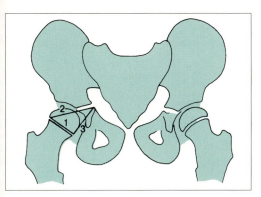

Abb. 12.**43** Hüftkopf-Epiphysen-Dreieck.
1 = Epiphysenbasislinie
2 = kraniale Verbindungslinie
3 = kaudale Verbindungslinie

Technik und Methode. Beckenübersichtsaufnahme. Markieren der beiden medialsten und lateralsten Punkte der Kopfepiphysenbegrenzung und des mediokranialsten Punkts an der kaudalen Y-Fugenbegrenzung des Os ischium. Verbinden der Punkte zu einem Dreieck.
Diagnostische Bedeutung. Früherkennung von Hüftgelenkerkrankungen, besonders auch Morbus Perthes.
Bewertung. Normal im Seitenvergleich identische Form.

Waldenström-Trias am Hüftgelenk
(Abb. 12.**44**)

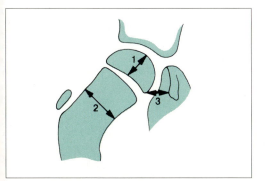

Abb. 12.**44** Waldenström-Trias.
1 = Hüftkopfepiphysenhöhe
2 = maximale Schenkelhalsbreite
3 = Hüftkopfepiphysen-Tränenfigur-Distanz

Technik und Methode. Hüftgelenkaufnahme a.-p. Beckenübersichtaufnahme, FFA 1 m. Bestimmen des Abstands von der distalen Hüftkopfepiphysenbegrenzung zum entferntesten Kalottenpunkt, der größten Schenkelhalsbreite und des Abstands zwischen mediokaudalstem Kalottenpunkt und der Köhler-Tränenfigurbegrenzung lateral auf einer Parallelen zur horizontalen Basislinie des Films.
Diagnostische Bedeutung. Früherkennung des Morbus Perthes.
Vorteil. Position bis 30°-Außenrotation, 30° Innenrotation und 15°-Abduktion beeinflußt Ergebnis nicht.
Nachteil. Bei doppelseitiger Erkrankung nicht verwertbar, altersabhäng.
Bewertung. Im Vergleich zur nichterkrankten Seite Hüftkopfepiphysenhöhe vermindert, Schenkelhals verbreitert und Abstand zur Tränenfigur vergrößert. > 11 mm oder > 2 mm Differenz zur Gegenseite ist pathologisch.

Schenkelhalsbruchlinienneigungswinkel (Abb. 12.**45**)

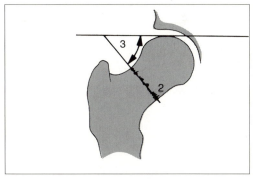

Abb. 12.**45** Schenkelhalsbruchlinienneigungswinkel nach Pauwels.
1 = Horizontale
2 = konstruierte Bruchlinie
3 = Schenkelhalsbruchlinienwinkel

Technik und Methode. Hüftgelenkaufnahme a.-p. Winkelbildung zwischen der kranialen Hüftkopftangente als Parallele zur horizontalen Filmrandlinie und der Verbindungslinie des kranialen und kaudalen Eckpunkts der Bruchlinie am proximalen Fragment.

Diagnostische Bedeutung. Klassifizierung medialer Schenkelhalsfrakturen und deren prognostische Beurteilung.

Bewertung:
– Biomechanisch günstiger Typ I: $< \approx 30°$,
– biomechanisch weniger günstiger Typ II: 31–50°,
– biomechanisch ungünstiger Typ III: $> 51°$.

Hüfttotalendoprothesenparameter

Präoperative zeichnerische Planung nach M. E. Müller (Abb. 12.46)

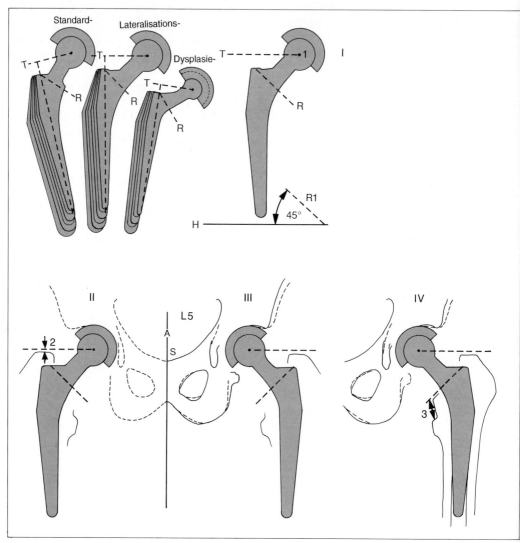

Abb. 12.46 Zeichnerische Hüfttotalendoprothesenpositionierung nach M. E. Müller.
1 = Kunstkopfzentrum
2 = Distanz Trochanterspitze-Linie T
3 = Distanz Trochanter minor-medialer Schenkelhalsresektionslinienpunkt (Trochanter-minor-Übergangswölbung in den Femurschaft)
Zeichenschritte a–e vgl. Text

T = Verbindungslinie 1 zur Trochanterspitze der gesunden Seite
R = Schenkelhalsresektionslinie
H = Horizontale
A = Vertikale (angenommene Körperachse)
L5 = Mittelpunkt des L5-Dornfortsatzes
S = Mittelpunkt der Symphyse

Technik und Methode. Beckenübersichtsaufnahme. Schablone des gewählten Totalendoprothesentyps. Pausfolie oder Pergamentpapier.

Beispiel: linke Seite krank, rechte Seite gesund.

Hilfslinien sind die Parallele zur horizontalen Filmbasislinie = untere Schablonenbegrenzung und Folienunterkante, die Verbindungslinie des Hüftkopfzentrums der Prothese auf der Schablone mit der Trochanterspitze und 45°-Schenkelhalsresektionslinie.

Abb. 12.**46 a-e**. Planung einer Totalprothese, abgekürztes Verfahren; rechte Seite gesund, linke Seite erkrankt.

a Schablonen der Standard-, Lateralisations- und Dysplasieprothesen.

b Schablonen so auf das Röntgenbild des gesunden Femurs legen, daß die mediale Prothesenkante der medialen Markhöhlenbegrenzung anliegt und die gezeichnete Kunstpfanne der Höhe des knöchernen Pfannenrands entspricht. Distanz zwischen Trochanterspitze und T-Linie festlegen. Schablone umdrehen und so auf den kranken Femur legen, daß die berechnete Distanz zwischen der Trochanterspitze und der T-Linie dieselbe ist. Prothesenmodell und Prothesengröße bestimmen. Auf einer durchsichtigen Folie wird die gewählte Prothese mit den Bezugslinien T und R eingezeichnet, wobei die untere Kante der Schablone der unteren Kante der Folie entspricht.

c Folie so auf das Röntgenbild der gesunden Hüfte legen, daß die mediale Kante der Folie parallel zur Körperachse (Symphyse –Dornfortsatz L5) und die eingezeichnete Pfanne an idealer Stelle in das gesunde Azetabulum paßt. Beckenkonturen punktiert nachziehen. Prothese wird dann über den Femurschaft (wie bei b) gelegt und der große und kleine Rollhügel eingezeichnet.

d Die Folie wird umgedreht und die Beckenkonturen werden auf das kranke Becken gelegt. Prüfung, ob die Pfanne wirklich an anatomischer Stelle oder evtl. höher eingesetzt werden soll. Zeichnung der Konturen der kranken linken Beckenhälfte über die gestrichelte rechte Hälfte. Osteophyten, die entfernt werden sollen, sind erkennbar.

e Die eingezeichneten Trochanteren sollen nun die Rollhügel der kranken Seite decken. Zeichnung der Knochenkonturen des linken Femurs. Die Distanzen zwischen Trochanter minor und Schenkelhalsstumpf und zwischen Spitze des großen Rollhügels und Mitte des Prothesenkopfs werden vermerkt. Das postoperativ erwünschte Ergebnis liegt jetzt vor.

Diagnostische Bedeutung. Bei richtiger Planung und Auswahl des entsprechenden Prothesentyps und der richtigen Halslänge soll die postoperative Beinlänge gleich sein (M. E. Müller 1984).

Postoperative Positionsbestimmung (Abb. 12.47)

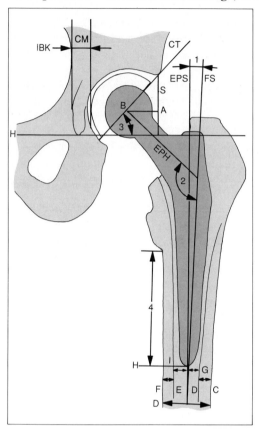

Abb. 12.47 Postoperative Hüfttotalendoprothesenpositionsbestimmung auf der a.-p.-Aufnahme.
H = Horizontale
CT = Cuprandlinie
S = Pfannenerkersenkrechte
EPH = Endoprothesenhalsachse
EPS = Endoprothesenschaftachse
FS = Femurschaftachse
A = Schnittpunkt der Senkrechten vom Kunstkopfmittelpunkt mit der Pfannenerkersenkrechten
B = Kunstkopfmittelpunkt
C, D, E, F = Kortikalisbegrenzungspunkte
G, I = medulläre Begrenzungspunkte
H = Endoprothesenspitzenpunkt
1 = Endoprotheseninklinationswinkel
2 = Endoprothesen-CCD-Winkel
3 = Cupinklinationswinkel
4 = Trochanter minor-Prothesenspitzen-Distanz
CM = mediale Cuptangente als Senkrechte zur Horizontalen
IBK = innere Beckenkortikalistangente als Senkrechte zur Horizontalen
D' = Femurdurchmesser

Technik und Methode. Beckenübersichtsaufnahme, Hüftgelenkaufnahme a.-p. Hilfslinien sind die Horizontale (Parallele zur horizontalen Filmbasislinie, S. 56) als Tangente am kaudalsten Punkt der Köhler-Tränenfigur, die Cuprandlinie, die Senkrechte vom Pfannenerkerpunkt auf die Horizontale, die Senkrechte vom Kunstkopfzentrum auf die vorhergehende Linie, die Femurschaftachse (S. 12), die Schaft- und Halsachse der Endoprothese. Gemessen werden die Distanzen von der Kortikalisinnenbegrenzung zum distalen Endoprothesenspitzenpunkt, die Kortikalisdicke kaudal des Wölbungsübergangs des Trochanter minor in die Femurkortikalis im Abstand von 10 cm (S. 112) und die Winkel zwischen horizontaler und Cuprandlinie, zwischen Femur- und Endoprothesenschaftachse und zwischen Femurschaft- und Endoprothesenhalsachse. Die Distanz von Kopfzentrum zur Pfannenerkersenkrechten.

Bei elliptischer Darstellung des Pfanneneingangs mittels Drahtringmarkierung muß statt der Cuprandlinie die Längsachse der Ellipse eingezeichnet und zur Winkelbildung mit der Horizontalen verwendet werden.

Diagnostische Bedeutung. Bestimmen der Totalendoprothesenposition zur Prognosebeurteilung, zum Erkennen von Lockerungen mit Positionsänderungen.

Bewertung. Siehe Tab. 12.15 u. 12.16.

Tabelle 12.15 Prädestinierungsfaktoren für aseptische Totalendoprothesenlockerung

	Geringe Lockerungsprädestinierung	Starke Lockerungsprädestinierung
Cupinklinationswinkel	< 40°	> 50°
Cupüberdachung Distanz AB	< 1,5 cm	> 1,5 cm
Cupinnere Beckenkortikalis Distanz CM-JBK	gering gegen präoperative Pfannenbodentiefe vermindert	stark vermindert

Tabelle 12.**16** Kriterien für Hüfttotalendoprothesenlockerung (aus Djerf, K., O. Wahlström, S. Hammerby: Loosening 5 years after total hip replacement. Arch. orthop. traum. Surg. 105 [1986] 339–342)

- Neue Aufhellungszone um die Prothese > 2 mm
- Varus-Valgus-Winkeländerung (Endoprothesen-Inklinations- und -CCD-Winkel)
- Cupinklinationswinkeländerung
- Cupprotrusion (CM-IBK-Distanzverminderung) > 3 mm-Progression
- Prothesenschaftmigration > 3 mm
- Änderung des Prothesenschaftspitzenindex

Postoperative Verlaufskontrollmessung nach M. E. Müller (Abb. 12.48)

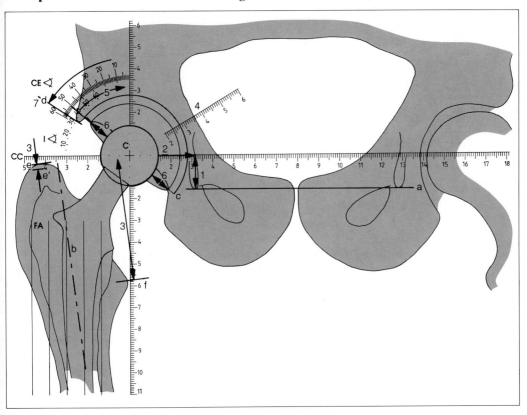

Abb. 12.**48** Postoperative Verlaufskontrollmessung nach M. E. Müller.

a = T-Linie, die aus den kaudalsten Verbindungspunkten beider Tränenfiguren gebildet wird
b = Femurachse
c = Pfanneninklinationsachse
d = lateraler Schenkel des CE-Winkels
e1–e2 = 1–e = 2 = Trochanterspitzenkopfmittelpunktverbindungslinien
f = Trochanter-minor-Spitze
1 = Abstand der Verbindungslinie Prothesenkopfmittelpunkt zur T-Linie
2 = Abstand vom Kopfmittelpunkt zur Kreuzungsstelle der Senkrechten auf der gleichseitigen Tränenfigur
3 = Verbindungslinie Trochanterspitze zum Kopfmittelpunkt auf der parallel verschobenen Femurachse zur Trochanter-minor-Spitze
4 = Distanz vom Kopfmittelpunkt zur inneren Beckenbegrenzung
5 = Inklinationswinkel der Pfanne, gemessen aus Pfannenachse und T-Linie
6 = Differenz zwischen den Längen des Zirkumferenzdrahts der Hüftpfanne zum Kopfumfang auf der Pfannenachsenlinie
7 = CE-Winkel nach Wiberg
C = Kunstkopfzentrum
CC = Verbindungslinie der Kunstkopfzentren
FA = Femurachse
I = Kunstpfannenneigung
CE = CE-Winkel

Technik und Methode. Beckenübersichtsaufnahmen a.-p. Postoperativ und Verlaufskontrolle. Einzeichnen der Verbindungslinie der kaudalsten Punkte der beiden Tränenfiguren, der Pfanneneingangsebene der Kunstpfanne, des Kopfmittelpunkts des Kunstkopfs, der Femurschaftachse, Markierung der Trochanterspitze am Trochanter major und minor, der Hüftkopfsenkrechten sowie der Verbindungslinie Hüftkopf-Pfannenerker. Meßstrecken sind Verbindungslinie Trochanterspitze Hüftkopf parallel verschoben zur Trochanter-minor-Spitze mit der Distanz zwischen beiden. Der Abstand zwischen Hüftkopfzentrum, Tränenfigur, Verbindungslinie parallel zur T-Linie, der Abstand zwischen Trochanterspitzen, Hüftkopfzentrumverbindungslinien $e1$–$e2$ und die Winkel der Pfanneneingangsebene zur T-Linie der Kunststoffpfanne sowie der CE-Winkel. Die Pfannendicke wird aus den Verbindungslinien vom kaudalsten und kranialsten Punkt des Markierungsrings zur Kopfbegrenzung auf der Pfanneneingangsebenenlinie bestimmt.

Diagnostische Bedeutung. Bestimmung von Prothesenmigrationen im Pfannen- und Schaftbereich.

Bewertung:
- Kraniale Pfannenwanderung: Auf den Verlaufskontrollaufnahmen wird die Distanz zwischen der neueren und der originalen T-Linie als Indikator bestimmt. Keine Pfannenwanderung bedingte identische Linie.
- Mediale Pfannenverlagerung: Die Differenz der Distanz auf der Kontrollaufnahme zur Hüftkopfverbindungslinie zum kranialen Punkt der Köhler-Tränenfigur gibt den Grad der Medialmigration.
- Schafteinsinken: Es wird an der Linie $c\,c1$ im Bereich der Trochanterspitze nach Schwenken der Schablone auf die Deckungsparallelen der Femurachse und dem Abstand zwischen der Centerlinie und der Trochanter-minor-Spitze gemessen. Diese Punkte werden mit e und $e1$ bzw. f auf der Skizze bezeichnet. Verkleinerung der Distanz bedeutet Schafteinsinken.

Hüftendoprothesenpfanneninklinations- und -migrationsmessung
(Abb. 12.**49**)

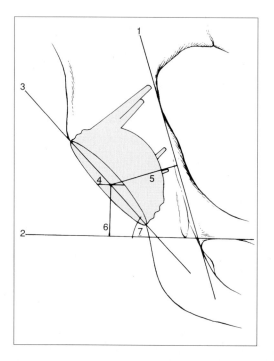

Abb. 12.**49** Cupinklinationswinkel und -migrationsmessung.
1 = Ilium-Ischium-Linie
2 = Horizontale
3 = Cupellipsenlängsachse
4 = Cupellipsenquerachse
5 = Medialisierungsdistanz
6 = Kranialisierungsdistanz
7 = Cupinklinationswinkel

Technik und Methode. Beckenübersichtsaufnahme, Hüftgelenkaufnahme a.-p. Horizontale als Tangente an der kaudalen Begrenzung der Köhler-Tränenfigur parallel zur horizontalen Filmbasislinie. Einzeichnen der Ilium-Ischium-Linie (S. 120). Die Längs- und Querachse des elliptischen Pfannenschattens werden an den größten Längs- und Querdurchmessern angebracht. Von deren Schnittpunkt werden Senkrechte als Meßstrecken auf die Horizontale und die Ilium-Ischium-Linie verwendet.

Diagnostische Bedeutung. Präoperative Planung, postoperative Kontrolle des Cupsitzes bei Hüftendoprothetik. Erkennen von Cupwanderungen als Lockerungszeichen.
Bewertung. Inklinationswinkel normal 45° mit etwa 10°-Anteversion.
– Anteversion: obere Ellipsenspitze länger,
– neutral: obere Ellipsenspitze gleich,
– Retroversion: untere Ellipsenspitze länger,
– Cupmigration: Zunahme der Medialisierungs- und/oder Vertikalisierungsdistanz um mehr als 3 mm.

Hüftendoprothesenpfannenanteversionsbestimmung (Abb. 12.50)

Technik. In Seitlage des Patienten auf der Gegenseite wird unter BV-Kontrolle die Einstellung mit 10° Beckendrehung nach hinten vorgenommen.
Beurteilung. Im Idealfall der Pfannenanteversion von 10° stellt sich der Kunstpfannenrand kreisrund dar. Der Urpfannenrand ist ebenfalls kreisrund abgebildet. Die Pfannenlängsachse ist gleich der Pfannenquerachse. Bei vermehrter Anteversion ist die Form oval. Kreisrunde Darstellung des Kunstpfannenmarkierungsrings wird erst durch vermehrte Rückdrehung des Beckens erreicht. Diese wird in Grad abgeschätzt, so daß der Anteversionswinkel errechnet werden kann. Umgekehrtes Vorgehen bei Retroversion.
Nachteil. BV-Kontrolle erforderlich. Approximative Schätzung der Grade von Beckenrück- oder -vorderdrehung. Pfanneninklination kann die Beurteilung erschweren.

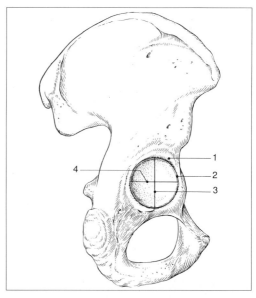

Abb. 12.**50** Anteversionsbestimmung der Kunstpfanne bei seitlicher Aufnahmetechnik.
1 = Urpfannenrand
2 = Kunstpfannenrand
3 = Pfannenlängsachse
4 = Pfannenquerachse

Hüftendoprothesenpfannenvermessung nach Scheier und Sandel (Abb. 12.51)

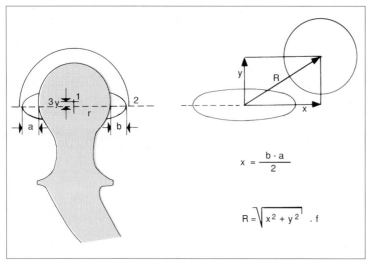

Abb. 12.51 Hüftendoprothesenpfannenvermessung nach Scheier und Sandel (modifiziert nach Buchhorn und Willert).
1 = Kunstkopfmittelpunkt
2 = große Ellipsenachse
3 = Distanz Kunstkopfzentrum-große Ellipsenachse = Vektor y
a = kraniale Cupdicke auf der großen Ellipsenachse
b = kaudale Cupdicke auf der großen Ellipsenachse
r = gemessener Kunstkopfradius

Technik und Methode. Beckenübersichtsaufnahme. Bestimmung des Kunstkopfmittelpunkts und der großen Ellipsenachse des Hüftpfannenröntgenkontrastdrahts mit einer Meßschablone. Markierung des Kopfzentrums mit einer Nadel. Ermitteln der großen Ellipsenachse durch Verschieben der Skalierungen auf der Schablone bis gleiche Abstände der gegenüberliegenden Schnittpunkte von der Mittellinie erreicht sind. Diese Linie schneidet die beiden Hauptscheitel der Ellipse und stimmt mit ihrer großen Achse überein. Einzeichnen der Linie mit einer Bleistiftstärke 0,3 mm. Die Lage des Kopfmittelpunkts und die große Ellipsenachse werden mit einer 1/10 mm-skalierten Meßlupe vermessen

Diagnostische Bedeutung. Bestimmen der Hüftendoprothesenkopftrift und der Cupverschmälerung durch Abrieb und geometrische Verformung, Prognoseeinschätzung zwischen hohen Polyethylenverschleißwerten und Lockerungsrate.
Vorteil. Zentralstrahlverschiebung seitlich führt zu einem vernachlässigbar kleinen Fehler.
Nachteil. Cupanteversionswinkelschwankung innerhalb 10° führt zu einem Projektionsfehler von 0,2 mm.
Bewertung. Kopfverschiebungsrate normal bis 0,2 mm jährlich, lockerungsfördernd, verstärkter Abrieb > 0,2 mm jährlich (Buchhorn u. Mitarb. 1984).

Berechnung:

Vektor $x = \dfrac{b-a}{2}$

Vergrößerungsfaktor $f = \dfrac{\text{wahrer Kopfradius}}{\text{gemessener Kopfradius}}$

Kopftrift $R = \sqrt{x^2 + y^2} \cdot f$

Radiometrie der Hüftpfannenlockerung nach Bengert (Hiatus-Symphysen-Pfannen-Neigungswinkel) (Abb. 12.52)

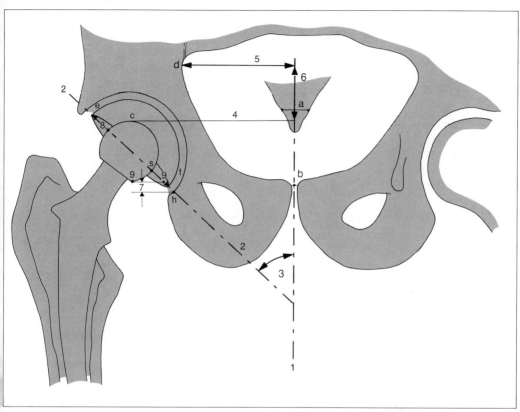

Abb. 12.**52** Radiometrie der Hüftpfannenlockerung nach Bengert (Hiatus-Symphysen-Pfannen-Neigungswinkel).
1 = Hiatus-sacralis-Symphysen-Linie
2 = Pfannenneingangsebene der Kunstpfanne
3 = Hiatus-sacralis-Symphysen-Pfannen-Neigungswinkel
4 = Senkrechte von kranialer Kunstkopfbegrenzung auf die Haiatus-Symphysen-Linie
5 = Senkrechte von Hiatus-sacralis-Symphysen-Linie zur kaudalen Ecke des Ileums am Ileosakralgelenk
6 = Distanz auf der Hiatus-sacralis-Symphysen-Linie von kranialer Kunstkopfbegrenzung zur Senkrechten auf das Ileosakralgelenk
7 = Distanz von kaudalstem Kunstkopfpunkt zum kaudalsten Punkt des Pfannenbetts
8 = Distanz von kranialstem Pfannenringmarkierunspunkt zum Schnittpunkt mit der Kunstkopfbegrenzung auf der Linie e–f
9 = Distanz f–j vom kaudalsten Punkt des Pfannenmarkierunsrings zum Schnittpunkt der Linie e–f mit dem Kunstkopf
a = Sakrummitte
b = Symphysenmitte
c = kranialster Kunstkopfpunkt
d = kaudalster Punkt des Ileosakralgelenks
e = kranialster Punkt des Kunstpfannenmarkierungsrings
f = kaudalster Punkt des Kunstpfannenmarkierungsrings
g = kaudalster Punkt des Kunstkopfes
h = kaudalster Punkt des Pfannenbetts
i = kranialer Schnittpunkt der Linie e–f mit der Kunstkopfbegrenzung
j = kaudaler Schnittpunkt der Linie e–f mit der Kunstkopfbegrenzung

Technik und Methode. Beckenübersichtsaufnahme. Einzeichnen der Hiatus-sacralis-Symphysen-Linie. Diese wird gebildet von dem Punkt a als Sakrummitte zum Punkt b als Symphysenmitte. Einzeichnen der Punkte e und f auf dem Markierungsring der Hüftkunstpfanne und Verbinden der beiden Punkte mit Winkelbildung zur Hiatus-Symphysen-Linie. Bilden des Hiatus-sacralis-Symphysen-Pfannenneigungswinkels. Einzeichnen des kranialsten Punkts des Kunstkopfes und Bilden der Senkrechte auf die Hiatus-sacralis-Symphysen-Linie. Einzeichnen des kaudalsten Punkts des Ileosakralgelenks am Os ileum (d) und Fällen der Senkrechten von der Hiatus-sacralis-Symphysen-Linie auf diesen Punkt. Einzeichnen des Punkts h als kaudalsten Punkt des Kunstkopfes, g als kaudalsten Punkt des Pfannenbetts. Parallele Meßlinien zur Linie 4 zur Bestimmung der Distanz zwischen g und h. Gemessen werden der Hiatus-sacralis-Symphysen-Pfannenneigungswinkel, die Distanz von kranialer Kunstkopfbegrenzung zur Senkrechten auf das Ileosakralgelenk auf der Hiatus-sacralis-Symphysen-Linie und die Distanz von g zu h. Zusätzliche Messungen der Distanzen e zu i und j zu f (Bengert 1988).

Diagnostische Bedeutung. Bestimmung des Pfannenbettaufbruchs bei Hüfttotalendoprothesen, der Pfannenlockerung, von Positionsänderung der Kunstpfanne mit Kippung und somit Änderung des Pfanneneingangswinkels. Messung des Aufbruchs der Kunstpfanne durch Vergleich der Distanzen e–i und g–f als Ausdruck der Pfannenauswalzung.

Bewertung. Intraindividuell zur postoperativen Verlaufskontrolle.

Vorteil. Bei Beckenkippung ändern sich die aboluten Werte, jedoch nicht die Relation.

Korrekturverfahren bei nicht exakter Beckenlagerung

Drehungsindex des Beckens (Abb. 12.53)

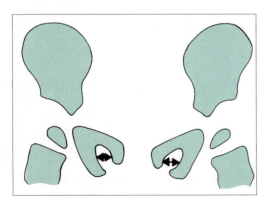

Abb. 12.53 Drehungsindex des Beckens. Rechts bzw. links Querdurchmesser der Foramina obturatoria

Technik und Methode. Beckenübersichtsaufnahme. Es werden die Querdurchmesser der Foramina obturatoria an den am weitesten voneinander entfernten Kortikalispunkten auf der Parallelen zur horizontalen Filmrandlinie bestimmt.

$$\text{Index I} = \frac{\text{re}}{\text{li}}$$

Normbereich: 1,08–0,56

Beckenkippungsindex nach Ball und Kommenda (Abb. 12.54)

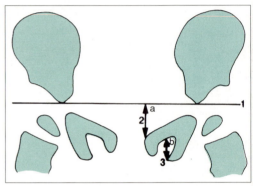

Abb. 12.54 Beckenkippungsindex nach Ball und Kommenda.
1 = Hilgenreiner-Linie
2 = Senkrechte vom kraniomedialsten Punkt des Os pubis auf die Hilgenreiner-Linie
3 = größte vertikale Distanz des Foramen obturatorium parallel zur Senkrechten
a = Distanz Hilgenreiner-Linie–Os pubis
b = vertikale Foramen-obturatorium-Distanz

Technik und Methode. Beckenübersichtsaufnahme. Einzeichnen der Hilgenreiner-Linie (S. 100) und Bestimmen des Abstands zum kraniomedialsten Punkt des Os pubis sowie der größten Vertikaldistanz des Foramen obturatorium.

$$\text{Index I} = \frac{a}{b}$$

Normbereich: 1,2–0,75

Symphysen-Sitzbein-Winkel (Abb. 12.55)

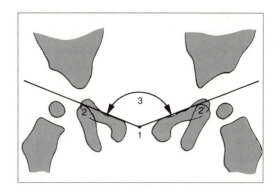

Abb. 12.55 Symphysen-Sitzbein-Winkel.
1 = Symphysenmittelpunkt
2, 2′ = kranialste Os-ischii-Punkte
3 = Symphysen-Sitzbein-Winkel

Technik und Methode. Beckenübersichtsaufnahme. Bilden der Mitte zwischen den beiden kraniomedialsten Os-pubis-Punkten. Von dort wird beidseits zum kranialsten Punkt des Os ischii eine Verbindungslinie gezogen. Der entstandene Winkel wird gemessen.
Bewertung. Siehe Tab. 12.17.

Tabelle 12.17 Symphysen-Sitzbein-Winkelwerte

Alter	Grad
1– 6 Monate	100–135
7–12 Monate	100–130
1– 2 Jahre	95–128
2– 3 Jahre	90–125
3– 5 Jahre	85–115

Korrektur schiefwinkliger Projektionen am koxalen Femurende nach Ch. u. H. D. Müller (Abb. 12.56)

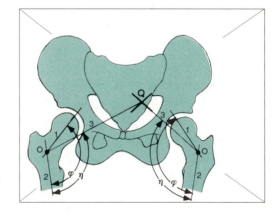

Abb. 12.56 Korrekturwinkel und -distanzen am koxalen Femurende nach Ch. u. H. D. Müller.
Q = Durchstoßpunkt des Zentralstrahls durch die Filmebene
O = Schnittpunkt der Schenkelhalsschaftachse mit Femurachse
1 = Schenkelhalsachse (S. 107)
2 = Femurschaftachse (S. 12)
3 = Linie QO
Winkel η zwischen abgebildeter Femurschaftachse und Linie QO, Winkel ψ zwischen den abgebildeten Schaft- und Schenkelhalsachsen

Um die beiden Winkel φ (Torsions- oder AT-Winkel) und ϑ (Schenkelhalschaft- oder CCD-Winkel) an beiden Schenkeln zu bestimmen, sind 2 Beckeübersichtsaufnahmen in verschiedenen Stellungen notwendig. Im allgemeinen erfolgt die Auswertung der Aufnahmen unter der Annahme, daß Normalprojektion vorliegt, d. h. der Durchstoßpunkt Q des Zentralstrahls liegt im Schnittpunkt O der Schenkelhalsachse mit der Femurachse, und der Zentralstrahl stößt senkrecht auf die Filmebene. Schiefwinklige Projektionen sind jedoch die Regel. Erhebliche Meßfehler können dadurch induziert werden, die bei Berücksichtigung des Strahlengangs zurückgedrängt werden können. Entscheidungen zur Operation und Operationsplanung hängen davon ab.

Technik und Methode. Eine Aufnahme in Normalstellung (Index 1) und eine Rippstein-Aufnahme (Index 2). Beide Aufnahmen mit abgebildeter Blendenöffnung aus deren jeweiligen Diagonalen die Durchstoßpunkte Q des

Zentralstrahls ermittelt werden. Der Abstand LQ zwischen Filmebene und der Strahlungsquelle L wird gemessen (im allgemeinen in [1] und [2] gleich). Es werden in jeder Aufnahme der Durchstoßpunkt Q des Zentralstrahls in der Filmebene, die Schenkelhals- und Femurschaftachse und die Verbindungslinie von Q zum Schnittpunkt O der Schenkelhalsachse mit der Femurschaftachse eingezeichnet. Die Abstände Q_iO_i werden gemessen.

In jeder Aufnahme Messungen der Winkel ψ_i zwischen den projizierten Achsen von Schenkelhals und Femur und Messungen der Winkel η_i zwischen Linie $Q_i O_i$ und der projizierten Femurachse. Berechnung der Neigungswinkel δ_i zwischen Filmebene und Normalebene zum Zentralstrahl aus $\tan \delta_i = \overline{Q_iO_i}/\overline{LQ_i}$.

Für die beiden Stellungen gelten folgende „ideale" Einfallswinkel des Strahls (d. h. bei Normalprojektion):

$\varphi_{p1} = 90°$, $\vartheta_{p1} = 90°$, $\varphi_{p2} = 0°$,
$\vartheta_{p2} = $ Abduktionswinkel

Berechnungen. Sie bestehen aus 2 Schritten: den Überführungen der schiefwinkligen Projektionen in Normalprojektionen und der Berechnung der Winkel φ und ϑ.

– Entzerrungen der Winkel η_i zu η_{pi} in Normalprojektion
$\sin(\eta_i - \eta_{pi}) = \sin \eta_i \tan \delta_i \cot \vartheta_{pi}$.

– Berechnungen der wahren Projektionsrichtungen φ_{Li} und ϑ_{Li}:

$u_i = -\sin \delta_i \cos \eta_{pi} \sin \varphi_{pi} \cos \vartheta_{pi} - \sin \delta_i \sin \eta_{pi} \cos \varphi_{pi} + \cos \delta_i \sin \varphi_{pi} \sin \vartheta_{pi}$

$v_i = -\sin \delta_i \cos \eta_{pi} \cos \varphi_{pi} \cos \vartheta_{pi} + \sin \delta_i \sin \eta_{pi} \sin \varphi_{pi} + \cos \delta_i \cos \varphi_{pi} \sin \vartheta_{pi}$

$\tan \varphi_{Li} = u_i/v_i$
$\sin \vartheta_{Li} = (u_i + v_i) / (\sin \varphi_{Li} + \cos \varphi_{Li})$

– Entzerrungen der Winkel ψ_i in Normalprojektionen:

$\tan \psi_{Li} = \dfrac{\sin \psi_i \cos \delta_i}{\cos(\psi_i - \eta_i) \cos \eta_i \cos^2 \delta_i \sin(\psi_i - \eta_i) \sin \vartheta_i}$

– Berechnungen des Antetorsionswinkels φ und des Schenkelhalsschaftwinkels δ:

$A_i = \sin \psi_{Li} \cos \varphi_{Li} \cos \vartheta_{Li} + \cos \varphi_{Li} \sin \varphi_{Li}$
$B_i = \sin \psi_{Li} \cos \varphi_{Li} \cos \vartheta_{Li} - \cos \psi_{Li} \sin \varphi_{Li}$
$C_i = \sin \psi_{Li} \sin \vartheta_{Li}$
$l = B_1 C_2 - B_2 C_1$
$m = A_2 C_1 - A_1 C_2$
$n = A_1 B_2 - A_2 B_1$
$\tan \varphi = m/l$
$\tan \vartheta = l/(n \cdot \cos \varphi)$

Beispiel. Rechter Femur, Abduktionswinkel 20°.

Art der Aufnahme	ψ_i	η_i	δ_i
1 (Normal-Null)	162	106	4,2
3 (Rippstein)	50	157	4,9

Ohne Korrektur
$(\delta_i = 0, \eta_{pi} = \eta_i, \varphi_{Li} = \varphi_{Pi}, \vartheta_{Li} = \vartheta_{Pi}, \psi_{Li} = \psi_i)$
$\varphi = 59,1°, \vartheta = 147,7°$.

Mit Korrektur
$\varphi = 65,8°, \vartheta = 137,3°$.

13 Untere Extremität

Beinganzaufnahmenparameter
(Abb. 13.1 u. 13.2)

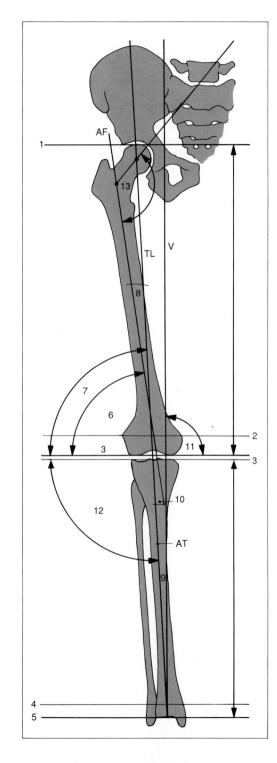

Abb. 13.1   Beinganzaufnahmenparameter.
V   = Vertikale
TL = Traglinie
AF = anatomische Femurachse
AT = anatomische Tibiaachse
1   = Hüftkopftangente (HKT)
2   = Femurepiphysenlinie (FEL)
3   = Kniegelenkbasislinie (KBL)
4   = Tibiametaphysenlinie (TML)
5   = obere Sprunggelenklinie (OSL)
6   = Winkel AF/KBL
7   = Winkel TL/KBL
8   = Winkel AF/TL
9   = Winkel AT/TL
10 = Winkel AF/AT
11 = Winkel V/KBL
12 = Winkel AT/KBL
13 = CCD-Winkel
1–3 = Femurlänge
3′–5 = Tibialänge

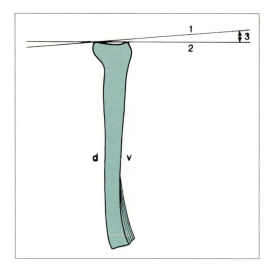

Abb. 13.2   Sagittaler Tibiaplateauneigungswinkel.
1 = Tibiaplateaulinie
2 = Horizontale
v = ventral
d = dorsal
3 = sagittaler Tibiaplateauneigungswinkel

Technik und Methode. Beinganzaufnahme im Stehen. Vertikale Hilfslinien sind die Vertikale als Parallele zur Körperachse (S. 91) oder zur vertikalen Filmrandlinie, die Traglinie (mechanische Achse) vom Hüftkopfzentrum (S. 107) zum Schnittpunkt mit der oberen Sprunggelenklinie (s. unten), die anatomische Femurachse (S. 12) und die anatomische Tibiaachse (S. 12).

Horizontale Hilfslinien sind die kraniale Hüftkopftangente (ggf. Horizontalachse des Beckens) als Parallele zur horizontalen Filmbasislinie, die distale Femurepiphysenlinie, die Kniegelenkbasislinie als Verbindungslinie der kaudalsten Femurkondylenpunkte (ggf. die Verbindungslinie der kranialsten Punkte der beiden Tibiaplateaus), die Tibiametaphysenlinie parallel zur oberen Sprunggelenklinie als Verbindungslinie der beiden kranialsten Punkte der tibialen Gelenkbegrenzung.

Diagnostische Bedeutung. Erkennen von Achsabweichungen, Extremitätenverkürzungen und Gelenkfehlstellungen. Operationsindikationsfestlegung und Operationsplanung.

Bewertung. Siehe Tab. 13.**1** u. 13.**2**.

Tabelle 13.**1**   Normalwerte der a.-p. Projektion auf der Beinganzaufnahme

Winkel	Grad
AF/KBL	81
TL/KBL	87
AF/TL	3
AT/TL	3
AF/AT	9
AT/KBL	93
V/KBL	90

Sagittaler Tibiaplateauneigungswinkel normal 4°

Tabelle 13.**2**   Meßschemadokumentation der unteren Extremität

Ganzaufnahme	rechts	links
Frontalebene		
– Femurschaft-Kniebasis-Winkel		Grad
– Tiabiaschaft-Kniebasis-Winkel		Grad
– Tiabiaschaft-Sprunggelenk-Winkel		Grad
– Traglinendeviation nach medial		cm
– Traglinendeviation nach lateral		cm
– Traglinien-Kniebasis-Winkel		Grad
– Femurlänge		cm
– Tibialänge		cm
Sagittalebene		
– Femurschaftachsen-Tibiaschaftachsenwinkel		Grad
– Sagittaler Tibiaplateau-Neigungswinkel		Grad
Eventuell diaphysäre Deviationswinkelhöhenlokalisation, deren Krümmungsscheitel zur Kniebasislinie		

Bestimmung des Kniebasislinienmittelpunkts (Abb. 13.3)

Abb. 13.3 Bestimmung des Mittelpunkts der Kniebasislinie.
1 = Kniebasislinie
2 = laterale Senkrechte
3 = mediale Senkrechte
4 = Mittelpunkt der Kniebasislinie

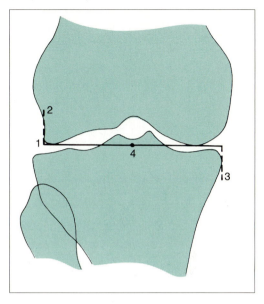

Technik und Methode. Beinganzaufnahme a.-p., Kniegelenkaufnahme a.-p. Einzeichnen der Kniebasislinie (S. 135). Fällen von Senkrechten zur lateralen Begrenzung der Gelenklinie am lateralen Femurkondylus und zur radialen Begrenzung des medialen Tibiakondylus. Halbierung der Strecke.

Bestimmung des Kniebasislinienmittelpunkts nach Duparc und Massarc (Abb. 13.4)

Technik und Methode. Beinganzaufnahme a.-p., Kniegelenkaufnahme a.-p. Einzeichnen der Kniebasislinie (S. 135). Verbinden der beiden Spitzen der Eminentia intercondylica. Halbieren der Strecke und Fällen des Lots von dort auf die Kniebasislinie. Der Schnittpunkt ist dann der gesuchte Mittelpunkt.
Diagnostische Bedeutung. Für die Konstruktion von Beinachsen.

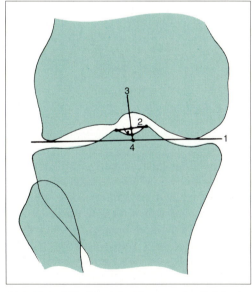

Abb. 13.4 Mittelpunktbestimmung der Kniebasislinie nach Duparc und Massarc.
1 = Kniebasislinie
2 = Verbindungslinie der Eminentia intercondylica
3 = Senkrechte vom Mittelpunkt dieser Linie auf die Kniebasislinie
4 = Mittelpunkt des Kniegelenks

Distaler Femurvalgisationswinkel (Abb. 13.5)

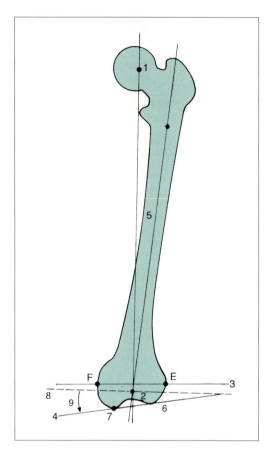

Abb. 13.5 Transkondylärer distaler Femurvalgisationswinkel.
1 = Hüftkopfzentrum
2 = Ansatzpunkt des hinteren Kreuzbands
3 = Transepikondylarlinie
4 = Kondylenlinie
5 = Femurachsenparallele durch den Ansatzpunkt des hinteren Kreuzbandes
6 u. 7 = tiefster Punkt des medialen und lateralen Kondylus
8 = Senkrechte auf der Femurachse durch den Ansatzpunkt des hinteren Kreuzbandes
9 = distaler Femurvalgisationswinkel
E = medialster Kondylenpunkt
F = lateralster Kondylenpunkt

Technik und Methode. Bestimmung des Hüftkopfzentrums (S. 107), der Femurschaftachsen (S. 12) und des approximativ ermittelten Ansatzpunkts des hinteren Kreuzbandes in der Fossa intercondylaris am kranialen Begrenzungsrand. Durch diesen Punkt wird eine Parallele zur Femurachse gezeichnet. Auf diese wird die Senkrechte durch den Ansatzpunkt des hinteren Kreuzbandes gefällt. Diese bildet mit der distalen Kondylenlinie den zu messenden Winkel. Die Transkondylarlinie wird als Verbindung zwischen den beiden entferntesten Punkten medial bis lateral E und F am jeweiligen Kondylus eingezeichnet. Die distale Kondylenlinie ist die Verbindung der distalen Punkte der beiden Femurkondylen.

Diagnostische Bedeutung. Zur exakteren Operationsplanung bei Korrekturosteotomien und Arthroplastiken. Erkennen von präarthrotischen Deformitäten bei Crus varum mit Valguskomponente im distalen Femurbereich (Yoshioka u. Mitarb. 1987).

Nachteil. Approximative Bestimmung des Ansatzpunkts vom hinteren Kreuzband.

Bewertung:
- Normal: 3–4°,
- präarthrotische Deformität: > 3° in Verbindung mit Crus varum.

Ventraler Femurlinien-Fossa-intercondylaris-Winkel (Abb. 13.6)

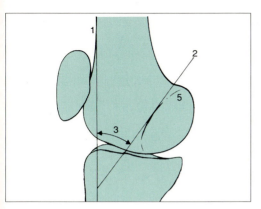

Abb. 13.6 Ventraler Femurlinien-Fossa-intercondylaris-Winkel.
1 = Femurlinie
2 = Fossa-intercondylaris-Tangente
3 = ventraler Femurlinien-Fossa-intercondylaris-Winkel
4 = Ficat-Bogen

Technik und Methode. Seitliche Kniegelenkaufnahme mit Oberschenkel; ZS Gelenkspalt, FFA 1 m.
Einzeichnen der ventralen Femurlinie und einer Tangente am Dach der Fossa intercondylaris. Gemessen wird der nach kranial offene Winkel.
Diagnostische Bedeutung. Beurteilen des Dislokationsgrads bei suprakondylären Femurfrakturen (Lindahl u. Movin 1970).
Bewertung:
– Normal: 34,0° ± 0,5°,
– Streuung: 26–44°.

Patellofemoralgelenk

Frontale Patellahöhenbestimmung (Abb. 13.7)

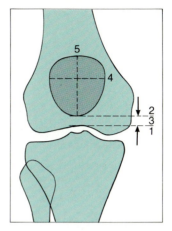

Abb. 13.7 Frontale patellofemorale Parameter.
1 = Horizontale vom Femurmeßpunkt
2 = Horizontale von der Patellaspitze
3 = frontale patellofemorale Distanz
4 = Patellabreite
5 = Patellahöhe

Technik und Methode. Kniegelenkaufnahme a.-p., Beinganzaufnahme. Parallel zur horizontalen Filmrandlinie werden 2 Linien vom kranialsten Punkt der interkondylären Eindellung des Femurs und der Patellaspitze verwendet. Der Abstand bestimmt die Patellalokalisation. Außerdem können Hilfslinien auf der größten Breite und Höhe eine Abschätzung der Patellagröße zulassen und auch als Distanzen ausgemessen werden (s. Abb. 13.12).
Diagnostische Bedeutung. Erkennen von Patelladystopien, -dysplasien, Frakturfolgen, Subluxationen.
Bewertung. Frontale patellofemorale Distanz normal ≅ 1 cm.

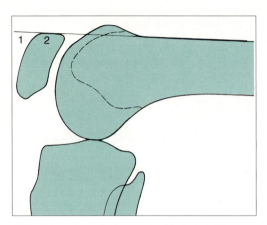

Abb. 13.8 Ventrale Femurschaftlinie bei 90°-Flexion des Kniegelenks.
1 = ventrale Femurschaftlinie
2 = kranialer Patellapol

Ventrale Femurschaftlinie (Abb. 13.8)

Technik und Methode. Kniegelenkaufnahme, seitlich 90°-Flexion. Die ventrale Femurschaftlinie trifft die kraniale Patellabegrenzung.

Diagnostische Bedeutung. Erkennen von Patellaluxationen, Lig.-patellae-Rupturen und einer Patella alta.

Bewertung. Normal trifft die ventrale Femurschaftlinie den kranialen Patellapol.

Patellahöhenbestimmung nach Blumensaat (Abb. 13.9)

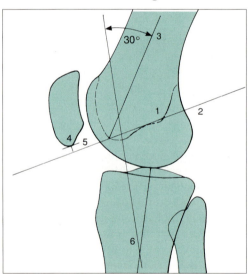

Abb. 13.9 Patellahöhenbestimmung nach Blumensaat.
1 = Blumensaat-Linie
2 = Blumensaat-Tangente
3 = Femurachse
4 = kaudaler Patellapol
5 = Distanz zwischen kaudalem Patellapol und Blumensaat-Linie

Technik und Methode. Kniegelenkaufnahme, seitlich 30°-Flexion. Tangente zur Blumensaat-Linie, die sich als Strukturverdichtungsstreifen durch das Dach der Fossa intercondylaris darstellt und zur Femurachse einen nach hinten offenen Winkel von 45° bildet. Der Abstand zum kaudalen Patellapol dient der Beurteilung der Patellalokalisation.

Diagnostische Bedeutung. Erkennen von Patelladystopien.

Nachteil. Patella parva kann Patella alta vortäuschen, Patella elongata dagegen Patella infera. Vom Beugegrad des Kniegelenks abhängiger Wert. Blumensaat-Linie auf hellen und weichen Aufnahmen schwer beurteilbar.

Bewertung. Siehe Tab. 13.3.

Tabelle 13.3 Richtwerte der Distanz: Patellaspitze zur verlängerten Blumensaat-Linie

Flexion	M	s	2 s
15°	30 mm	23,6 bis 36,4	17,2 bis 42,8
20°	25,7 mm	19,3 bis 32,1	12,9 bis 38,5
25°	21,4 mm	15,0 bis 27,8	8,6 bis 34,2
30°	17,1 mm	10,7 bis 23,5	4,3 bis 29,9
35°	12,9 mm	6,5 bis 19,3	0,1 bis 25,7
40°	8,6 mm	2,2 bis 15,0	− 4,2 bis 21,4
45°	4,3 mm	− 2,1 bis 10,7	− 8,5 bis 17,1
50°	0	− 6,4 bis 6,4	−12,8 bis 12,8
55°	− 4,3 mm	−10,7 bis 2,1	−17,1 bis 8,5
60°	− 8,6 mm	−15,0 bis − 2,2	−21,4 bis 4,2
65°	−12,9 mm	−19,3 bis − 6,5	−25,7 bis − 0,1
70°	−17,1 mm	−23,5 bis −10,7	−29,9 bis − 4,3

- Normalbereich: zwischen + s und − s
- Übergangsbereich: zwischen + s und + 2 s sowie − s und − 2 s
- Patella alta: oberhalb von + 2 s
- Patella infera: unterhalb von − 2 s
- M = Mittelwert
- s = einfache Standardabweichung
- 2 s = doppelte Standardabweichung

Patellahöhenwinkel nach Hepp
(Abb. 13.10)

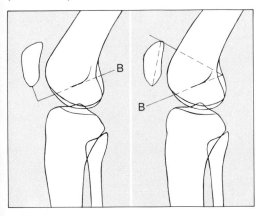

Abb. 13.10 Patellahöhenwinkel nach Hepp. Es werden die Verbindungslinien des kranialsten mit dem kaudalsten Patellapunkt, die Blumensaat-Linie (S. 140) und die Verbindung vom kranialen Patellapunkt zum Schnittpunkt der Blumensaat-Linie mit der dorsalen Femurkortikalis eingezeichnet. Gemessen wird der Winkel zwischen diesen beiden Linien, der nach ventral offen ist (aus Debrunner, H. U., W. R. Hepp: Orthopädisches Diagnostikum, 6. Aufl., Thieme, Stuttgart 1994 [Abb. 14.17])
B = Blumensaat-Linie

Technik und Methode. Seitliche Kniegelenkaufnahme in Beugung. Es werden die Verbindungslinie des kranialsten mit dem kaudalsten Patellapunkt, die Blumensaat-Linie (S. 140) und die Verbindung von kranialem Patellapunkt zum Schnittpunkt der Blumensaat-Linie mit der dorsalen Femurkortikalis eingezeichnet. Gemessen wird der Winkel zwischen diesen beiden Linien, nach ventral offen.

Diagnostische Bedeutung. Erkennen von Patella alta und Patella infera.

Vorteile. Das Verfahren ist relativ einfach und zuverlässig, es ist auch nach Operationen an der Tuberositas tibiae anwendbar. Die Größenunterschiede der Patella und der Femurkondylen spielen kaum eine Rolle. Es gibt wohl keinen Meßpunkt, der mit größerer Konstanz aufgefunden wird, als der proximale Endpunkt des größten Patellalängsdurchmessers.

Nachteile. Zur Bestimmung der Patellahöhe ist eine Umrechnungstabelle mit den Mittelwerten sowie den einfachen und doppelten Standabweichungen erforderlich. Die Methode ist vom Kniebeugegrad abhängig. Die Meßgenauigkeit muß 5° betragen. Das seitliche Röntgenbild darf im Format nicht kleiner als 18 × 24 cm sein. Sonst ist der Kniebeugegrad nicht exakt zu bestimmen.

Bewertung:
- Normal: s. Tab. 13.4,
- Patella alta: > ± s,
- Patella baja: < ± s.

Tabelle 13.4 Umrechnungstabelle der Patellahöhenwinkel nach Hepp

Beugestellung	M	± s	± 2 s
25°	53°	48–58°	43–63°
30°	50°	45–55°	40–60°
35°	47°	42–52°	37–57°
40°	44°	39–49°	34–54°
45°	41°	36–46°	31–51°
50°	38°	33–43°	28–48°
55°	35°	30–40°	25–45°
60°	32°	27–37°	22–42°

M = Mittelwert
s = einfache Standardabweichung
2 s = doppelte Standardabweichung

Patellahöhenbestimmung nach Hepp
(Abb. 13.11)

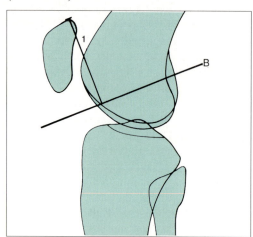

Abb. 13.11 Patellahöhenbestimmung nach Hepp. Es werden die Verbindungslinien des kranialsten und kaudalsten Patellapunkts und die Blumensaat-Linie (S. 140) eingezeichnet. Gemessen wird die Distanz A vom kranialsten Patellapunkt zur Blumensaat-Linie auf der Senkrechten von der letzteren zum kranialsten Patellapunkt (aus Debrunner, H. U., W. R. Hepp: Orthopädisches Diagnostikum, 6. Aufl., Thieme, Stuttgart 1994 [Abb. 14.16])
B = Blumensaat-Linie

Technik und Methode. Seitliche Kniegelenkaufnahme in definierter Beugung. Es werden die Verbindungslinie des kranialsten und kaudalsten Patellapunkts und die Blumensaat-Linie (S. 140) eingezeichnet. Gemessen wird die Distanz vom kranialsten Patellapunkt zur Blumensaat-Linie auf der Senkrechten von der letzteren zum kranialsten Patellapunkt.
Diagnostische Bedeutung. Erkennen von Patelladystopien, Klassifizieren von Patella alta und infera.
Vorteile. Siehe S. 141.
Nachteile. Siehe S. 141.
Bewertung. Siehe Tab. 13.5.

Tabelle 13.5 Umrechnungstabelle der Patellahöhenbestimmung nach Hepp

Beuge-stellung	M	± s	± 2 s
25°	58 mm	52,5–63,5 mm	47–69 mm
30°	55 mm	49,5–60,5 mm	44–66 mm
35°	52 mm	46,5–57,5 mm	41–63 mm
40°	49 mm	43,5–54,5 mm	38–60 mm
45°	46 mm	40,5–51,5 mm	35–57 mm
50°	43 mm	37,5–48,5 mm	32–54 mm
55°	40 mm	34,5–45,5 mm	29–51 mm
60°	37 mm	31,5–42,5 mm	26–48 mm

M = Mittelwert
s = einfache Standardabweichung
2 s = doppelte Standardabweichung

Sagittale Patellaindizes nach Insall-Salvati, Trillat und Blackburne-Peel
(Abb. 13.12)

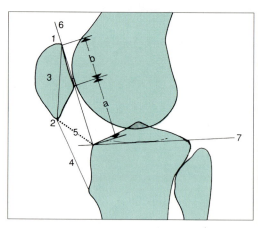

Abb. 13.12 Sagittale Patellaindizes nach Insall-Salvati, Trillat und Blackburne-Peel.
1 = kranialer Patellapol
2 = kaudaler Patellapol
3 = sagittaler Patellalängsdurchmesser = x
4 = Distanz kaudaler Patellapol-Tuberositas tibiae = y
5 = Distanz kaudaler Patellapol-Tibiakopf = z
6 = Patellarückflächenlinie
7 = Tibiaplateaulinie

Technik und Methode. Seitliche Kniegelenkaufnahme. Bestimmen des kaudalen und kranialen Patellapols. Verbindungslinie als sagittaler Patellalängsdurchmesser. Einzeichnen der Distanzlinie kaudaler Patellapol kraniale Tuberositas tibiae.

Einzeichnen der Distanzlinie kaudaler Patellapol Tibiakopf-Ventralbegrenzung. Einzeichnen der Patellarückflächenlinie. Einzeichnen der Tibiaplateaulinie am Verbindungspunkt der ventral-dorsalen Tibiakopfbegrenzung zum Tibiaplateau und am kaudalsten Begrenzungspunkt.

Index nach Insall-Salvati: $I = \frac{y}{x}$

Index nach Trillat: $I = \frac{z}{x}$

Index nach Blackburne-Peel: $I = \frac{a}{b}$

Diagnostische Bedeutung. Erkennen von Patelladystopien.
Nachteil: Vom Beugegrad des Kniegelenks abhängig; Patellaform kann falsche Beurteilung verursachen. Meßpunkte an der Tuberositas tibiae, Tibiakopf und der Tibiaplateaulinie nicht immer exakt festlegbar, nach Ventralisation der Tuberositas tibiae nicht anwendbar.
Bewertung. Siehe Tab. 13-6.

Tabelle 13.6 Sagittale Patellahöhenparameter nach verschiedenen Autoren

Patellahöhe	Normal	Patella alta	Patella infera
Nach Insall-Salvati (20–70°-Flexion)	0,8–1,04	0,75 Übergangsbereich 0,75–0,79	ab 1,15 1,05–1,14
Nach Trillat	0,5–0,63	≥ 0–0,9	≤ 0,4
Nach Blackburne-Peel	0,7–0,99	ab 1,1 Übergangsbereich 1,0–1,9	< 0,6 0,6–0,69

Tangentiale patellofemorale Parameter

Technik und Methode. Tangentiale Kniegelenkaufnahme nach Knutson in 30°-Flexion. Hilfslinie nach Henssge ist eine Parallele zur horizontalen Filmrandlinie, die als Tangente des medialen Femurkondylus den lateralen als Sekante schneidet oder ihn auch dann als Verbindungslinie berührt. Beurteilt wird das Ausmaß des getroffenen lateralen Femurkondylus und das Verhältnis zur interkondylären Patellagleitbahn.

Weitere Bezugspunkte sind der mediale, laterale und femorale Patellapol, der tiefste Punkt der femoralen Gleitbahn und die beiden ventralsten Punkte der Femurkondylen. Gemessen werden die Distanzen an Patella und Femur zwischen den einzelnen Bezugspunkten. Winkel werden an der Patellarückfläche und der Kondylenbegrenzung konstruiert.

An der Patella wird noch der mediokaudalste Meßpunkt festgelegt.

Henssge-Linie zur Patella- und Femurkondylenformeinschätzung
(Abb. 13.13)

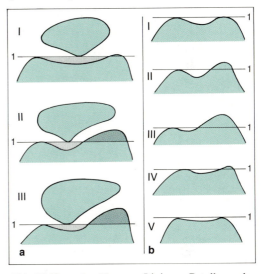

Abb. 13.13 a u. b Henssge-Linie zur Patella- und Femurkondylenformeinschätzung.
1 = Henssge-Linie
I–III = Patellatypen nach Wiberg
I–V = Femurkondylentypen nach Hepp

Diagnostische Bedeutung. Erkennen femoraler und patellärer Dysplasien.
Vorteil. Sehr einfaches Verfahren.
Nachteil. Sehr approximatives Verfahren mit Einordnungsproblemen.
Bewertung. Das Verhalten der Patella zur durch die Henssge-Linie charakterisierten Femurkondylenform bestimmt die Zuordnung zu den Wiberg-Typen I–III:
– Wiberg I: Euplasie etwa 10%,
– Wiberg II: mediale Dysplasie 65%,
– Wiberg III: Hypoplasie 25%. Typ III prädestiniert zur Chondropathie und Arthrose. Das Verhalten der Femurkondylen zur

Henssge-Linie läßt auch eine Beurteilung des Dysplasiegrads hier zu. Tiefe der femoralen Gleitbahn und Verhalten des lateralen Kondylus zur Tangente sind maßgebend:
- Hepp I und II: Normalform 88%,
- Hepp III–V : Dysplasie,
- Hepp III: mediale Dysplasie bei rezidivierenden und habituellen Patellaluxationen 90%.

Patellare und kondyläre Gelenkflächenindizes und -winkel (Abb. 13.**14**).

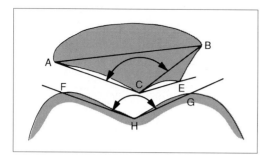

Abb. 13.**14** Patellare und kondyläre Gelenkflächenindizes und -Winkel.
A = lateraler Patellapol
B = medialer Patellapol
C = femoraler Patellapol
E = mediodorsalster Patellapunkt
F = lateroventralster Kondylenpunkt
G = medioventralster Kondylenpunkt
H = tiefster Punkt der femoralen Gleitbahn

Patellagelenkindex nach Brattström:
$$PGI = \frac{AC}{BC}$$

Patellagelenkindex nach Ficat:
$$PGI = \frac{AC}{CE}$$

Kondylengelenkindex nach Ficat:
$$KGI = \frac{FH}{GH}$$
Patellagelenkflächenwinkel (PGW):ACB
Kondylenflächenwinkel (KGW):FHG

Patellare und kondyläre Gelenktiefenindizes (Abb. 13.**15**)

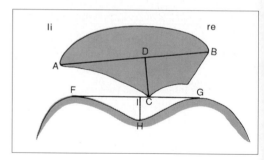

Abb. 13.**15** Patellare und kondyläre Gelenktiefenindizes (Beschreibung wie Abb. 13.14).
D = Schnittpunkt der Senkrechten von C mit der Linie AB
I = Schnittpunkt der Senkrechten von H mit der Linie FG

Patellatiefenindex nach Ficat und Bizou:
$$PTI = \frac{AB}{CD}$$

Kondylentiefenindex nach Ficat und Bizou:
$$KTI = \frac{FS}{HI}$$

Diagnostische Bedeutung. Erkennen von Patella- und Trochleadysplasien.
Nachteil. Schwierige Meßpunktfestlegung bei Patellasonderformen; für Punkt C wird dann der femoralste Konturpunkt gewählt. Tab. 13.**7**.

Tabelle 13.**7** Tangentiale patellofemorale Parameter

Index/ Winkel	Normal	Übergangsbereich	Dysplasie
PGI	1,0–1,39	0,9–0,99 (1,4–1,49)	< 0,9 (ab 1,5)
PTI	3,2–4,59	3,0–3,19 (4,6–4,79)	< 3,0 (ab 4,8)
PGW	120–139°	115–119° (140–144°)	< 115° (ab 145°)
KGI	1,0–1,39	0,9–0,99 (1,4–1,49)	< 0,9 (ab 1,5)
KTI	4,2–6,59	3,8–4,19 (6,6–6,99)	< 3,8 (ab 7,0)
KGW	130–144°	125–129° (145–149°)	< 125° (ab 150°)

PGI = Patellagelenkindex
PTI = Patellatiefenindex
PGW= Patellagelenkflächenwinkel
KGI = Kondylengelenkindex
KTI = Kondylentiefenindex
KGW= Kondylengelenkflächenwinkel

Tangentiale Patellazentrierungsmessung (Abb. 13.16)

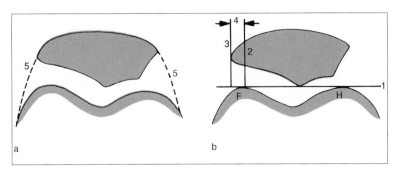

Abb. 13.16 a u. b   Ficat-Bogen (a) und Patelladezentrierungsstrecke (b) nach Hepp.
1 = Linie FH
2 = Senkrechte auf FH
3 = laterale Patellatangente
4 = Dezentrierungsstrecke = d
5 = Ficat-Bogen
F u. H = neutralste Femurkortikalispunkte

Technik und Methode. Die Verlängerung der ventralen Patellakontur zu den medialen und lateralen Femurkondylusbegrenzungen ergibt den Ficat-Bogen. Die Dezentrierungsstrecke nach Hepp wird durch die Senkrechte auf die Linie FH in F und der parallelen lateralen Patellatangente gemessen.
Diagnostische Bedeutung. Erkennen von Patelladystopien. Postoperative Beurteilung von Medialisierungen.

Vorteil. Einfaches Verfahren und besonders geeignet für Verlaufskontrollen.
Nachteil. Nur relatives Maß.
Bewertung. Ficat-Linie muß einen symmetrischen Verlauf, ähnlich einem romanischen Bogen, haben. Stufenbildung spricht für seitliche Dislokation. Die Dezentrierungsstrecke d wird bei Lateralisationen der Patella größer und bei Medialisierungsoperationen wieder kleiner.

Tibiofemoralgelenk

Tibiofemoralwinkel und interkondylointerkondyläre Distanz (Abb 13.17)

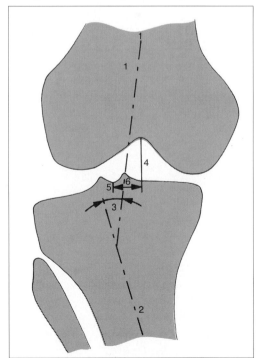

Abb. 13.17   Tibiofemoralwinkel und interkondylointerkondyläre Distanz (am Beispiel einer Varusdeformität).
1 = Femurachse
2 = Tibiaachse
3 = Tibiofemoralwinkel
4 = Senkrechte auf der Fossa intercondylaris
5 = Senkrechte von der Eminentia intercondylica
6 = interkondylointerkondyläre Distanz

Technik und Methode. Kniegelenkaufnahme a.-p. im Liegen und bei Belastung. Bestimmen der Femur- und Tibiaachse. Fällen der Senkrechten vom kranialsten Punkt der Fossa intercondylaris parallel zum Filmrand und vom kaudalsten Punkt zwischen beiden Erhebungen der Eminentia intercondylica.

Gemessen werden der Winkel zwischen Tibia- und Femurachse von außen oder innen her und die Distanz zwischen den Senkrechten.

Diagnostische Bedeutung. Genu-valgum- und Genu-varum-Graduierung, Verifizieren der Belastungssubluxation bei Gonarthrose (Hernigou u. Mitarb. 1987).

Vorteil. Orientierung auch ohne Beinganzaufnahme möglich.

Nachteil. Exakte biomechanische Situation und Operationsplanung nicht möglich.

Bewertung. Tibiofemoralwinkel:
– Normal: 6° Valgus,
– Genu valgum: > 6° Valgus,
– Genu varum: < 6° Valgus.
Interkondylointerkondyläre Distanz normal 0 mm

Ermittlung des realen Korrekturwinkels bei Tibiakopfosteotomien (Abb. 13.**18**)

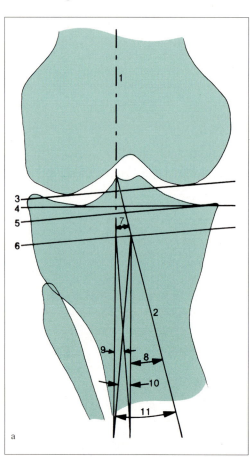

Technik und Methode. Ganzbeinstandaufnahme. Einzeichnen der Femoral- und Tibialachse (S. 12), der Kniebasislinie (S. 137) und der Tibiagelenkflächenlinie als Verbindung der beiden distalsten Punkte der Tibiagelenkfläche. Messen des Femorotibialwinkels in Gelenkspalthöhe. Einzeichnen der Osteotomielinie und der Parallele zur Femurachse vom Schnittpunkt mit der Tibiaachse aus. Durch Verbindung des Schnittpunkts der Osteotomieebene mit der verlängerten Femurachse mit einem gewählten Punkt auf der Femurachsenparallelen wird der Hypokorrekturwinkel bestimmt. Der reale Korrekturwinkel wird durch eine Verbindungslinie vom Schnittpunkt der Osteotomieebene mit der Tibiaachse zum distalen Meßpunkt der Femurachse festgelegt.

Diagnostische Bedeutung. Exakte Bestimmung des notwendigen Korrekturwinkels bei Tibiakopfosteotomien verschiedener Höhe (Descamps u. Mitarb. 1987).

Abb. 13.**18 a** u. **b** Konstruktion des realen Korrekturwinkels bei Tibiakopfosteotomien.
A = Korrekturprinzip
B = Meßlinien in der Röntgenskizze
1 = Femurachse AO′
2 = Tibiaachse
3 = Kniebasislinie

Tibeofemoralgelenk

4 = Tibiagelenkflächenlinie
5 = hohe Osteotomieebene
6 = Osteotomieebene
7 = Femorotibiawinkel
8 = scheinbarer Korrekturwinkel
9 = Hypokorrekturwinkel
10 = Ergänzungswinkel
11 = realer Korrekturwinkel

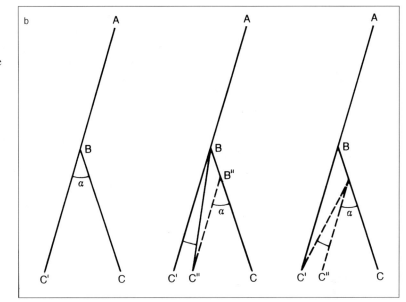

Tibiofemoraler Aufklappwinkel (Abb. 13.19)

Technik und Methode. In Ab- oder Adduktion gehaltene Kniegelenkaufnahme a.-p. Anlegen der Femurkondylen- und der Tibiakopfgelenkflächenlinien. Am Femur werden die beiden kaudalsten Konturpunkte der Femurkondylen und an der Tibia die beiden latero- und mediokranialsten Tibiakopfeckpunkte verwendet. Gemessen wird der Winkel zwischen den Linien und der Abstand vom jeweiligen Femurkondylus zum Tibiakopf.
Diagnostische Bedeutung. Erkennen von Seitenbandrupturen und Klassifizierung des Verletzungsgrads. Erkennen von Bandlaxizitäten.
Nachteil. Vergleichsröntgenbild der gesunden Seite erforderlich.
Bewertung. Tibiofemoraler Aufklappwinkel:
- normal: 0°,
- Übergangsbereich: 0–5°,
- pathologisch: > 5°,
- Seitenbandruptur im Seitenvergleich: > 5°,
- Gelenkspaltweite normal: bis 5 mm,
- Seitenbandruptur: > 5 mm.

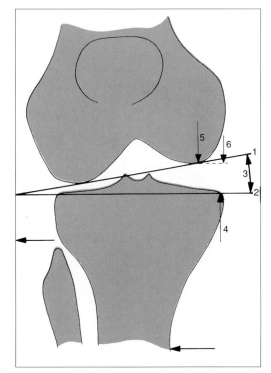

Abb. 13.**19** Gehaltene Ab- und Adduktionsaufnahme des Kniegelenks (am Beispiel gehaltener Abduktion).
1 = Femurkondylenlinie
2 = Tibiakopfbezugslinie
3 = Aufklappwinkel
4 u. 5 = Tibia- und Femurdistanzmeßpunkte
6 = Gelenkspaltweite

Schubladenphänomenverifizierung am Kniegelenk (Abb. 13.20 u. 13.21)

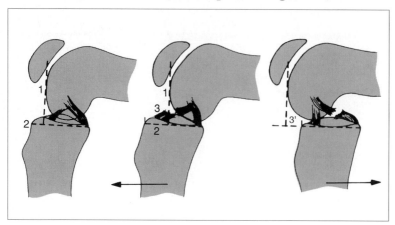

Abb. 13.**20** Vordere und hintere Schubladendistanzen am Kniegelenk.
1 = Femurkondylentangente
2 = Tibiaplateaulinie
3 = vordere Schubladendistanz
3′ = hintere Schubladendistanz

Technik und Methode. Gehaltene seitliche Kniegelenkaufnahme, seitliche Kniegelenkaufnahme in 90°-Flexion, für Lachmann-Test 10–20°-Flexion und 15°-Außenrotation mit 15 kp Streßbelastung. Einzeichnen der Tibiaplateaulinie und darauf die ventrale Femurkondylentangente als Senkrechte. Gemessen wird die Distanz vom Schnittpunkt beider Linien zur Tibiakopfkortikalis auf der Plateaulinie.

Diagnostische Bedeutung. Erkennen von vorderen und hinteren Kreuzbandrupturen am Kniegelenk.
Bewertung:
- Normal: bis 5 mm,
- pathologisch: > 5 mm im Seitenvergleich zur nichtverletzten Seite.

Radiologischer Lachmann-Test (Abb. 13.21 a–c)

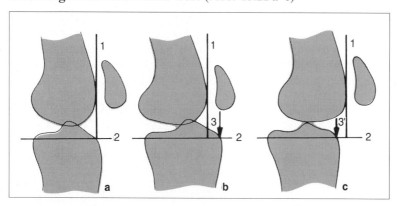

Abb. 13.**21 a– c** Radiologischer Lachmann-Test. (**a**) Normalbefund, (**b**) hintere Schubladendistanz, (**c**) vordere Schubladendistanz.
1 = Femurkondylentangente
2 = Tibiakopflinie
3 = vordere Schubladendistanz
3′ = hintere Schubladendistanz

Diagnostische Bedeutung. Erkennen von vorderen und hinteren Kreuzbandrupturen.

Bewertung:
- Normal: 3 mm,
- vordere Kreuzbandruptur: ø 14,7 (5–18) mm,
- hintere Kreuzbandruptur: ø 13,1 (10–20) mm.

Pivot-shift-Zeichen-Verifikation nach Jakob, Stäubli und Deland (Abb. 13.22)

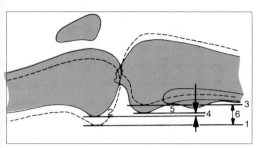

Abb. 13.22 Pivot-shift-Verifikation nach Jakob, Stäubli und Deland.
1 = laterale Femurkondylusbegrenzung
2 = mediale Femurkondylusbegrenzung
3 = laterale Tibiakopfbegrenzung
4 = mediale Tibiakopfbegrenzung
5 = mediale Femur-Tibia-Distanz
6 = laterale Femur-Tibia-Distanz

Technik und Methode. Kniegelenkseitaufnahme in ca. 10°-Flexion mit Unterstützung am Tibiakopf und 25–30 kp Femurbelastung sowie ohne Belastung. Meßpunkte an der dorsalsten Begrenzung des medialen und lateralen Femurkondylus und am Tibiakopf beider Kondylen. Anlegen paralleler Verbindungslinien zur horizontalen Filmbasislinie und Messen der Abstände.
Diagnostische Bedeutung. Quantifizierung des Pivot-shift-Zeichens zum Erkennen komplexer Kniegelenkbandinstabilitäten. (Jakob u. Mitarb. 1987).
Vorteil. Objektivierung klinischer Untersuchungsergebnisse hinsichtlich Therapieentscheidung und -kontrolle.
Nachteil. Die Bestimmung der Dorsalbegrenzung des lateralen Tibiakopfkondylus ist mitunter problematisch.
Die Röntgenposition entspricht nur der klinischen Testung in Normalposition, nicht in Innen- oder Außenrotation.

Bewertung:

		Medial	Lateral
Pivot-shift	I. Grads	< 5 mm	< 8 mm (normal)
Pivot-shift	II. Grads	ø 10 mm	~ ø 17,5 mm (pathologisch)
Pivot-shift	III. Grads	~ 14,5 mm > 12 mm	~ 21,5 mm

Röntgenvermessung der arthroskopischen vorderen Kreuzbandplastik (Abb. 13.23).

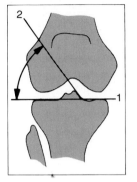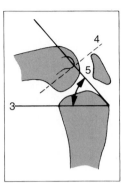

Abb. 13.23 Radiologische Konstruktion der arthroskopischen vorderen Kreuzbandplastik.
1 = Tibiaplateaulinie
2 = Eminentiahilfslinie
3 = Tibiakopflinie
4 = Blumensaat-Linie
5 = Tibiakopf-Blumensaat-Hilfslinie

Technik und Methode. Kniegelenkaufnahme a.-p. und seitlich. Auf der a.-p. Aufnahme werden die Tibiaplateaulinie (S. 135) und im 55°-Winkel zu ihr eine die mediale Begrenzung der Eminentia intercondylica tangierende Ziellinie eingezeichnet. Auf der seitlichen Aufnahme dienen die Tibiakopflinie (S. 142) und eine Verbindungslinie von dem ventralen Tibiakopfkortikalispunkt auf der Tibiakopflinie zum ventrokaudalsten Punkt der Blumensaat-Linie als Konstruktionshilfen. Die Letzteren bilden zusammen einen Winkel von ca. 35°.
Diagnostische Bedeutung. Bessere Planung der arthroskopischen Kreuzbandplastik (Klein 1987).

Postoperative Positionsbestimmung von Kniegelenkschlittenendoprothesen
(Abb. 13.24)

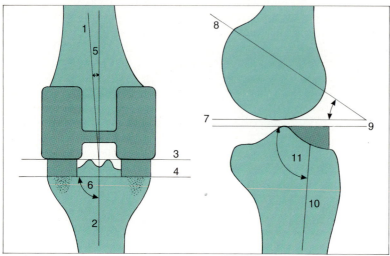

Abb. 13.24 Postoperative Positionsbestimmung von Kniegelenkschlittenendoprothesen.
1 = Femurachse
2 = Tibiaachse
3 = Kniebasislinie
4 = Tibiagleitlagerlinie
5 = Femur-Tibia-Winkel
6 = Tibia-Gleitlager-Winkel
7 = sagittale Femurkondylentangente
8 = Verbindungslinie zur kranialen Schlittenbegrenzung
9 = sagittale Tibiagleitlagerlinie
10 = Tibiaachse sagittal
11 = Tibia-Gleitlager-Winkel
12 = Sagittaler Femurschlittenwinkel

Technik und Methode. Kniegelenkaufnahme a.-p. Kniegelenkseitaufnahme. Auf der a.-p. Aufnahme werden die Femur- und Tibiaachse (S. 12), die artifizielle Kniebasislinie als Verbindung der Femurkondylen der Endoprothese und die Verbindungslinie der kaudalen Begrenzung der Tibiagleitkörper eingezeichnet.

Auf der Seitaufnahme wird die Femurkondylentangente als Parallele zur horizontalen Filmrandlinie und dazu die Verbindung zum kranialen Pol der Femurschlitten im definierten Wert für den Endoprothesentyp verwendet. Gemessen werden kann der sich evtl. unterscheidende oder verändernde Winkel zwischen beiden. Am Tibiakopf wird der Winkel zwischen Tibiaachse und sagittaler Tibiaplateaulinie gemessen.

Diagnostische Bedeutung. Beurteilung der Prognose durch Positionsbestimmung, Erkennen von Migrationen als Lockerungszeichen (Ivarsson u. Mynerts 1986).
Vorteil. Relativ projektionsunabhängig.
Bewertung:
– Normal: Femorotibialwinkel: 4°,
– frontaler Tibia-Gleitlager-Winkel: 90° (Kniebasislinie dazu parallel),
– sagittaler Tibia-Gleitlager-Winkel: 87°.

Belastungsflächenmessung von unikompartimentalen Kniegelenkschlittenendoprothesen (Abb. 13.25)

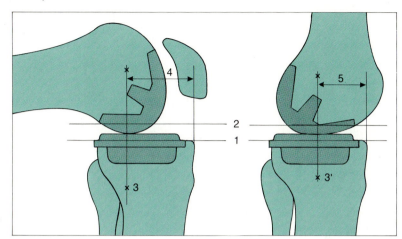

Abb. 13.25 Belastungsflächenbestimmung bei unikompartimentalen Kniegelenkschlittenendoprothesen.
1 = Tibiaprothesenteillinie
2 = Femurprothesenteilparallele
3, 3' = Kontaktpunktvertikale
4 = Tibiakantendistanz in Flexion a
5 = Tibiakantendistanz in Extension b

Technik und Methode. Kniegelenkaufnahme seitlich in Flexion und Extension, medialer und lateraler Rotation. Einzeichnen der Tibiaprothesenteillinie und dazu der Parallelen durch das dorsale Femurprothesenende in Flexion und das ventrale in Extension. Bestimmen des jeweiligen innigsten Kontaktpunkts der Prothesenteile und Errichten der Senkrechten. Zwischen beiden Senkrechten wird die belastete Fläche der Tibiaplateauprothese ermittelt. Dazu wird jeweils der Abstand zum Kreuzungspunkt der Prothesenlinie mit der ventralen Tibiakortikalis verwendet.

Diagnostische Bedeutung. Beurteilen der Endoprothesenposition, deren Belastungsfläche, evtl. Prognoseeinschätzung, Verschleißkontrolle (Bradley u. Mitarb. 1987).

Bewertung. Intraindividuell in mm (Tab. 13.8).

Tabelle 13.8 Belastungsfläche bei exakter Positionierung

	Mediales Kompartiment	Laterales Kompartiment	Total
Flexion/Extension	4,4 (0,0–13,5)	6,0 (1,6–13,0)	4,9 mm
Mediale/laterale Rotation	6,6 (2,9–10,9)	5,1 (0,9–7,8)	6,1 mm

Postoperative Positionsbestimmung von Kniegelenkscharnierendoprothesen
(Abb. 13.26)

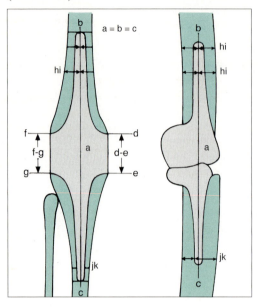

Abb. 13.**26** a = Endoprothesenachse seitlich und in a.-p. Projektion, b = Femurschaftachse seitlich und in a.-p. Projektion, c = Tibiaachse seitlich und in a.-p. Projektion. Winkel ab zwischen Femurachse und Endoprothesenachse, Winkel ac zwischen Femurachse und Tibiaachse, Distanz d-e, mediale Distanz zwischen Femur und Tibia, f-g laterale Distanz zwischen Femur und Tibia, h-i-Distanz zwischen Endoprothesenachse und Femurkortikalis, j-k-Distanz zwischen Endoprothesenachse und Tibiakortikalis

Technik und Methode. Kniegelenkaufnahme a.-p., seitliche Kniegelenkaufnahme. Einzeichnen der Endoprothesenachse auf a.-p. und seitlicher Aufnahme. Einzeichnen der Femurschaftachse. Einzeichnen der Tibiaachse. Bestimmen der Distanz zwischen Endoprothesenachse und Kortikalisaußengrenzen. Einzeichnen der distalsten Punkte medial und lateral am Femur und der kranialsten entgegengesetzten Punkte an der Tibia. Bestimmung der Distanz zwischen den Verbindungslinien.

Diagnostische Bedeutung. Beurteilung der primären Endoprothesenlage nach Implantation und möglicher Positionsänderungen bei der Verlaufskontrolle.
Bewertung. Intraindividuell in mm und Winkelgraden zwischen Femur- und Tibiaachse sowie der Endoprothesenachse.
Normal: Winkel ab u. ac: 0°.

14 Sprunggelenk

Mittelpunktbestimmung am Talokruralgelenk (Abb 14.1)

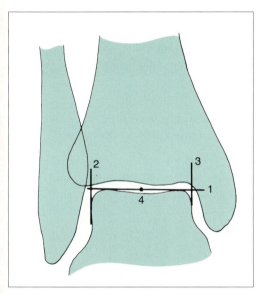

Abb. 14.1 Mittelpunktbestimmung am Talokruralgelenk.
1 = Talusgelenkflächenlinie
2 = laterale Talusbegrenzungstangente
3 = mediale Talusbegrenzungstangente
4 = Mittelpunkt des Talokruralgelenks

Technik und Methode. Sprunggelenkaufnahme a.-p. Einzeichnen der Talusgelenkflächenlinie und von senkrecht dazu verlaufenden Tangenten an der medialen und lateralen Talusbegrenzung. Halbierung der so entstandenen Strecke.
Diagnostische Bedeutung. Zur Konstruktion der verschiedenen Beinachsen erforderlich.

Frontale Sprunggelenkaufklappbarkeitsmessung

Frontale talokrurale Gelenkwinkel
(Abb 14.2 u. 14.3)

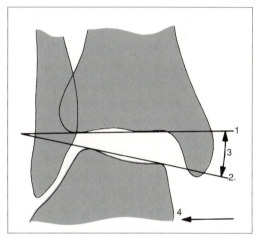

Abb. 14.2 Tibialer talokruraler Aufklappwinkel.
1 = Tibiagelenkflächenlinie
2 = Talusgelenkflächenlinie
3 = tibialer Aufklappwinkel
4 = Halterichtung

Technik und Methode. Gehaltene Sprunggelenkaufnahme a.-p. Eingezeichnet werden die Linien der tibialen Gelenkfläche an deren beiden kranialsten Punkten und der talaren an den beiden korrespondierenden kranialsten Vorwölbungen. Gemessen wird der je nach Halterichtung offene Winkel.
Diagnostische Bedeutung. Erkennen tibialer Bandläsionen am Sprunggelenk.
Bewertung:
– Normal: bis 5°,
– pathologisch: > 5° im Seitenvergleich.

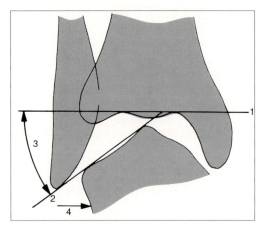

Abb. 14.3 Fibularer talokruraler Aufklappwinkel in 20°-Innenrotation und 20°-Plantarflexion.
1 = Tibiagelenkflächenlinie
2 = Talusgelenkflächenlinie
3 = fibularer Aufklappwinkel
4 = Halterichtung

Diagnostische Bedeutung. Erkennen und klassifizieren fibularer Bandläsionen am Sprunggelenk.

Bewertung:
- Normal: bis 5°,
- fraglich: 6–10°,
- Ruptur des Lig. talofibulare: > 5°,
- Ruptur des Lig. calcaneofibulare: > 10°,
- Ruptur aller 3 Bänder : > 20°.

Talokrurale Schubladenmessung (Abb. 14.4)

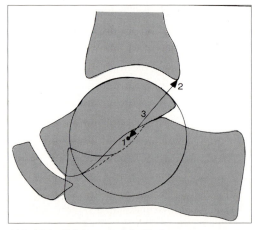

Abb. 14.4 Talokrurale Schubladenmessung.
1 = Taluszentrum
2 = dorsaler Tibiaeckpunkt
3 = Vorschubdistanz

Technik und Methode. Gehaltene seitliche Sprunggelenkaufnahme und seitliche Sprunggelenkaufnahme. Bestimmen des Taluszentrums durch Auflegen der Kreisschablone an die kraniale Talusrollenbegrenzung. Messen der Distanz zum dorsalen Eckpunkt der tibialen Gelenkfläche.

Diagnostische Bedeutung. Erkennen von fibularen Bandläsionen am Sprunggelenk.

Vorteil. Einfaches Verfahren.

Bewertung:
- Normal: bis 5 mm,
- Distension: 5–10 mm,
- Ruptur: > 10 mm.

◆ **Cave.** Talusvorschubprüfung kann falsch positive Werte liefern! Dann Arthrographie im Zweifelsfall.

Talokruraler Schubladenindex nach Biegler, Düber und Wenda
(Abb. 14.5 u. 14.6)

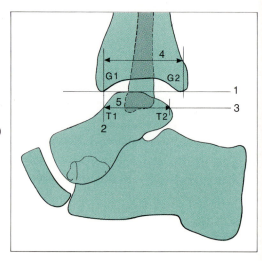

Abb. 14.5 Talokruraler Schubladenindex.
1 = Tibiagelenkflächenlinie
2 = Senkrechte auf die Tiabiagelenkflächenlinie
3 = Talusmeßparallele
4 = Distanz G1-G2 = TI
5 = Distanz T1-T2 = TA

Technik und Methode. Gehaltene seitliche Sprunggelenkaufnahme. Verbindungslinie zwischen ventralem und dorsalem Eckpunkt der Tibiagelenkfläche. Senkrechte darauf durch den ventralen Eckpunkt. Vom Schnittpunkt der Senkrechten mit der ventralen Begrenzung der Talusrolle wird eine Parallele zur Tibiagelenklinie gezogen und deren Schnittpunkt mit der dorsalen Talusrollenbegrenzung als Meßpunkt markiert. Gemessen werden die Distanzen zwischen G1–G2 und auf der Meßparallelen von der ventralen zur dorsalen Talusrollenbegrenzung.

Schubladenindex $GI = \frac{TI}{TA} \times 100$

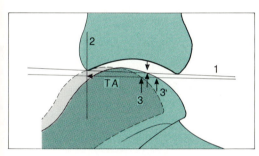

Abb. 14.6 Konstruktion des dorsalen Talusmeßpunkts bei Schrägprojektion.
1 = Tibiagelenkflächenlinie
2 = Senkrechte auf die Tibiagelenkflächenlinie
3, 3' = Schnittpunkte der Meßparallelen mit der Talusrolle dorsal
T1-T2 = Schubladenmeßstrecke TA

Diagnostische Bedeutung. Erkennen fibularer Bandläsionen am Sprunggelenk.

Bewertung. G I
– normal: 100,
– stabil: ≦ 150,
– fraglich instabil: 151–169,
– instabil: ≧ 170.

Sagittaler Talokruralwinkel (TCW) nach Krämer und Gudat (Abb. 14.7)

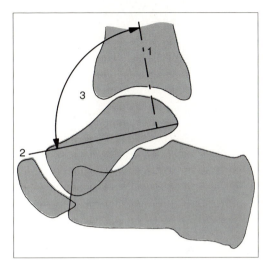

Abb. 14.7 Talokruralwinkel nach Krämer und Gudat.
1 = Tibiaachse
2 = Taluslinie
3 = TCW

Technik und Methode. Seitliche Unterschenkelaufnahmen im Stehen in maximaler Flexion, Normalstellung und maximaler Dorsalextension. Einzeichnen der Tibiaachse (S. 12) und der Verbindungslinie vom Processus posterior tali und dessen Vorderoberkante. Der entstehende nach vorn offene Winkel wird gemessen.
Diagnostische Bedeutung. Objektivierung klinischer Funktionsmessung am oberen Sprunggelenk, Begutachtung.
Vorteil. Auch zur talokruralen Schubladendiagnostik verwendbar. Verschiebung der Tibiaachse auf der Taluslinie meßbar (Krämer u. Gudat 1980).
Bewertung. Siehe Tab. 14.1.

Tabelle 14.1 Talokruralwinkel nach Oppel

Neutral-Nullposition	♀	78,4	s 5,1
	♂	78,6	s 4,0
Maximale Dorsalextension	♀	53,3	s 7,2
	♂	55,2	s 5,1
Maximale Plantarflexion	♀	117,8	s 4,6
	♂	114,0	s 6,7
Maximaler Bewegungsumfang	♀	63,9	s 9,1
	♂	58,8	s 9,3

s = einfache Standardabweichung

Frontaler Talokruralwinkel (Abb. 14.8)

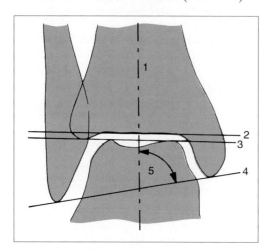

Abb. 14.8 Frontaler Talokruralwinkel.
1 = Tibia-Talus-Achse
2 = distale Tibiagelenkflächenlinie
3 = proximale Talusgelenkflächenlinie
4 = Malleolarspitzenlinie
5 = frontaler Talokruralwinkel

Technik und Methode. Sprunggelenkaufnahme a.-p. mit Unterschenkelanteil. Einzeichnen der Tibia- und Talusachse (S. 12), der distalen Tibia- und Talusgelenkflächenlinie (S. 135) und der Verbindungslinie von medialer und lateraler Malleolusspitze. Winkelbildung zwischen vertikaler Achse und Verbindungslinie der Malleolen.
Diagnostische Bedeutung. Zur Fibulaverkürzungsdiagnose und zur intraoperativen Kontrolle der Fibulalänge.
Bewertung. Bei übereinstimmender Tibia- und Talusachse sowie parallelen Tibia- und Taluslinien als Ausdruck regelrechter Reposition von medialem Malleolus und Talus wird im intraindividuellen Vergleich mit der unverletzten Seite bei Fibulatrümmerfrakturen die korrekte Fibulalänge bestimmt (Limbird u. Aaron 1987).

Unterschenkeltorsionswinkel (Abb. 14.9)

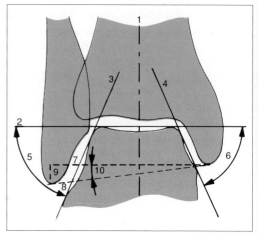

Abb. 14.9 Unterschenkeltorsionswinkel, fibularer und tibialer Taluslinienwinkel.
1 = Tibia-Talus-Achse
2 = kraniale Taluslinie
3 = fibulare Taluslinie
4 = tibiale Taluslinie
5 = fibularer Taluslinienwinkel
6 = tibialer Taluslinienwinkel
7 = Tibiaspitzenparallele
8 = Tibia-Fibulaspitzen-Linie
9 = Fibulaspitzensenkrechte
10 = Torsionswinkel des Unterschenkels

Technik und Methode. Sprunggelenkaufnahme a.-p. Einzeichnen der kranialen Talusgelenkflächenlinie. Die talotibialen und talofibularen Gelenkspaltlinien werden an die prominentesten Taluspunkte jeder Seite angelegt und bilden mit der kranialen Gelenkflächenlinie Winkel. Der Unterschenkeltorsionswinkel wird durch die Verbindungslinie von distalstem Tibia- und Fibulapunkt sowie einer Gelenkflächenparallelen von der Tibiaspitze zur Fibula gebildet. Einzeichnen der frontalen Tibiaachse und der Senkrechten von der Fibulaspitze auf die Gelenkflächenparallele.
Diagnostische Bedeutung. Objektivierung der Unterschenkeltorsion, Beurteilung der Symmetrie des Talokruralgelenks.
Bewertung. Unterschenkeltorsionswinkel normal:
– fibularer Talustangentenwinkel: 43–62° (♀), 45–63° (♂),
– tibialer Talustangentenwinkel: 49–65° (♀), 45–61° (♂).

Normalerweise kreuzen sich die fibulare und tibiale Taluslinie auf der frontalen Tibiaachse. Tibia- und Talusachse sind ohne Varus- oder Valgusknick.

Talokalkanealer Kippungswinkel und kalkaneotalare Medialtrift
(Abb. 14.**10**)

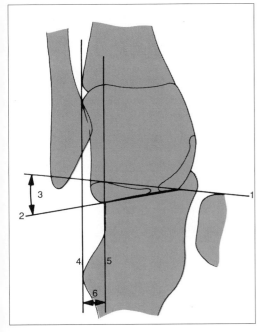

Abb. 14.**10** Talokalkanealer Kippungswinkel und kalkaneotalare Medialtrift (am Beispiel der Instabilität).
1 = Talusgelenklinie
2 = Kalkaneusgelenklinie
3 = talokalkanealer Kippungswinkel
4 = fibulare Talustangente
5 = fibulare Kalkaneustangente
6 = kalkaneotalare Medialtrift

Technik und Methode. Röntgenaufnahme nach Zwipp und Krettek in 30°-Unterschenkelinnenrotation, Sprunggelenk in Rechtwinkelstellung, Zentralstrahl 45° auf das untere Sprunggelenk, Inversionsstreß lateral am Fersenbein, Kassette 18 × 24, die mit dem Unterrand der Ferse abschließt.

Hilfslinien sind eine Linie an der kalkanealen Gelenkfläche des Talus und der korrespondierenden Linie des Kalkaneus.. Die fibulare Öffnung wird als Winkel gemessen. Eine senkrechte Tangente am lateralsten Punkt der Talusbegrenzung und die Parallele am fibularsten Punkt der talaren Kalkaneusgelenkfläche lassen zwischen beiden die kalkaneotalare Medialtrift messen.

Diagnostische Bedeutung. Erkennen von Instabilitäten im unteren Sprunggelenk (Zwipp u. Krettek 1986).

Bewertung:
– Talokalkanealer Kippungswinkel: normal < 5°, Instabilität > 5°,
– kalkaneotalare Medialtrift: normal < 5 mm, Instabilität > 5 mm.

Distale fibulotalare Distanz
(Abb. 14.**11**)

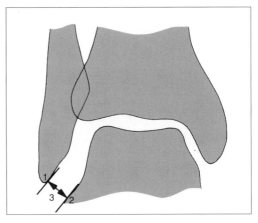

Abb. 14.**11** Distale fibulotalare Distanz.
1 = Apex fibulae
2 = Processus subfibularis tali
3 = fibulotalare Distanz

Technik und Methode. Gehaltene Sprunggelenkaufnahme a.-p. Markieren der Fibulaspitze und des lateralsten Punkts des Processus subfibularis tali. Messen der Distanz zwischen beiden Punkten.

Diagnostische Bedeutung. Erkennen von Peronealsehnenluxationen (Becker 1986).

Bewertung:
– Normal: < 10 mm,
– Peronealsehnenluxation: > 10 mm bei nichtaufklappbarem Gelenkspalt.

15 Fuß

Tibia-Talushals-Winkel und Talushals-Metatarsal-I-Winkel (Abb. 15.1)

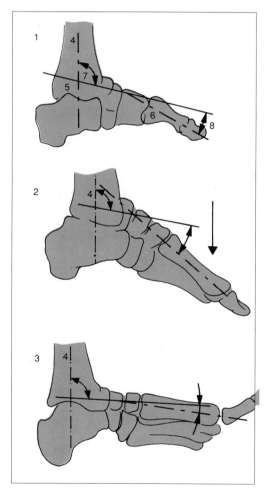

Abb. 15.**1** Tibia-Talushals- und Talushals-Metatarsal-I-Winkel.
1 = Normalstellung (fixierte Mittelstellung)
2 = Flexionsposition
3 = Extensionsposition
4 = Tibiaachse
5 = Talushalsachse
6 = Metatarsal-I-Achse
7 = Tibia-Talushals-Winkel
8 = Talushals-Metatarsal-I-Winkel

Technik und Methode. Sprunggelenkaufnahme seitlich mit Unterschenkelanteil, zur Funktionsmessung in Flexion und Extension. Einzeichnen der Tibiaachse (S. 12) und der Talushalsachse als Verbindungslinie der Mittelpunkte von 2 gegenüberliegenden Meßpunktpaaren. Einzeichnen der Metatarsal-I-Achse. Winkelbildung zwischen den ersten beiden Achsen zum Tibia-Talushals-Winkel und zwischen den anderen beiden zum Talushals-Metatarsal-I-Winkel.

Diagnostische Bedeutung. Stellungsdefinition nach talokruralen Arthrodesen durch den Tibia-Talushals-Winkel und der kompensatori-

schen Mittelfußmobilität durch den Talushals-Metatarsal-I-Winkel (Dutoit 1987).
Bewertung:
- Tibia-Talushals-Winkel: postoperativ 85–90° (♂), 90–100° (♀),
- Talushals-Metatarsal-I-Winkel: Flexion-Extension 15,7° (0–35°).

Talushals-Fußachsen-Winkel
(Abb. 15.2)

Kalkaneusaxialwinkel und Tuber-Gelenk-Winkel (Abb 15.3)

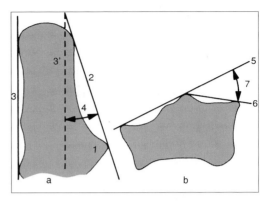

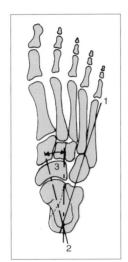

Abb. 15.2 Talushals-Fußachsen-Winkel.
1 = Kalkaneusachse
2 = Talushalsachse
3 = Talushals-Fußachsen-Winkel

Abb. 15.3 a u. b Kalkaneusaxialwinkel und Tuber-Gelenk-Winkel. (a) Kalkaneus axial, (b) Kalkaneus seitlich.
1 = Sustentaculum tali
2 = mediale Kalkaneuslinie
3 = laterale Kalkaneuslinie
3' = Meßparallele zu 3
4 = Axialwinkel
5 = ventrale Verbindungslinie
6 = dorsale Verbindungslinie
7 = Tuber-Gelenk-Winkel

Technik und Methode. Fußaufnahme dorsoplantar. Einzeichnen der Kalkaneuslängsachse und der Talushalsachse. Von deren dorsalem Schnittpunkt wird eine Senkrechte auf die hindurchlaufende Horizontale gezogen. Talushalsachse und Senkrechte bilden den Winkel. Der ventral offene Winkel wird gemessen.
Diagnostische Bedeutung. Erkennen und Graduieren von Senkfüßen.
Bewertung:
- Normal: 15°,
- Senkfuß: > 15°.

Technik und Methode. Axialaufnahme des Kalkaneus, seitliche Fußaufnahme. Auf der Axialaufnahme werden die mediale und laterale Konturverbindungslinien des Kalkaneus angelegt. Sie bilden den nach ventral offenen Winkel.
Auf der seitlichen Aufnahme bilden die Verbindungslinien des Processus anterior calcanei mit dem Tuber calcanei und von dort zum dorsokranialsten Punkt des Processus posterior calcanei den Tuber-Gelenk-Winkel.
Diagnostische Bedeutung. Erkennen und Klassifizieren von Kalkaneusfrakturen.
Bewertung:
- Axialwinkel: normal 15°,
- Tuber-Gelenk-Winkel: normal 30–40°.

Kalkaneusneigungswinkel
(Abb. 15.4)

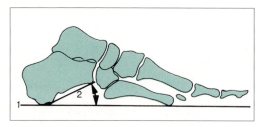

Abb. 15.4 Kalkaneusneigungswinkel.
1 = Auftrittlinie
2 = kaudale Kalkaneuslinie

Technik und Methode. Seitliche Fußaufnahme im Liegen oder Stehen. Verbinden der beiden ventral und dorsal an der plantaren Kalkaneusbegrenzung gelegenen Kortikalispunkte. Winkelbildung mit der Auftrittlinie, d. h. mit der kaudalen Filmrandparallelen.
Diagnostische Bedeutung. Beurteilung von angeborenen und erworbenen Fußfehlformen.

Bewertung:

	Ohne Belastung	Mit Belastung
Erworbener Plattfuß	10°	< 10°
Angeborener Plattfuß	< 10°	
Hohlfuß	> 30°	

Hilfslinien zur Fußfehlformdiagnostik bei Säuglingen und Kleinkindern nach Bernbeck
(Abb. 15.5)

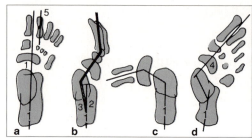

Abb. 15.5 a–d Bernbeck-Hilfslinien zur orientierenden Fußfehlformdiagnostik bei Kleinkindern und Säuglingen. (**a**) Normalfuß, (**b**) Sichelfuß, (**c**) Klumpfuß, (**d**) Plattfuß.
1 = orientierende Hilfslinie
2 = Kalkaneusachse
3 = Talusachse
4 = Navikulareachse
5 = Metatarsal-II-Achse

Technik und Methode. Fußaufnahme a.-p. (dorsoplantar). Eingezeichnet werden die Achsen von Kalkaneus, Talus, Navikulare und Metatarsale II. Teilweise sind es die Parallelen, die die Kalkaneusachse fortsetzen. Bei den Fehlformen kommt es zu unterschiedlichen Abknickungen.
Diagnostische Bedeutung. Erkennen angeborener Fußfehlformen wie Pes adductus, planus und equinovarus.
Bewertung:
- Normalfuß: Kalkaneusachse verläuft parallel zur Metatarsal-II-Achse,
- Sichelfuß: Kalkaneusachse verläuft parallel zur Talusachse und knickt dann zunächst nach lateral und im Metatarsalbereich nach medial um,
- Klumpfuß: Kalkaneusachse knickt im Talus, Navikulare und Metatarsalbereich scharf nach medial um,
- Plattfuß: Kalkaneusachse knickt im Talus nach medial, dann nach lateral um.

Talokalkanealwinkel und Tibiaachse zur Klumpfußdiagnostik
(Abb. 15.6)

Bewertung:

Tibiaachse	Normal Klumpfuß	Hinteres Talusdrittel dorsal des Talus
Sagittaler Talokalkanealwinkel	normal Klumpfuß	~ 40 < 40°
Dorsoplantarer Talokalkanealwinkel	normal Klumpfuß	~ 40° < 40° mit Verschiebung der Talusachse nach lateral

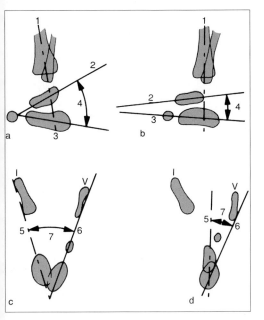

Abb. 15.6 a–d Talokalkanealwinkel und Tibiaachse bei Klumpfuß. (**a**) Sagittal: Norm, (**b**) sagittal: Klumpfuß, (**c**) dorsoplantar: Norm, (**d**) dorsoplantar: Klumpfuß.
1 = Tibiaachse
2 = Talusachse
3 = Kalkaneusachse
4 = sagittaler Talokalkanealwinkel
5 = Talusachse
6 = Kalkaneusachse
7 = dorsoplantarer Talokalkanealwinkel

Technik und Methode. Seitliche Fußaufnahme in größtmöglicher Dorsalextension, dorsoplantare Fußaufnahme. Eingezeichnet werden die Tibiaachse (S. 12) und die Längsachsen von Talus und Kalkaneus, konstruiert aus den Halbierungspunkten der beiden größten Knochenkernbegrenzungsabstände. Beurteilt wird das Verhalten des Talus zur Tibiaachse auf der Seitenaufnahme und der nach hinten offene Winkel zwischen Talus und Kalkaneus.
Diagnostische Bedeutung. Erkennen und Klassifizieren angeborener Klumpfüße.

Talokalkanealwinkel bei angeborenem Knickplattfuß
(Abb. 15.7)

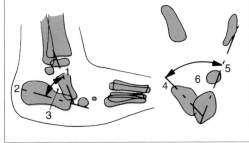

Abb. 15.7 Sagittaler und dorsoplantarer Talokalkanealwinkel bei angeborenem Knickplattfuß.
1 = Talusachse
2 = Kalkaneusachse
3 = sagittaler Talokalkanealwinkel
4 = Talusachse
5 = Kalkaneusachse
6 = dorsoplantarer Talokalkanealwinkel

Technik und Methode. Seitliche Fußaufnahme in maximaler Dorsalextension, dorsoplantare Aufnahme. Einzeichnen der Talus- und Kalkaneusachse (S. 12) und Messen der entstehenden nach hinten und vorn offenen Winkel.
Diagnostische Bedeutung. Erkennen von angeborenen Knickplattfüßen.
Bewertung:
– Sagittaler Talokalkanealwinkel:
   normal ~ 40 °, Knickplattfuß > 40°,
– dorsoplantarer Talokalkanealwinkel:
   normal ~ 40°, Knickplattfuß > 40°.

Tibiokalkanealwinkel (Abb. 15.8)

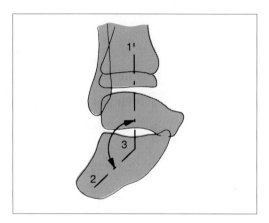

Technik und Methode. Seitliche Fußaufnahme. Einzeichnen der Tibiaachse (S. 12) und der Kalkaneusachse (S. 12). Gemessen wird der nach dorsal offene Winkel.
Diagnostische Bedeutung. Erkennen und Klassifizieren von Hacken- und Hackenhohlfüßen.
Bewertung:
- Normal: ~ 120°,
- pathologisch: > 120°.

Abb. 15.8 Tibiokalkanealwinkel (am Beispiel eines Hackenfußes).
1 = Tibiaachse
2 = Kalkaneusachse
3 = Tibiokalkanealwinkel

Talometatarsal-I-Winkel und Metatarsalachsenkonvergenz (Abb. 15.9)

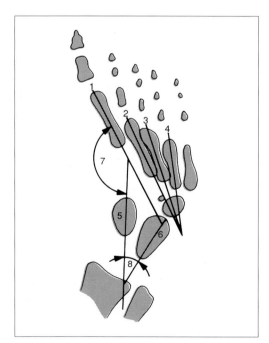

Abb. 15.9 Talometatarsal-I-Winkel, Talokalkanealwinkel und Metatarsalachsenkonvergenz.
1–4 = Metatarsalachsen I–IV
5 = Talusachse
6 = Kalkaneusachse
7 = Talometatarsal-I-Winkel
8 = Talokalkanealwinkel

Sagittale Hohlfußmessung nach Meary, Ribbs oder Davis und Hatt

Technik und Methode. Dorsoplantare Fußaufnahme. Einzeichnen der Metatarsalachsen I–IV (V) (S. 12) und der Talus- und Kalkaneusachsen (S. 12).

Diagnostische Bedeutung. Erkennen von Sichelfüßen.

Bewertung:

	Normal	Sichelfuß
Talometatarsal-I-Winkel	0°	> 0°, medial offen
Talokalkanealwinkel	40°	40°
Metatarsalachsenverlauf II-IV (V)	nicht dorsal konvergierend	stark dorsal konvergierend

Sagittale Hohlfußmessung nach Meary, Ribbs oder Davis und Hatt
(Abb 15.**10**)

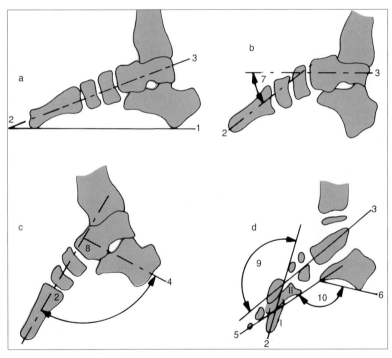

Abb. 15.**10 a–d** (**a**) sagittaler Talometatarsal-I-Winkel nach Meary (Normalfuß), (**b**) Hohlfuß, (**c**) sagittaler Kalkaneometatarsal-I-Winkel nach Ribbs, (**d**) sagittaler dorsaler Talometatarsal-I-Winkel nach Davis und Hatt und plantarer Metatarsal-V-Winkel nach Davis und Hatt.
1 = Auftrittshorizontale
2 = Metatarsal-I-Achse
3 = Talusachse
4 = Kalkaneusachse
5 = Metatarsal-V-Linie plantar
6 = plantare Kalkaneuslinie
7 = Meary-Winkel
8 = Ribbs-Winkel
9 = Talometatarsal-I-Winkel nach Davis und Hatt
10 = Metatarsal-V-Kalkaneus-Winkel

Technik und Methode. Seitliche Fußaufnahme. Einzeichnen der Auftrittslinie als horizontale Verbindungslinie vom Metatarsalköpfchen I zum Kalkaneus. Einzeichnen der Metatarsal-I-Achse (S. 12), der Talusachse (S. 12), der plantaren Metatarsal-V-Linie sowie der plantaren Kalkaneuslinie.

Diagnostische Bedeutung. Erkennen und Klassifizieren von Hohlfüßen.

Bewertung:
- Normal: Metatarsal-I-Achse und Talusachse sind deckungsgleich,
- Hohlfuß: Winkelbildung mit Kalkaneussteilstand.

Dorsoplantare Pes-cavovarus-Messung nach Rütt (Abb. 15.11)

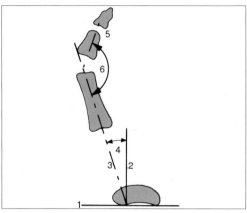

Abb. 15.11 Navikulometatarsal-I-Winkel und Metatarsal-I-Grundphalanx-Winkel nach Rütt.
1 = dorsale Navikularelinie
2 = Senkrechte zur Navikularelinie
3 = Metatarsal-I-Achse
4 = Navikulometatarsal-I-Winkel
5 = Grundphalanxachse
6 = Metatarsal-I-Grundphalanx-Winkel

Technik und Methode. Dorsoplantare Fußaufnahme. Einzeichnen der dorsalen Navikularelinie. Darauf Errichten der Senkrechten am Schnittpunkt mit der Metatarsalachse I. Einzeichnen der Grundphalanxachse I. Bestimmen der Winkel zwischen der Senkrechten als dorsoplantare Navikulareachse und Metatarsalachse I sowie zwischen dieser und der Grundphalanxachse I.
Diagnostische Bedeutung. Bestimmen des Varusanteils bei Pes cavovarus.
Bewertung:
- Normal: Navikulare-, Metatarsal-I- und Grundphalanxachse deckungsgleich,
- pathologisch: Winkelbildung zwischen den Achsen.

Talokalkanealwinkel und Metatarsal-V-Kalkaneus-Linienwinkel bei Pes planus (Abb. 15.12)

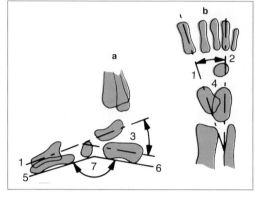

Abb. 15.12 a u. b   Sagittaler und dorsoplantarer Talokalkanealwinkel und Metatarsal-V-Kalkaneus-Linienwinkel. (a) Sagittale Winkel, (b) dorsoplantare Winkel.
1 = Metatarsal-I- und Talusachse
2 = Metatarsal-IV- und Kalkaneusachse
3 = sagittaler Talokalkanealwinkel
4 = dorsoplantarer Talokalkanealwinkel
5 = plantare Metatarsal-V-Linie
6 = plantare Kalkaneuslinie
7 = Metatarsal-V-Kalkaneus-Winkel

Technik und Methode. Fußaufnahme seitlich, dorsoplantar. Auf der seitlichen Aufnahme Einzeichnen der Metatarsalachse I (S. 12), der Talus- und Kalkaneusachse (S. 12) sowie der plantaren Metatarsale-V- und Kalkaneuslinie. Messen der nach dorsal und kaudal offenen Winkel.
Auf der dorsoplantaren Aufnahme werden die Achsen der Metatarsale I und IV (S. 12) sowie die Talus- und Kalkaneusachse (S. 12) verwendet.
Diagnostische Bedeutung. Erkennen von Plattfüßen.
Bewertung. Normal: Talus-Metatarsal-I-Achse und Kalkaneus-Metatarsal-IV-Achse identisch.

	Normal	Plattfuß
Dorsoplantarer Talokalkanealwinkel	< 5 Jahre: 30–50° > 5 Jahre: 15–30°	> 50°

Fortsetzung S. 165

Fortsetzung Bewertung

	Normal	Plattfuß
Sagittaler Talokalkanealwinkel	~ 38° (25–50°)	> 40°
Sagittaler Metatarsal-V-Kalkaneus-Winkel	150–175°	> 175°

Plantarer Talometatarsal-I-Winkel und plantarer Kalkaneometatarsal-V-Winkel bei Schaukelfuß (Abb. 15.13)

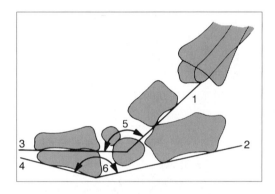

Abb. 15.**13** Plantarer Talometatarsal-I-Winkel und Kalkaneometatarsal-V-Winkel.
1 = Talustangente
2 = Kalkaneustangente
3 = Metatarsus-I-Tangente
4 = Metatarsus-V-Tangente
5 = Talometatarsalwinkel
6 = Kalkaneometatarsal-V-Winkel

Technik und Methode. Seitliche Fußaufnahme. Einzeichnen der plantaren Tangenten von Talus, Kalkaneus, Metatarsale I und V. Winkelbildung zwischen Talus und Metatarsale I sowie zwischen Kalkaneus und Metatarsale V.
Diagnostische Bedeutung. Erkennen und Quantifizieren von Schaukelfüßen nach Klumpfußbehandlung.

Bewertung. Normal nach plantar offene Winkel, Kalkaneometatarsalwinkel 150–175°, Plattfuß: > 175°.
Schaukelfuß nach dorsal offene Winkel, Kalkaneometatarsalwinkel > 0°.

Fußmeßlinien und -winkel nach Dennemann (Abb. 15.14)

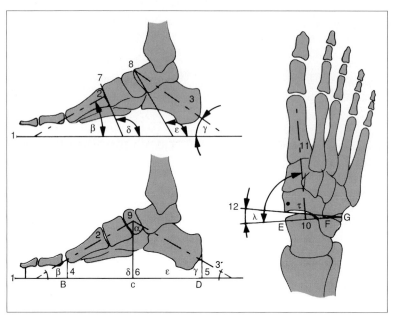

Abb. 15.14 Fußmeßlinien und -winkel nach Dennemann.
A = Navikularezentrum
B = Schnittpunkt der Metatarsal-I-Senkrechten
C = Schnittpunkt der Navikularesenkrechten
D = Schnittpunkt der Kalkaneustangente.
E = medialster Taluspunkt
F = ventralster Kalkaneuspunkt
G = Schnittpunkt mit der lateralen Kortikalis von EF
α = Ristwinkel
β = Zehenauftrittswinkel
γ = Fersenauftrittswinkel
δ = Gelenklinien MT-I-/Kuboidwinkel
ε = Navikularegelenklinien-Talonavikular-Winkel

τ = Adduktionswinkel I
λ = Taluskopfwinkel
1 = Auftrittsebene
2 = Metatarsal-I-Achse
3 = Kalkaneusachse
4 = distale Metatarsal-I-Gelenk-Senkrechte
5 = dorsale Kalkaneustangente
6 = Senkrechte vom Navikularezentrum
7 = proximale Metatarsalgelenkflächenlinie
8 = proximale Navikularegelenkflächenlinie
9 = Navikularezentrum
10 = Rückfußbreitenlinie
11 = Senkrechte auf 10
12 = Talustangente

Technik und Methode. Belastungsaufnahmen des Fußes seitlich und dorsoplantar. Einzeichnen der Auftrittsebene (S. 160), der Kalkaneusachse (S. 12), der Metatarsal-I-Achse (S. 12), des Navikularemittelpunkts, der distalen Metatarsal-I-Gelenkflächenlinie, der dorsalen Kalkaneustangente, einer Verbindungslinie vom Navikularezentrum als Senkrechte auf die Auftrittsebene, die Gelenkflächenlinien proximal am Metatarsale I und des Talonavikulargelenks als Verbindungslinie der beiden am weitesten nach proximal vorspringenden Navikularepunkte.

Auf der dorsoplantaren Aufnahme werden die Verbindungslinie an der größten talokalkanealen Breite, darauf die Senkrechte, die Metatarsal-I-Achse und die distale Taluskopftangente eingezeichnet.

Diagnostische Bedeutung. Erkennen und Quantifizieren von angeborenen oder erworbenen Fußdeformierungen.

Bewertung:

- Längen-Höhen-Index: $\frac{AC}{BD}$
  Normal: 1 : 3 (10 : 3); 10/2,3–2,7 $\begin{array}{l}< \text{Plattfuß} \\ > \text{Hohlfuß}\end{array}$

- Ristwinkel (innerer Längsgewölbewinkel)
  Normal: $\cong 138°$ (130–140°) $\begin{array}{l}< \text{Hohlfuß} \\ > \text{Plattfuß}\end{array}$

- Zehenauftrittswinkel
  Normal: $\cong 23{,}6°$ (20–26°) nach Dennemann
  $\; 30\text{–}50° \quad > \text{Hohlfuß}$

- Fersenauftrittswinkel
- Normal: $\cong 22°$ (16–29°) Klumpfuß $< 0°$
  $\; 25\text{–}35° \quad$ Plattfuß $< 30°$
   Hohlfuß $> 35°$

- Winkeldifferenz $\delta : \varepsilon$
  Normal: + 15 bis + 30

- Adduktionswinkel I τ
  Normal: 25–50°

- Taluskopfwinkel λ
  Normal: 40–90°

- Rückfußrelation $\frac{GE}{EF}$
  Normal: 2,0–0

Röntgenologische Streßanalyse des Fußes (Abb. 15.15)

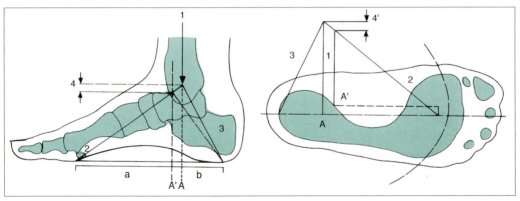

Abb. 15.**15** Röntgenologische Streßanalyse des Fußes.
a = Distanz vom Schnittpunkt der Plantarlinie mit der ventralen Verbindungslinie zur Vertikalen zum Schnittpunkt der Vertikalen mit der Plantarlinie
b = Distanz zum Schnittpunkt der dorsalen Verbindungslinie
A = Schnittpunkte der Vertikalen mit der Plantarlinie
A' = Ventralverschiebung bei Senk-Spreizfuß
1 = Vertikale
2 = Verbindungslinien vom ventralen Auftrittspunkt zur Vertikalen im gemeinsamen Schnittpunkt mit 3
3 = Verbindungslinie vom dorsalen Auftrittspunkt zur Vertikalen

4 = Distanz der Belastungsachsenverschiebung nach ventral als Maß der Senkfußkomponente
4' = Distanz der Belastungsachsenverschiebung nach medial als Maß für die Spreizfußkomponente

Technik und Methode. Fußaufnahme dorsoplantar und seitlich in Ruhe und Belastung mit zusätzlicher Abdruckfolie dorsoplantar.
Diagnostische Bedeutung. Belastbarkeitskriterien des Fußes. Zur Konstruktion von Einlagen und orthopädischen Schuhen (Becker 1950).

Taluskopf-Navikulare-Artikulationsindex (Abb. 15.16)

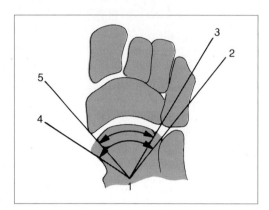

Abb. 15.16 Taluskopf-Navikulare-Artikulationsindex.
1 = Taluskopfzentrum
2 = laterale Taluskopfbegrenzung
3 = laterale Navikularebegrenzung
4 = mediale Taluskopfbegrenzung
5 = mediale Navikularebegrenzung

Technik und Methode. Fußaufnahme dorsoplantar. Bilden des Taluskopfzentrums mit der Kreisschablone. Von dort Verbindungslinien zu den medialen und lateralen Gelenkflächeneckpunkten des Navikulare und des Talus. Messen beider Winkel und Bilden der Differenz in Prozent.
Diagnostische Bedeutung. Zu Diagnostik und Graduierung von Senkfüßen.
Bewertung:
– Normale Artikulation: 75%,
– Senkfuß : < 75%.

Talar- und Kuboidindex nach Steward (Abb. 15.17)

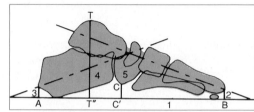

Abb. 15.17 Talar- und Kuboidindex nach Steward.
1 = Auftrittsebene
2 = Metatarsal-I-Gelenklot B
3 = dorsales Kalkaneuslot A
4 = Taluslot T
5 = Kuboidlot C

Technik und Methode. Seitliche Fußbelastungsaufnahme, seitliche Fußaufnahme. Einzeichnen der Auftrittsebene (S. 160), der Kalkaneus- und Metatarsal-I-Achsen (S. 12), des kranialsten Taluspunkts und dessen Lot und des kaudalsten Kuboidpunkts und dessen Lot.

$$\text{Talarindex} = \frac{TT'}{AB} \times 100$$

$$\text{Kuboidindex} = \frac{CC'}{AB} \times 100$$

Diagnostische Bedeutung. Pes-planus-Diagnostik.
Bewertung:
– Talarindex: normal 37–41%,
– Kuboidindex: normal 3–7%.

Vorfuß-Rückfuß-Winkel nach Harris und Beath (Abb. 15.18)

Metatarsaler Gelenklinientotalwinkel und Metatarsallängenmuster (Abb 15.19)

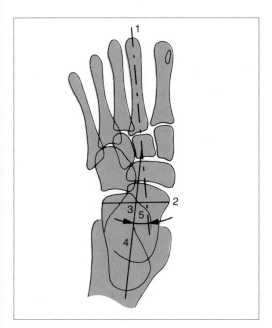

Abb. 15.**18** Vorfuß-Rückfuß-Winkel nach Harris und Beath.
1 = Metatarsal-II-Achse
2 = talokalkaneale Rückfußbreite
3 = Halbierungspunkt von 2
4 = Verbindungslinie zur dorsalen Kalkaneusmitte
5 = Vorfuß-Rückfuß-Winkel

Technik und Methode. Dorsoplantare Fußbelastungsaufnahme. Einzeichnen der Achse des Metatarsale II (S. 12), der größten talonavikularen Rückfußbreite, Halbieren dieser Linie und Verbinden des Halbierungspunkts mit dem Mittelpunkt der dorsalen Kalkaneuswölbung. Messen des dorsal offenen Winkels.
Diagnostische Bedeutung. Fußformbeurteilung.
Bewertung:
– Varusposition = Winkelgrade in +,
– Valgusposition = Winkelgrade in –,
– normal: + 7,1° s 6,6°,
– pathologisch: ≤ + 0,5 = Valgus, ≥ +13,5 = Varus.

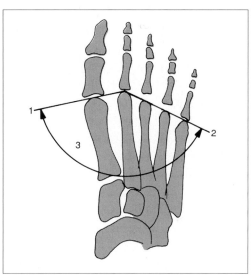

Abb. 15.**19** Metatarsaler Gelenklinientotalwinkel und Metatarsallängenmuster
1 = Verbindungslinie Metatarsalköpfchen II–I
2 = Verbindungslinie Metatarsalköpfchen II–V
3 = Gelenklinien-Totalwinkel

Technik und Methode. Fußaufnahme p.-a. (dorsoplantar). ZS Fußmitte, FFD: unbedeutend.
Von der distalen Spitze des Metatarsale II werden 2 Linien zur entsprechenden Stelle am Metatarsale I und V gezogen. Gemessen wird der dorsal offene Winkel. Zusätzlich wird die Relation der Metatarsallängen zu den Linien beurteilt.
Diagnostische Bedeutung. Fußformbeurteilung; Bestimmen der Metatarsallängen (Gamble und Yale 1966).
Bewertung. Gelenklinientotalwinkel: normal ⌀ 142,5°. Längenmuster (normal):
– Metatarsale I: kürzer II,
– Metatarsale II: am längsten,
– Metatarsale III: kürzer II,
– Metatarsale IV: kürzer III,
– Metatarsale V: kürzer IV.

Metatarsalindizes (Abb. 15.20)

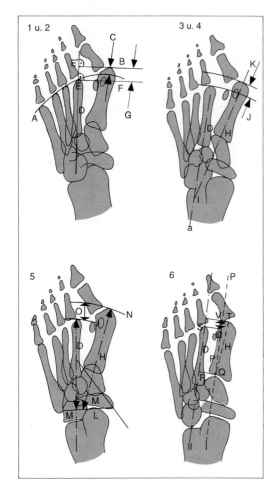

Abb. 15.20 Metatarsalindizes.
A = Metatarsalköpfchentangente
B = distalster MTK-I-Punkt
C = Distanz AB
D = Metatarsalachse II
E = distalster Punkt MTK II
F = Senkrechte auf D von E aus
G = Distanz B zu E II
H = Metatarsalachse I
I = Schnittpunkt proximal H und D
J = Kreisbogentangente Begrenzung II
K = Kreisbogentangente Begrenzung I mit Zentrum am dorsalen Kalkaneuspunkt
L = Verbindungslinie lateralster Kuboid- und medialster Navikularepunkt
M = Schnittpunkt L, H und D
N = Kreisbogen J
O = Differenz der Radiuswerte N/H und N/D
P = Parallele zu D durch Schnittpunkt von H mit Grundgelenksfläche
Q = Schnittpunkt H mit Grundgelenksfläche I
R = Lot von Q auf D
S = Parallele zu R am MTK-II
T = Distanz U/V
U = Schnittpunkt von S und P
V = Schnittpunkt
1 u. 2 = nach Liliévre und Nilsonne
3 u. 4 = nach Donick sowie Harris und Beats
5 = nach Hardy und Clapham
6 = nach Lundberg und Solia

Technik und Methode. Fußaufnahme stehend dorsoplantar.

– Nach Leliévre: Bilden einer geschwungenen Tangente an den distalen Metatarsalköpfchenbegrenzungen 2–5 und Messen der Distanz zum distalsten Punkt des MTK I (S. 169).

– Nach Nilsonne: Einzeichnen der Metatarsalachse II, einer Senkrechten vom distalsten Punkt des MT II (169) und Messen des Abstands zum distalsten Punkt des MT I.

– Nach Donick: Einzeichnen der Metatarsalachsen I und II. Vom Schnittpunkt aus Ziehen von Kreisbogentangenten zu den Konturen der Metatarsalköpfchen I und II; Messen des Abstands zwischen beiden Kreisbögen.

– Nach Harris und Beats: Kreisbogenzentrum dorsalster Punkt des Kalkaneus. Messung wie bei Donick.

– Nach Hardy und Clapham: Konstruktion der Kreisbogenzentren durch Schnittpunkt von Verbindungslinie des lateralsten Kuboid- und medialsten Navikularpunkts mit der Metatarsalachse I und II. Differenz der Radiuswerte zu den Metatarsalköpfchen wird ermittelt.

– Nach Lundberg und Solia: Einzeichnen der Metatarsalachsen I und II. Parallele zu II durch den Schnittpunkt von I mit der Gelenkfläche der Grundphalanx I. Lot auf II von diesem Punkt und Bestimmen des Abstands zur parallelen Tangente am Metatarsalköpfchen II. Das entspricht der relativen Längendifferenz zwischen MT I und II.

Diagnostische Bedeutung. Ursachenermittlung von Hallux valgus, präoperative Planung (Lundberg u. Solia 1972).
Bewertung. Normal paraboloider nach lateral von MT II aus abfallender Verlauf.
MT-I-II-Relation:
- Metatarsalköpfchen I distal II: Plusindex,
- Metatarsalköpfchen I gleich II: Plus-Minus-Index,
- Metatarsalköpfchen I proximal II: Minusindex,

Metatarsalwinkel (MTW) I/V und I/II (Abb. 15.**21**)

Metatarsal-I-/Metatarsal-V-Winkel
(Abb. 15.**22**)

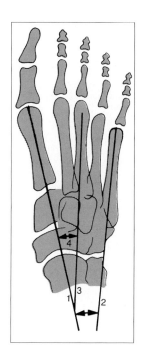

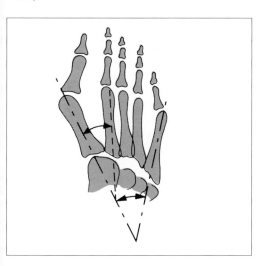

Abb. 15.**21** Metatarsalwinkel I/V und I/II

Abb. 15.**22** Metatarsal-I-V-Winkel.
1 = Metatarsal-I-Achse
2 = Metatarsal-V-Achse
3 = parallele Metatarsal-V-Achse
4 = MT-I-V-Winkel

Technik und Methode. Fuß dorsoplantar (Vorfuß dorsoplantar). Einzeichnen der Metatarsalachsen I, II und V. Messen der ventral offenen Winkel.
Bewertung:
- MTW I/V: normal 7,4 ± s 2,6° (♂) nach Harris und Beath, 8–8° (♀) bei Hardy und Clapham, Spreizfuß: > 10 bzw. 15°,
- MTW I/II: normal < 10°. Metatarsus primus varus > 10°.

Technik und Methode. Fußaufnahme dorsoplantar. Einzeichnen der Metatarsal-I-Achse und der von V. Parallelverschiebung der V-Achse und Messen des ventral offenen Winkels zu I.
Diagnostische Bedeutung. Spreizfußerkennung und Graduierung.
Bewertung:
- Normal: 20°,
- Spreizfuß: > 20°.

Intermetatarsale Distanz I/II und Talometatarsal-II-Winkel nach Suren und Zwipp (Abb. 15.23)

Metatarsal-I-/-II-Winkel und Metatarsophalangealwinkel (Abb. 15.24)

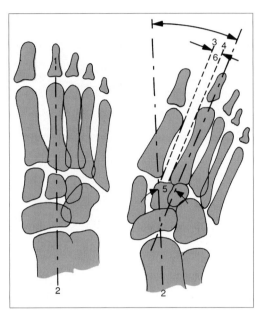

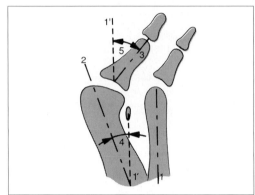

Abb. 15.24 Metatarsal-I-/-II-Winkel und Metatarsophalangealwinkel.
1 = Metatarsalachse II
1' = Meßparallele Metatarsalachse II
2 = Metatarsalachse I
3 = Grundphalanxachse
4 = Metatarsal-I-/-II-Winkel
5 = Metatarsophalangealwinkel

Abb. 15.23 Intermetatarsale Distanz I/II und Talometatarsal-II-Winkel nach Suren und Zwipp.
1 = Metatarsalachse II
2 = Talusachse
3 = laterale Metatarsallinie I
4 = mediale Metatarsallinie II
5 = Talometatarsal-II-Winkel
6 = intermetatarsale Distanz

Technik und Methode. Dorsoplantare Fußaufnahme. Einzeichnen der Metatarsal-II-Achse und der Talusachse. Anlegen der lateralen Metatarsallinie I und der medialen von Metatarsale II.
Diagnostische Bedeutung. Erkennen von Luxationen im Lisfranc-Gelenk (Suren u. Zwipp 1986).
Bewertung:
– Normal: Talometatarsal-II-Winkel 0°, Distanz I/II klein,
– pathologisch: Talometatarsal-II-Winkel 0°, Distanz I/II größer.

Technik und Methode. Dorsoplantare Fußaufnahme und Belastungsfußaufnahme. Einzeichnen der Achse des Metatarsale II (S. 12) und I und der Meßparallele von II dazu. Die gleichen Linien werden an der Grundphalanx I verwendet.
Diagnostische Bedeutung. Erkennen der Metatarsus-varus-Komponente, Bestimmung des Hallux-valgus-Grads.
Bewertung:
– Metatarsal-I-/-II-Winkel: normal > Metatarsus varus primus ≧ 20°,
– Metatarsophalangealwinkel: normal 0° (bis 20°), Metatarsus varus primus ≧ 35° (Tab. 15.1).

Tabelle 15.1 Metatarsal-I/II-Winkel

	Normalform	Leichter Hallux valgus	Schwerer Hallux valgus
M	7,4° (8–15°)	9,3°	11,3°
s	2,6°	3,0°	3,0°

M = Mittelwert
s = Standardabweichung

Hallux-valgus-Winkel (Abb. 15.25)

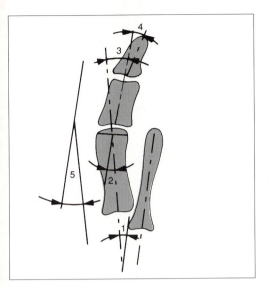

Abb. 15.25 Hallux-valgus-Winkel.
1 = Metatarsal-I-/-II-Winkel
2 = Metatarsal-I-Gelenkflächenwinkel
3 = Grundphalanx-I-Gelenkflächenwinkel
4 = interphalangealer Halluxwinkel
5 = Hallux-valgus-Winkel

Technik und Methode. Vorfußaufnahme dorsoplantar im Stehen. Einzeichnen der Achsen von Metatarsale II, I, Grund- und Endphalanx I (S. 12). Winkelmessung zwischen MT-I- und MT-II-Achse, MT I und Grundphalanx I, MT-II-Parallele und Grundphalanx-I-Achse, zwischen Grund- und Endphalanx-I-Achse. Gelenkeckpunktlinie MT I und Grundphalanx.
Diagnostische Bedeutung. Differenzierung und Klassifizieren von Halluxdeformitäten.

Bewertung:
– MT-I-Grundphalanx-Winkel: normal 8–20°,
– Interphalangealwinkel: normal bis 10°,
– Metatarsal-I-Gelenkflächenwinkel: normal 5–10°,
– Grundphalanx-I-Gelenkflächenwinkel: normal 5–10°,
– kongruenter Gelenkflächenverlauf – Gelenkflächen parallel = Ausmaß der Lateralisation = Summe beider Winkel,
– kongruenter Gelenkflächenverlauf – ein Winkel vergrößert = ossärer Hallux valgus,
– kongruenter Gelenkflächenverlauf – Winkelsumme kleiner als Hallux-valgus-Winkel = weichteilbedingter Hallux valgus, = Mischformen.

Metatarsal-I-Winkel, Metatarsal-I-Neigungswinkel und Hallux-valgus-Winkel nach Sholder
(Abb. 15.26)

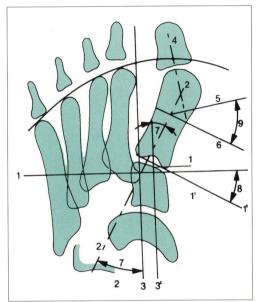

Abb. 15.26 Metatarsal-I-Winkel, Metatarsal-I-Neigungswinkel und Hallux-valgus-Winkel nach Sholder.
1 = horizontale Filmrandlinie 1' proximal Gelenkflächenlinie
2 = Metatarsal-I-Achse
3 = Metatarsal-II-Linie
4 = Grundphalanxachse
5 = Senkrechte auf 4
6 = Senkrechte auf Metatarsal-I-Achse
7 = Metatarsal-I-Winkel
8 = Metatarsal-I-Neigungswinkel
9 = Hallux-valgus-Winkel
3' = Meßparallele der Metatarsal-II-Linie

Technik und Methode. Dorsoplantare Fußaufnahme mit oder ohne Belastung. Hilfslinien sind eine Parallele zur horizontalen Filmrandlinie als Tangente am medioproximalsten Punkt des Metatarsale I, die Metatarsal-I- und

Grundphalanxachse (S. 12), die Senkrechte auf die Metatarsal-I-Achse. Die Senkrechte zur Grundphalanxachse bildet mit der Senkrechten aus der Metatarsal-I-Achse den Hallux-valgus-Winkel. Die mediale Metatarsal-II-Linie bildet mit der Metatarsal-I-Achse den Metatarsal-I-/-II-Winkel. Horizontale Gelenkflächentangente und proximale Gelenkflächenlinie des Metatarsale I bilden den Metatarsal-I-Neigungswinkel.
Diagnostische Bedeutung. Beurteilung des Hallux-valgus-Grads und der Metatarsus-varus-Komponente.
Bewertung:
- Metatarsal-I-Winkel: normal < 10°, Metatarsus varus > 10°,
- Metatarsal-I-Neigungswinkel je größer desto stärkere Metatarsus-varus-Komponente,
- Hallux-valgus-Winkel: normal 0°, Metatarsus varus > 0°.

kehrt. An Metatarsale I und V ist immer nur ein Winkel bestimmbar.
Diagnostische Bedeutung. Fußformbeurteilung, Längenrelationsbestimmung der Metatarsalia (Lerch 1949, von Torklus 1955).
Vorteil. Reproduzierbare Meßwerte im Individualfall.
Nachteil. Zeitaufwendiger als die einfache Längenmusterbestimmung.
Bewertung:

Durchschnittliche normale Metatarsalköpfchen-Schaft-Winkel:

tibial-fibular	fibular-tibial
α_1 79°	α_2 89°
β_1 70°	β_2 110°
γ_1 58°	γ_2 115°
δ_1 57°	δ_2 115°

Metatarsalköpfchen-Schaft-Winkel (Abb.15.27)

Metatarsalköpfchendistanz (Abb. 15.28).

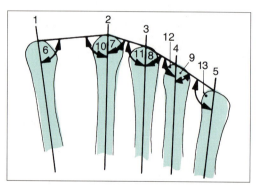

Abb. 15.27 Metatarsalköpfchen-Schaft-Winkel.
1–5 = Metatarsalachsen I–V
6–9 = fibulare Metatarsalköpfchen-Schaft-Winkel
10–13 = tibiale Metatarsalköpfchen-Schaft-Winkel

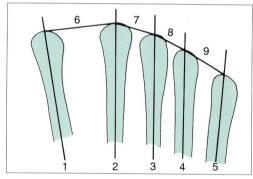

Abb. 15.28 Metatarsalköpfchendistanz.
1–5 = Metatarsalachsen
6–9 = Metatarsalköpfchendistanzen

Technik und Methode. Fußaufnahme dorsoplantar. ZS Fußmitte, FFA unbedeutend. Einzeichnen der Metatarsalachsen I–V. Verbinden der Schnittpunkte mit der Kortikalis der einzelnen Köpfchen. Gemessen werden die Winkel jeweils von tibial nach fibular und umge-

Technik und Methode. Fußaufnahme dorsoplantar. ZS Fußmitte, FFA unbedeutend. Einzeichnen der Metatarsalachsen I–V. Verbinden deren Schnittpunkte mit der Kortikalis der Köpfchen. Gemessen wird der Abstand von einem Schnittpunkt zum anderen.

Radiometrisches Zeichen des Akromegaliefußes (Abb. 15.30)

Diagnostische Bedeutung. Erkennen und Klassifizieren von Spreizfußdeformitäten (Lerch 1949, von Torklus 1955).
Bewertung. Siehe Tab. 15.2.

Tabelle 15.2 Metatarsalköpfchendistanzen

	Normal	Spreiz-fuß	Streu-ung	Grenz-werte
I–II	20	30,8	3,5	20–37 mm
II–III	15	14,3	1,2	11–18 mm
III–IV	15	15,6	1,3	12–20 mm
IV–V	15	22	1,9	14–26,5 mm

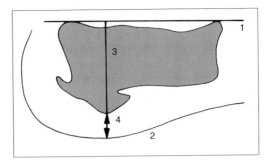

Abb. 15.30 Radiometrisches Zeichen des Akromegaliefußes.
1 = kraniale Kalkaneuslinie
2 = Fußkonturlinie
3 = Senkrechte auf 1 am kaudalsten Punkt der Kalkaneuskortikalis
4 = Distanz kaudalster Punkt der Kalkaneuskortikalis zur Fußkonturlinie auf der Senkrechten

Sagittaler Metatarsophalangeal- und Interphalangealwinkel (Abb. 15.29)

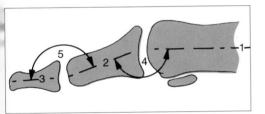

Abb. 15.29 Sagittaler Metatarsophalangeal- und Interphalangealwinkel.
1 = Metatarsalachse
2 = Grundphalanxachse
3 = Endphalanxachse
4 = Metatarsophalangealwinkel
5 = Interphalangealwinkel

Technik und Methode. Seitliche Fußaufnahme. Einzeichnen der Achsen von Metatarsale I, Grund- und Endphalanx I (S. 12).
Diagnostische Bedeutung. Erkennen und Quantifizieren fortgeschrittener Hallux-rigidus-Fälle.
Bewertung:
– Normal: beide Winkel 0°,
– schwerer Hallux rigidus: Metatarsophalangealwinkel nach plantar offen, Interphalangealwinkel nach dorsal offen.

Technik und Methode. Kalkaneusaufnahme seitlich. Verbindungslinie zwischen dem vorderen und hinteren kranialsten Punkt des Kalkaneus. Fällen des Lots auf den kaudalsten Punkt. Messen des Weichteilschattens vom kaudalsten Punkt zum kortikalen Schnittpunkt der Senkrechten auf die kraniale Verbindungslinie.

◆ **Cave.** Differentialdiagnostisch auch Verdickung bei Langzeittherapie mit Antileptika.

Bewertung:
– Normal: ≦ 25 mm (♂), ≦ 23 mm (♀),
– Vergrößerung: Hinweis auf Akromegalie.

16 Obere Extremitäten

Armganzaufnahmenparameter (Abb. 16.1)

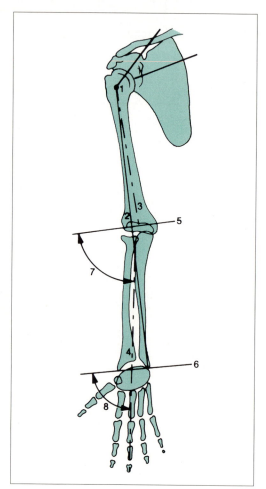

Abb. 16.1 Armganzaufnahmenparameter.
1 = Humeruskopfzentrum
2 = Rotationsachse des Arms
3 = anatomische Humerusachse
4 = anatomische Unterarmachse
5 = Trochleaachse
6 = Handgelenkachse
7 = Kubitalwinkel
8 = Unterarm-Handgelenks-Winkel

Technik und Methode. Armganzaufnahme a.-p. (palmar-dorsal). Bestimmen des Humeruskopfmittelpunkts mit der Kreisschablone. Einzeichnen der Oberarm-Unterarm-Rotationsachse von dort zum Processus styloides ulnae. Einzeichnen der anatomischen Humerus- (S. 12) und der anatomischen Unterarmachse vom Schnittpunkt der anatomischen Humerusachse mit der horizontalen Achse der Trochlea humeri, die aus den beiden medial und lateral gelegenen Begrenzungspunkten gebildet wird, zur Achse des Metakarpale III (S. 12). Die

Handgelenkachse bildet die Verbindungslinie vom Processus styloideus radii zum Processus styloideus ulnae.
Diagnostische Bedeutung. Erkennen von Achsenfehlstellungen im Knochen oder in den Gelenken. Bestimmen von Längenunterschieden.
Bewertung:
- Kubitalwinkel: normal 172°,
- Unterarm-Handgelenk-Winkel: normal 73–93°.

Klavikuloskapuläre Distanzen
(Abb. 16.2)

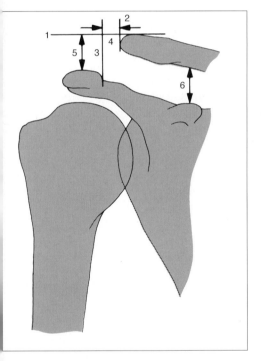

Abb. 16.2 Klavikuloskapuläre Distanzen.
1 = Tangente am kranialsten lateralen Klavikulakortikalispunkt
2 = Senkrechte darauf am lateralsten Klavikulapunkt
3 = Parallele dazu am medialsten kranialen Akromiumpunkt
4 = Distanz zwischen der lateralen Klavikularbegrenzung und der medialen Akromiumbegrenzung
5 = Distanz zwischen kranialer Klavikulartangente und kranialstem Akromiumpunkt
6 = Distanz zwischen Korakoid und senkrecht dazu des korrespondierenden Punkts an der Klavikulakortikalis kaudal

Technik und Methode. Schulteraufnahme a.-p. Einzeichnen der Tangente horizontal am Kraniolateralsten Klavikulapunkt, darauf Fällen der Senkrechten zum lateralsten Klavikulapunkt und parallel dazu zum medialsten Akromiumpunkt. Bestimmen der Distanzen zwischen Klavikula und Akromium in horizontaler und vertikaler Richtung. Festlegung des kranialsten Korakoidpunkts und des dazu korrespondierenden kaudalsten Kortikalispunkts an der Klavikula. Stimmen der Distanz.
Diagnostische Bedeutung. Feststellen von akromioklavikulären Luxationen. Tossy-Klassifikation, intraindividueller Seitenvergleich. Postoperative Kontrolle.
Bewertung. Intraindividuell im Seitenvergleich.

Schultergelenk

Schulterblattpfannenwinkel (Abb. 16.3)

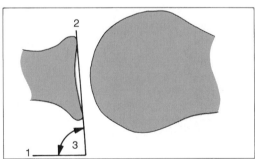

Abb. 16.3 Schulterblattpfannenwinkel.
1 = Horizontale
2 = Gelenkflächenlinie
3 = Schulterblattpfannenwinkel

Technik und Methode. Axillaraufnahme in 90°-Abduktion, 30°- Anteflexion, 0°-Rotation. Einzeichnen der Horizontalen als Parallele zur horizontalen Filmrandlinie und der Gelenkflächenlinie. Gemessen wird der nach medial offene Winkel.
Diagnostische Bedeutung. Erkennen von Pfannenretroversionen.

Bewertung:
- Normal: ~ 83–95°,
- Retroversion: < 75°.

Glenohumeraler Index (Abb. 16.4)

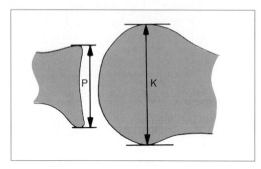

Abb. 16.4 Glenohumeraler Index.
P = Pfannenbreite
K = Kopfbreite

Technik und Methode. Axillaraufnahme des Schultergelenks. Bestimmen des Schulterblattpfannenwinkels und der größten Humeruskopfbreite sowie der Pfannenbreite.

$$\text{Glenohumeraler Index} = \frac{P}{K} \times 100$$

Diagnostische Bedeutung. Erkennen von Instabilitäten.
Bewertung:
- Normal: 50,
- Instabilität: 56,6 ± 5,6.

Humerus-Skapula-Distanz bei Säuglingen und Kleinkindern (Abb. 16.5)

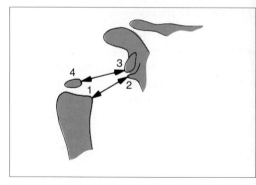

Abb. 16.5 Skapulohumerale Distanz.
1 = medialer Humerusdiaphysenstachel
2 = unterer Pfannenrand
3 = laterale Pfannenkontur
4 = Humerusepiphysenkern

Technik und Methode. Schultergelenkaufnahme a.-p. Messen des Abstands vom medialen Humerusdiaphysenstachel zum unteren Pfannenrand oder vom Kopfepiphysenschatten zur lateralsten Kontur der Pfanne an der Skapula.
Diagnostische Bedeutung. Erkennen von Schultergelenkerkrankungen, wie Ergüsse oder Empyeme, Lähmungsdistensionen.
Nachteil. Rotationsabhängig.
Bewertung. Im intraindividuellen Seitenvergleich spricht die Zunahme der Distanz für eine Flüssigkeitsansammlung im Schultergelenk (Erguß oder Empyem) oder für eine Lähmung.

Humerus

Humeruskopfwinkel

Technik und Methode. Schultergelenkaufnahm a.-p. Einzeichnen der Humerusachse (S. 176). Am Kopf können die Verbindungslinie von der Spitze des Tuberculum majus zum Übergang Humeruskortex in den Humerushals, der kraniale und kaudale Beginn der Humeruskopfrundung und darauf die Mittelsenkrechte sowie die Verbindungslinie von Tuberculum- majus-Spitze zur kranialen Kopfrundung zur Winkelbildung verwendet werden.

Humeruskopfaxialwinkel nach Keats und Gelenkspaltbreite nach Arndt und Sears (Abb. 16.6)

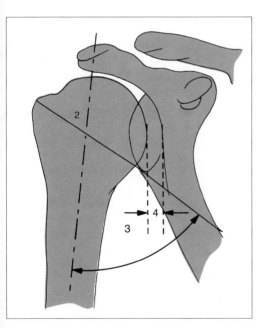

Abb. 16.6 Humeruskopfaxialwinkel nach Keats und Gelenkspaltbreite nach Arndt und Sears.
1 = Humerusachse
2 = Verbindungslinie Tuberkulum majus-kaudale Kopfbegrenzung
3 = Axialwinkel
4 = Distanz Humeruskopf – vorderer Pfannenrand

Diagnostische Bedeutung. Erkennen von Dysplasien, Traumafolgen nach Humeruskopffrakturen, Gelenkdistensionen und Subluxationen.

Bewertung:
– Axialwinkel: normal 61°,
– Kopf-Pfannen-Distanz: normal 0–6 mm (rotationsabhängig) bei Erwachsenen; pathologisch > 6 mm.

Humeruskopfrichtungswinkel (Abb. 16.7)

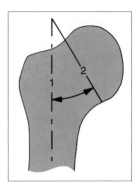

Abb. 16.7 Humeruskopfrichtungswinkel.
1 = Humerusachse
2 = Verbindungslinie an der Kopfbasis zum Collum chirurgicum

Diagnostische Bedeutung. Erkennen von Dysplasien und eingestauchten und in Fehlstellung verheilten Humeruskopffrakturen.
Bewertung. Normal: $\cong$ 44°.

Humeruskopfneigungswinkel (Abb. 16.8)

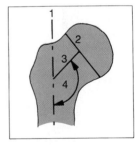

Abb. 16.8 Humeruskopfneigungswinkel.
1 = Humerusachse
2 = Kopfbasisverbindungslinie
3 = Senkrechte auf 2
4 = Humeruskopfneigungswinkel

Diagnostische Bedeutung. Erkennen von Frakturdislokationen und posttraumatischen Fehlstellungen.
Bewertung. Normal: $\cong$ 130–140°.

Kranialer Humeruskopflinienwinkel
(Abb. 16.9)

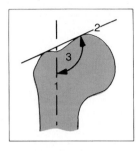

Abb. 16.9 Kranialer Humeruskopflinienwinkel.
1 = Humerusachse
2 = Tuberculum majus-Humeruskopflinie
3 = Humeruskopflinienwinkel

Diagnostische Bedeutung. Erkennen von Frakturen und posttraumatischen Fehlstellungen.
Nachteil. Stellungsabhängig; bei Verletzungen des Tuberculum majus nicht verwendbar.
Bewertung. Normal: ~ 130°.

Ellenbogengelenk

Frontale Ellenbogengelenkwinkel
(Abb. 16.10)

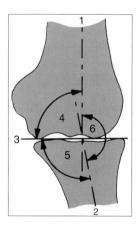

Abb. 16.10 Frontale Ellenbogengelenkwinkel.
1 = Humerusachse
2 = Unterarmachse
3 = Trochleagelenklinie
4 = Humerotrochlealwinkel
5 = Unterarmtrochlealwinkel
6 = Kubitalwinkel

Bewertung. Siehe Tab. 16.1.

Tabelle 16.1 Frontale Ellenbogengelenkwinkel

Winkel		Mittelwert	Maximal	Minimal
Kubitalwinkel	♂	169	178	154
	♀	167	178	158
Humerustrochlealwinkel	♂	85	95	77
	♀	83	91	72
Unterarmtrochlealwinkel	♂	84	99	74
	♀	84	93	72

Ventrale Humeruslinie (Abb. 16.11)

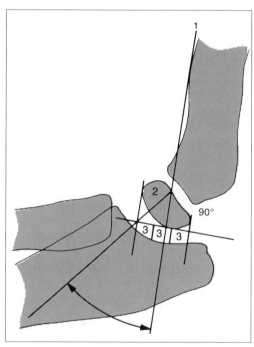

Abb. 16.11 Ventrale Humeruslinie
1 = Humeruslinie
2 = Capitulum humeri
3 = Drittelung des Capitulum humeri

Technik und Methode. Ellenbogengelenkaufnahme a.-p. Einzeichnen der Humerusachse (S. 176), der Unterarmachse als Senkrechten auf der Trochleagelenklinie. Gemessen werden die Winkel von Ober- und Unterarmachse zur Trochleagelenklinie zueinander.
Diagnostische Bedeutung. Erkennen von Dysplasien, Frakturen. Bewerten des Repositionsergebnisses.

Technik und Methode. Seitliche Ellenbogengelenkaufnahme. Einzeichnen der ventralen Humeruslinie.
Diagnostische Bedeutung. Erkennen suprakondylärer Humerusfrakturen bei Kindern.
Nachteil. Nur bei vergleichender Bewertung mit der gesunden Seite bedeutsam.
Bewertung. Normal wird ein deutlicher Anteil des Capitulum humeri nach ventral abge-

schnitten und dabei das mittlere Drittel des Ossifikationszentrums getroffen. Eine Dorsalverschiebung des Capitulum humeri ist ein Hinweis auf eine suprakondyläre Humerusfraktur.

Humerusepiphysenschaftwinkel
(Abb. 16.12)

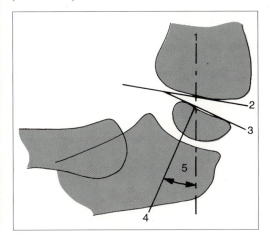

Abb. 16.**12** Humerusepiphysenschaftwinkel.
1 = Humerusachse
2 = Humerusepiphysenlinie
3 = Epiphysenlinie
4 = Senkrechte der Epiphysenlinie
5 = Humerusepiphysenwinkel

Technik und Methode. Seitliche Ellenbogengelenkaufnahme. Einzeichnen der distalen Humerusepiphysenbegrenzungslinie und der proximalen Begrenzungslinie der Epiphyse. Die darauf errichtete Senkrechte bildet mit der Humeruslinie den zu messenden Winkel. Zur Winkelbildung kann auch die Humerusachse verwendet werden.
Diagnostische Bedeutung. Erkennen von kindlichen suprakondylären Humerusfrakturen und Epiphysenlösungen.
Bewertung. Normal: ~ 30°.

Humerusepiphysenwinkel nach Fugenschluß (Abb. 16.13)

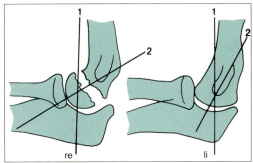

Abb. 16.**13** Humerusepiphysenwinkel nach Fugenschluß.
1 = Humeruslinie
2 = Epiphysentangente
3 = Humerusepiphysenwinkel

Technik und Methode. Seitliche Ellenbogengelenkaufnahme. Einzeichnen der ventralen Humeruslinie und der Verbindungslinie eines Punkts an der ventralen Begrenzung der Humerusepiphyse zur Mitte des Humerus in Epikondylenhöhe.
Diagnostische Bedeutung. Erkennen suprakondylärer Frakturen.
Bewertung:
– Normal: 25°,
– Fraktur: < 25°.

Frontaler Humerusepiphysenwinkel nach Baumann (Abb. 16.14)

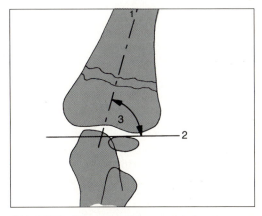

Abb. 16.**14** Humerusepiphysenwinkel nach Baumann.
1 = Humerusachse 2 = Capitulum-humeri-Tangente
3 = Baumann-Winkel

Technik und Methode. Ellenbogengelenkaufnahme a.-p. Einzeichnen der Humerusachse (S. 176) und Tangente proximal an dem Ossifikationskern des Capitulum humeri. Der nach radial offene Winkel wird gemessen.
Diagnostische Bedeutung. Therapiekontrolle nach Reposition kindlicher suprakondylärer Humerusfrakturen.
Bewertung. Normal: 75–80°.

Fossa-semilunaris-ulnae-Parameter
(Abb. 16.**15**)

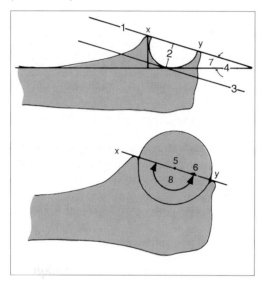

Abb. 16.**15** Fossa-semilunaris-Parameter.
1 = Olekranon-Processus-coronoides-Linie
2 = Mittelsenkrechte in der Fossa
3 = parallele Tangente zum Fossagrund
4 = Ulnarlinie
5 = Fossazentrum
6 = Radius der Fossa
7 = Ulnar
8 = Zentralwinkel
x = ventraler Gelenkpunkt
y = dorsaler Gelenkpunkt

Technik und Methode. Seitliche Ellenbogengelenkaufnahme. Einzeichnen der Linie von Olekranonspitze zur Spitze des Processus coronoides. Die ventrale Ulnalinie wird zum tiefsten Punkt der Fossa semilunaris weitergeführt. Mittelsenkrechte zwischen Olekranon- und Processus-coronoides-Spitze und am Schnittpunkt mit der Fossa-semilunaris-Begrenzung. Parallele Olekranon-Processus-Linie. Gemessen werden die Distanzen Olekranon-Processus-Spitze und die Tiefe der Fossa sowie der Winkel zwischen der Ulnalinie und der Gelenkspitzenlinie. Mit der Kreisschablone wird der Mittelpunkt auf der Verbindungslinie von der Fossa bestimmt. Damit sind der Radius der Fossa und der nach ulnar zu offene Zentralwinkel meßbar.
Diagnostische Bedeutung. Erkennen präarthrotischer Deformitäten nach Ellenbogengelenkluxation; gutachterliche Dokumentation (Waldström u. Mitarb. 1986).

Bewertung:

	Normal	Nach Luxation
Ulna-Fossa-Winkel	24 (8–36°)	25 (14–36°)
Zentralwinkel	178° (154–216°)	184° (152–214°)

Proximale Radiusachsenrichtung
(Abb. 16.**16**)

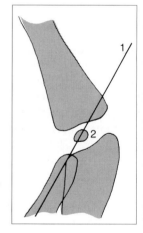

Abb. 16.**16** Proximale Radiusachsenrichtung.
1 = Radiusachse
2 = Capitulum humeri

Technik und Methode. Ellenbogengelenkaufnahme seitlich, möglichst in 90°-Flexion. Einzeichnen der Radiusachse bis proximal des Ossifikationszentrums des Capitulum humeri.
Diagnostische Bedeutung. Erkennen einer Chassaignac-„Lähmung", der Subluxation des Radiusköpfchens.
Vorteil. Auch bei Aufnahmen in Nicht-90°-Flexion brauchbar.

Bewertung:
- Normal: Radiusachse trifft das Capitulum humeri,
- Chassaignac-„Lähmung": Radiusachse trifft das Capitulum humeri nicht.

Handgelenk

Distale radioulnare Längenrelation
(Abb. 16.17)

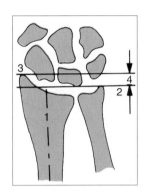

Abb. 16.17 Distale frontale radioulnare Längenrelation.
1 = Radiusachse
2 = Processus-ulnae-Tangente
3 = Processus-styloides-radii-Tangente
4 = radioulnare Distanz

Technik und Methode. Handgelenkaufnahme a.-p. Einzeichnen der Radiusachse (S. 12) und darauf die senkrecht verlaufenden Tangenten der Endpunkte von den Processus ulnae und radii. Messen der Distanz zwischen beiden.
Diagnostische Bedeutung. Erkennen von Ulnavorschub und -verkürzung bei Madelung-Deformität. Repositionskontrolle nach distalen Radiusfrakturen, Begutachtung.
Nachteil. Seitenvergleich notwendig.
Bewertung:
- Normal: 1–5 mm,
- Vergrößerung = Ulnaverkürzung,
- Verkleinerung oder Minuswerte = Ulnaverlängerung.

---

4 = distale Radioulnarlinie
5 = frontaler Gelenkflächenwinkel
6 = proximaler radioulnarer Gelenkwinkel
7 = distaler Gelenkwinkel
8 = sagittale Radiusgelenklinie
9 = sagittaler Radiusgelenkflächenneigungswinkel
10 = sagittaler Radiusgelenkflächenschaftachsenwinkel
11 = Processus-styloides-ulnae-Tangente

Messung der Radialverschiebung des distalen Fragments bei typischen Radiusfrakturen (Abb. 16.18)

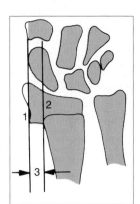

Abb. 16.18 Messung der Radialverschiebung des distalen Radiusfragments.
1 = Meßpunkt am distalen Fragment als radialster Frakturlinienpunkt
2 = radial-proximalster Frakturlinienpunkt
3 = Dislokationsdistanz

Technik und Methode. Handgelenkaufnahme p.-a. (dorsovolar). Einzeichnen der vertikalen Filmrandparallelen an den radialsten proximalen und radialsten distalen Frakturlinienpunkten. Messen der Distanz auf einer Senkrechten dazu.
Diagnostische Bedeutung. Bestimmen des Ausmaßes der Dislokation, Verlaufskontrolle zum Erkennen von Redislokationen.
Nachteil. Bei nicht exakter Lagerung der Unterarmachse zum Film müssen die vertikalen Bezugslinien approximativ eingezeichnet werden. Als Hilfslinie kann dann die Radiusachse dienen.

Radiokarpale Gelenkflächenwinkel
(Abb. 16.19)

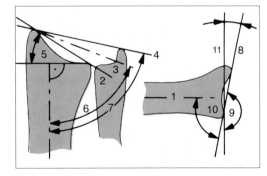

Abb. 16.19 Radiokarpale Gelenkflächenwinkel.
1 = Radiusachse
2 = frontale radiale Gelenkflächenlinie
3 = proximale Radioulnarlinie

Technik und Methode. Handgelenkaufnahme a.-p. und seitlich. Einzeichnen der Radiusachse (S. 12). Winkelbildung mit den Linien vom Processus styloides radii zur radialen Spitze der Ulna und zur Spitze des Processus styloides ulnae sowie zum radialen Basispunkt des Processus styloides ulnae. Auf der seitlichen Aufnahme werden die Radiusachse, die Senkrechte darauf und die Gelenkflächenlinie zur Winkelbildung verwendet.
Diagnostische Bedeutung. Erkennen und Klassifizieren von distalen Radiusfrakturen, Repositionskontrolle. Beurteilung posttraumatischer Fehlstellungen.

Bewertung. Siehe Tab. 16.2.

Tabelle 16.2 Distale Radiokarpalgelenkwinkel

Frontaler Gelenkflächenwinkel	~ 30°
Proximaler radioulnarer Gelenkwinkel	♂ 79–83°
	♀ 80–84°
Distaler radioulnarer Gelenkwinkel	♂ 72–93°
	♀ 73–95°
Sagittaler Gelenkflächenneigungswinkel	~ 10°
Sagittaler Radiusgelenkflächen-Schaftachsen-Winkel	♂ 72–93°
	♀ 73–95°

Distaler radioulnarer Gelenkwinkel nach Förstner (Abb. 16.20)

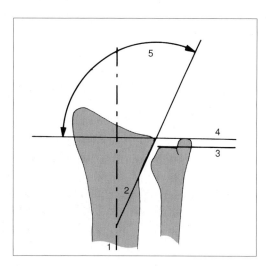

Abb. 16.20 Distaler radioulnarer Gelenkflächenwinkel nach Förstner.
1 = Radiusachse
2 = radioulnare Gelenklinie
3 = Ulnagelenkflächenlinie
4 = Parallele am Processus styloides ulnae
5 = radioulnarer Gelenkflächenwinkel

Technik und Methode. Handgelenkaufnahme p.-a. Meßschablone nach Förstner. Einzeichnen der Radiusachse (S. 12) und der ulnarseitigen Radiusgelenkflächenlinie. Bilden der Tangente am ulnaren Gelenkteil proximal des Processus styloides ulnae und dazu der Parallelen von der Spitze des Processus styloides ulnae. Gemessen wird der radiodistal offene Winkel zwischen der Ulnagelenkflächenparallelen und der Radiusgelenkflächentangente.
Diagnostische Bedeutung. Zur präoperativen Planung von Niveauoperationen bei Lunatummalazie, Korrekturoperationen von in Fehlstellung verheilten distalen Radiusfrakturen und bei Fehlstellungen im ulnalunären Gelenkbereich nach Abrißfrakturen des Processus styloides ulnae (Förstner 1987).
Bewertung. Normal:
– Ulna-Null-Variante: 90° ± 10°,
– Ulna-Plus-Variante: < 80°,
– Ulna-Minus-Variante: > 100°.

Radiologische Handgelenkfunktionsmessung (Abb. 16.21)

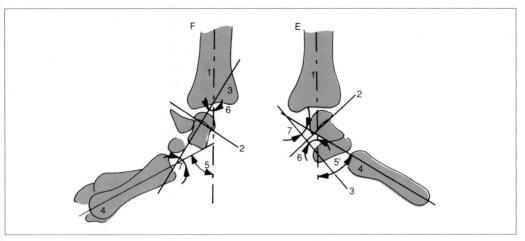

Abb. 16.21 Handgelenkflexion-Extension-Winkel, Radiokarpal- und Interkarpalwinkel (besser: Karpometakarpalwinkel).
F = Flexion
E = Extension
1 = Radiusachse
2 = Lunatumlinie
3 = Senkrechte zur Lunatumlinie
4 = Metakarpal-II-Achse
5, 5 ′ = Flexions-Extensions-Winkel
6 = Radiokarpalwinkel
7 = Interkarpalwinkel

Technik und Methode. Seitliche Handgelenkaufnahmen in Neutral-, Flexions- und Extensionsstellung. ZS Os naviculare, FFA unbedeutend. Einzeichnen der Radiusachse (S. 12), der distalen Lunatumlinie, darauf der Senkrechten und der Metakarpal-II-Achse (S. 12). Gemessen werden der Flexions-Extensions-Winkel zwischen Radius- und Metakarpalachse, der Radiokarpalwinkel zwischen Radiusachse und Senkrechter auf die Lunatumlinie sowie der Interkarpalwinkel zwischen dieser und der Metakarpalachse.

Diagnostische Bedeutung. Zur Verifikation von Hyper- und Hypomobilitäten im Handgelenkbereich, Differenzierung von Bewegungsbehinderungen im Radiokarpal- und Karpometakarpalgelenk (Brumfield u. Mitarb. 1966).

Bewertung. Siehe Tab. 16.3.

Tabelle 16.3 Handgelenkbeweglichkeit bei Erwachsenen

	Extension	Flexion	Total	Radiokarpal	Karpometakarpal
♂	72°	79°	151°	60°	70°
♀	72°	84°	156°	65°	82°

Radiokarpale V-Figur (Abb. 16.22)

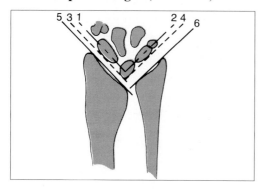

Abb. 16.22 Radiokarpale V-Figur.
1 = Navikulareachse
2 = Triquetrumachse
3 = Navikulare-Lunatum-Tangente
4 = Triquetrum-Lunatum-Tangente
5 = Radiuslinie
6 = Ulnalinie

Technik und Methode. Handgelenkaufnahme dorsovolar. Bestimmen des Lunatumzentrums mit der Kreisschablone, von dort aus Einzeichnen der Navikulare- und Triquetrumachsen. Weiter möglich: Einzeichnen der Navikulare-Lunatum- und Triquetrum-Lunatum-Tangenten sowie der Radiusgelenkflächenlinie und der distalen Ulnalinie vom Processus styloides zum mediodistalsten Punkt.
Diagnostische Bedeutung. Erkennen von Madelung-Deformitäten.
Bewertung. Spitzwinklige V-Figur spricht für Madelung-Deformität. Dabei verlaufen die Radius- und Ulnalinien fast parallel im Gegensatz z. B. zum Turner-Syndrom.

Karpalzeichen nach Kosowicz (Abb. 16.23)

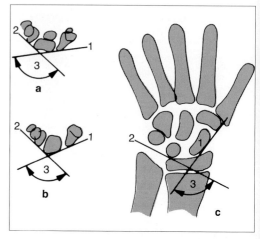

Abb. 16.23 a–c Karpalzeichen nach Kosowicz. (a) Normalbefund, (b) pathologischer Befund, (c) Turner-Syndrom.
1 = Navikular-Lunatum-Tangenten
2 = Triquetrum-Lunatum-Tangenten
3 = proximaler frontaler Karpalwinkel

Technik und Methode. Handaufnahme dorsovolar. ZS Handmitte, FFA ohne Bedeutung. Anlegen einer Tangente an Navikulare und Lunatum sowie an Triquetrum und Lunatum zur proximal offenen Winkelbildung.
Diagnostische Bedeutung. Erkennen von Gonadendysplasien, Morbus Turner (Kosowicz 1962).
Bewertung:
– Normal: ~ 130° (ø 131,5),
– Gonadendysplasie: ≤ 117°.

Sagittale Karpalwinkel (Abb. 16.24)

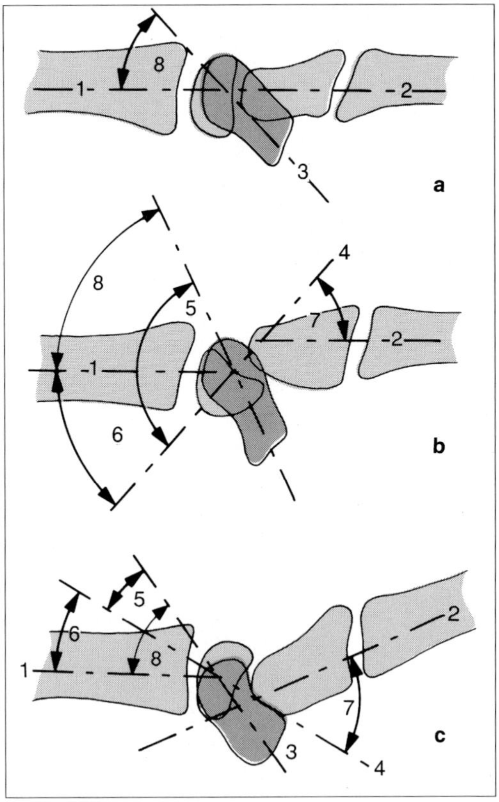

Abb. 16.24 a–c Lunatoskaphoider Winkel, Radioskophoidalwinkel, Radiolunatalwinkel. Lunatohamatometakarpalwinkel. (a) Normalbefund (b) dorsale interkarpale Instabilität, (c) volare interkarpale Instabilität.
1 = Radiusachse
2 = Metakarpal-III-Achse
3 = Skaphoidachse
4 = Lunatumachse
5 = lunatoskaphoider Winkel
6 = Lunatoskaphoidalwinkel
7 = Lunatohamatokarpalwinkel
8 = Radioskaphoidalwinkel

Technik und Methode. Seitliche Handgelenkaufnahme. Einzeichnen der Radiusachse (S. 12) und der Achse des Skaphoids sowie des Metakarpal-III-Hamatums. Winkelbildung nach dorsal-proximal.
Diagnostische Bedeutung. Erkennen von Metakarpalluxationen und -luxationsfrakturen.
Bewertung. Siehe Tab. 16.4.

Tabelle 16.4 Sagittale Karpalwinkel nach Linscheid u. Mitarb.; lunatoskaphoide Winkel

Winkel in Grad Diatanz in mm	Normal	Dorsale Instabilität	Volare Instabilität
Radioskaphoidalwinkel	~ 47 (30–60)	> 60	< 30
Radiolunatalwinkel	0	> 5 nach volar	> nach dorsal
Lunatoskophoidalwinkel	~ 47 (30–60)	> 60 nach proximal	< 30 nach dorasal
Lunatohamatometakarpalwinkel	0	>nach dorsal bei versetzter Metakarpalachse	> 5 nach volar

17 Hand

Metakarpalköpfchenlinie nach Archibald (Abb. 17.1)

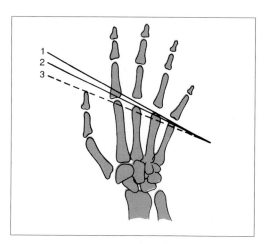

Abb. 17.**1** Metakarpalköpfchenlinie nach Archibald u. Mitarb.
1 = normal
2 = Grenzwert
3 = Verdacht auf Gonadendysplasie

Technik und Methode. Handaufnahme dorsovolar, ZS Hohlhandmitte, FFA unbedeutend.
Anlegen einer Linie an die distalsten Punkte der Metakarpalia IV und V.
Diagnostische Bedeutung. Erkennen von Hinweisen auf eine Gonadendysplasie (Archibald u. Mitarb. 1959).

◆ **Cave.** Nur in Verbindung mit weiteren Zeichen von Wert.

Bewertung:
– Normal: Linie distal des Köpfchens III,
– Grenzwert: Linie berührt das Köpfchen III,
– Hinweis auf Gonadendysplasie: Linie schneidet das Köpfchen III.

Metakarpalindex (Abb. 17.2)

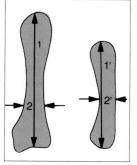

Abb. 17.**2** Metakarpalindex.
1, 1′ = Längsmeßlinien an der Metakarpalia a
2, 2′ = Quermeßlinien

Technik und Methode. Handaufnahme dorsovolar. ZS Hohlhand, FFA 75 cm (30 in.). Längsmeßlinien an den Metakarpalia II–V in der größten Ausdehnung innerhalb des Knochens und Quermeßlinie an der schmalsten Stelle.

$$\text{Metakarpalindex} = \frac{a\,2 + a\,3 + a\,4 + a\,5}{b\,2 + b\,3 + b\,4 + b\,5}$$

(2, 3, 4, 5 = Metakarpale II–V)

Diagnostische Bedeutung. Erkennen von Arachnodaktylie, Morbus Morquio, Weil-Marchesani-Syndrom, familiäre Streblodaktylie.
Bewertung. Siehe Tab. 17.1.

Tabelle 17.**1 a** Metakarpalindex bei Kleinkindern (bis 2 Jahre) und Jugendlichen

Alter (Monate)	Normalwerte ♂/♀		Marfan-Syndrom
6	♂ 5,23	0,46	
	♀ 5,60	0,37	
	♂ 5,30	0,41	
12	♀ 5,75	0,41	
	♂ 5,28	0,40	> 7
18	♀ 5,82	0,45	
24	♂ 5,40	0,43	

Tabelle 17.1b Metakarpalindex bei Jugendlichen

♂/♀	rechts	links	
♂	6,86 ± 0,45	7,02 ± 0,49	> 8 (3 SA 8,4)
♀	7.60 ± 0,52	7,78 ± 0,49	> 9 (3 SA 92)

Metakarpophalangealwinkel I
(Abb. 17.4)

Phalangealindex nach Kosowicz
(Abb. 17.3)

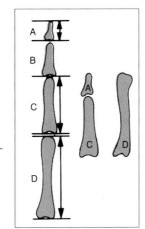

Abb. 17.3 Phalangealindex nach Kosowicz.
A = Endphalanxlänge
B = Mittelphalanx
C = Grundphalanxlänge
D = Metakarpallänge

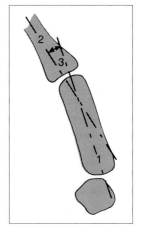

Abb. 17.4 Metakarpophalangealwinkel I.
1 = Metakarpalachse I
2 = Phalangealachse I
3 = Metakarpophalangealwinkel

Technik und Methode. Handaufnahme dorsovolar, ZS Handmitte, FFA ohne Bedeutung.
Gemessen werden die Distanzen zwischen den Parallelen der Begrenzungen der Endphalanx des 2. Fingers, der Grundphalanx und des Metakarpale.
Diagnostische Bedeutung. Erkennen von Gonadendysplasien (Kosowicz 1965).
Bewertung:
– Normal: A + C = D (± 2 mm),
– Gonadendysplasie A + C > D (> 3 mm).

Technik und Methode. Gehaltene Aufnahme nach Thomas/Dihlmann dorsovolar. Einzeichnen der Metakarpus-I- und Grundphalanx-I-Achsen und Messen des ulnar oder volar offenen Winkels.
Diagnostische Bedeutung. Erkennen von Bandlaxizitäten und traumatischen Bandinstabilitäten.

Bewertung:

	Ulnar	Volar
Normal	0–10°	0–10°
Hyperlaxizität oder Distension	10 ≈ 20°	10–50°
Ulnare Seitenbandruptur	> 20°	> 50°

Nachteil. Seitenvergleich erforderlich. > 10° Seitendifferenz pathologisch.

Digitaler interphalangealer Aufklappwinkel (Abb. 17.5)

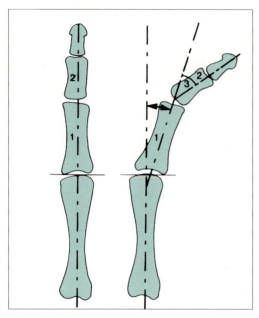

Abb. 17.5 Digitaler interphalangealer Aufklappwinkel.
1 = proximale Phalanxachse
2 = distale Phalanxachse
3 = Aufklappwinkel

Technik und Methode. Manuell gehaltene dorsovolare Fingeraufnahme. ZS untersuchtes Gelenk.
Einzeichnen der benachbarten Phalangealachsen und Messen des entstehenden Winkels nach der gehaltenen Seite.
Diagnostische Bedeutung. Erkennen und Klassifizieren von interphalangealen bzw. auch karpophalangealen Seitenbandläsionen.
Vorteil. Einfaches Verfahren.
Nachteil. Oft Vergleichsaufnahme der nichtverletzten Seite nötig.
Bewertung:
– Normal: 0°,
– individuelle Bandlaxizität: 0–5°,
– Bandläsion: > 5–10°,
– Bandruptur: > 10° bei einseitigem Befund.

Literatur

Anderson, M., W. T. Green, M. B. Messner: Growth and predictions of growth in the lower extremities. J. Bone Jt Surg. 45-A (1963) 1-14

Archibald, J. et al: Endocrin significance of short metacarpals. J. clin. Endocrinol. 19 (1959) 1312-1322

Arlen, A.: Biometrische Röntgen-Funktionsdiagnostik der Halswirbelsäule. Verlag für Medizin, Heidelberg 1979

Arqu, M.: Epiphysenlockerung des Hüftgelenkes und Präarthrose. Z. Orthop. 118 (1980) 882-888

Backer, O. G., S. Brünner, V. Larsen: Radiologic evaluation of funnel chest. Acta radiol. 55 (1961) 249-256

Bakke, S. N.: Röntgenologische Beobachtungen über die Bewegungen der Wirbelsäule. Acta radiol. Suppl. 13 (1931)

Becker, D.: Ein objektives Zeichen für das Vorliegen einer Luxation der Peronealsehne. Z. Orthop. 124 (1986) 762-764

Becker, R. R.: Shoes are medicine. J. nat. Ass. Chiropodists. 4 (1950) 429-430

Bengert, O.: Röntgenmaße zur Pfannenlockerung. Orthop. Prax. 24 (1980) 404-405

Bernbeck, R., A. Sinois: Vorsorgeuntersuchungen des Bewegungsapparates im Kindesalter. Barth, Leipzig 1975

Bernbeck, R., G. Dahmen: Kinder-Orthopädie, Thieme, Stuttgart 1983

Blauth, W.: Hallux valgus. Springer, 1986

Bradley, I., I. W. Goodfellow, I. I. O'Connor: A radiographic study of bearing movement in unicompartimental Oxford knee replacements. J. Bone Jt Surg. 69-B (1987) 598-601

Brocher, I. E. W.: Die Untersuchung der OccipJtocervicalgegend im Röntgenbild. Röntgen-Bl. 13 (1960) 223-238

Brumfield, R. H., V. L. Nickel, E. Nickel in Sth. med. J. 59 (1966) 909

Buchhorn, U., H. G. Willert, M. Semlitsch, H. Weber: Dimensionsänderungen der Polyäthylen – Hüftpfannen bei Müller – Hüftendoprothesen. Z. Orthop. 122 (1984) 127-135

Büchner, H.: Ermittlung der geometrischen Bedingungen. In Stender, H.-S., F.-E. Stieve: Praxis der Qualitätskontrolle in der Röntgendiagnostik. Fischer, Stuttgart 1986

Buetti-Bäuml, C.: Fuktionelle Röntgendiagnostik der Halswirbelsäule. Thieme, Stuttgart 1954

Descamps, L. et al.: Synthèse angulaire dans l'ostéotomie tibiale haute valgisation pour arthrose. Rev. Chir. orthop. 73 (1987) 231-236

Diethelm, L.: Handbuch der Medizinischen Radiologie. Bd. V/1, IV/2. Springer, Berlin 1976, 1968

Dihlmann, W.: Gelenke, Wirbelverbindungen. Thieme, Stuttgart 1987

Djerf, K., O. Wahlström, S. Hammerby: Loosening 5 years after total hip replacement. Arch. orthop. traum. Surg. 105 (1986) 339-342

Dutoit, M.: Evolution a long terme des arthrodèses tibioastragaliennes. Rev. Chir. orthop. 73 (1987) 189-196

Endler, F., K. Fochem, U. H. Weil: Orthopädische Röntgendiagnostik. Thieme, Stuttgart (1984)

Exner, G.: Pathologisch – anatomische und röntgenologische Vorbemerkungen zur Wirbelsäulenpathologie. Verh. Dtsch. Gesellschaft Orthop. Z. Orthop. 87, Beilage (1956) 203

Fochem, K., J. Klumair: Atlas der röntgenologischen Meßmethoden. Springer, Wien 1976

Förstner, H.: Das distale Radio-Ulnar-Gelenk (DRU). Unfallchirurg. 90 (1987) 512-517

Gamble, F. O., J. Yale: Clinical Foot Roentgenology. Williams & Wilkins, Baltimore 1966

Garland, L. H., S. F. Thomas: Spondylolisthesis. Criterias for more acurate diagnosis of true anterior slip of the induced vertebral segment. Amer. J. Roentgenol. 55 (1946) 275

Gekeler, J.: Die Hüftkopfepiphysenlösung. Enke, Stuttgart 1978

Gekeler, R.: Die Epiphysiolysis capitis femoris. Enke, Stuttgart 1982

Greulich, W. W., S. J. Pyle: Radiographic Atlas of Skeletal Developement of the Hand and Wrist. Univ. Press, Stanford 1959

Gutmann, G.: Funktionelle Pathologie und Klinik der Wirbelsäule. Bd. 1. Fischer, Stuttgart 1981

Haas, 1952 bei Lusted und Keats: Atlas of Roentgenographic Measurement. Yearbook, Chicago 1973

Hafner, E., H. Ch. Meuli: Röntgenuntersuchung in der Orthopädie. Huber, Bern 1983

Heim, U.: Die Grenzziehung zwischen Diaphyse und Methaphyse mit Hilfe der Viereckmessung. Unfallchirurg 90 (1987) 274-280

Hepp, W. R.: Radiologie des Femoro-Patellargelenkes. Enke, Stuttgart 1983

Hemigon, P. et al.: Proximale tibiae osteotomy for

osteoarthritis with varus deformity. J. Bone Jt Surg. 69/2 - A (1987) 332–354
Hinck, V. C. u. Mitarb.: Normal interpediculate distances in children and adults. Amer. J. Roentgenol. 96 (1966) 141
Hubbard, M. J. S.: The measurement of progression in protrusio acetabuli. Amer. J. Roentgenol. 106 1969) 506
Ivarsson, I., R. Mynerts: The effect of the radiographic projection on the measured position of the prothesis at the knee arthroplasty. Arch. orthop. traum. Surg. 105 (1986) 350–352
Jakob, R. P., H. U. Stäubli, J. T. Deland: Grading the pivot shift. J. Bone Jt Surg. 69-B (1987) 194–299
Jäger, M., C. J. Wirth: Praxis der Orthopödie 2. Aufl. Thieme, Stuttgart 1992
Kamieth, H.: Röntgenfunktionsdiagnostik der Halswirbelsäule. Hippokrates, Stuttgart 1986
Keats, T. E.: Notfallradiologie. Fischer, Stuttgart 1986
Knese, K. H.: Kopfgelenk, Kopfhaltung und Kopfbewegung des Menschen. Z. Anat. Entwickl.-Gesch. 114 (1948) 67–71
Köhler, A., E. A. Zimmer: Grenzen des Normalen und Anfänge des Pathologischen im Röntgenbild des Skeletts. 13. Aufl. Thieme, Stuttgart 1989
Köthe, R., H. Schmidt: Beitrag zur Einschätzung des biologischen Alters der Wirbelsäule in der Pubertätsphase bei trainierenden Kindern und Jugendlichen. Med. u. Sport 22 (1982) 212–218
Kosowicz, I.: The carpal sign in gonadal dysgenesis. J. clin. Endocrinol. 22 (1962) 949
Kosowicz, I.: The roentgen appearance of the hand and wrist in gonadal dysgenesis. Amer. J. Roentgenol. 93 (1965) 354
Krämer, M., H. Gudat: Der Talo-Crural-Winkel (TC-Winkel). Z. Orthop. 118 (1980) 855–859
Klein, W.: Arthroskopisch – chirurgische Bandplastik. Orthopäde 16 (1987) 157–167
Leger, W.: Die Form der Wirbelsäule mit Untersuchungen über die Beziehung zum Becken und die Statik der aufrechten Haltung. Enke, Stuttgart 1959 (Beilage zur Z. Orthop.)
Lerch, H.: Die Form des Metatarsalköpfchenbogens. Z. Orthop. 78 (1949) 151
Lewit. H., L. Krausová: Messungen von Vor- und Rückenbeuge in den Kopfgelenken. Fortschr. Röntgenstr 99 (1963) 538–543
Limbird, R. S., R. K. Aaron: Laterally comminuted fracture-dislocation of the ankle. J. Bone Jt Surg. 69-B (1987) 881–885
Lindahl, O., A. Movin: Roentgenologic angulation meassurement in supracondylar fractures of the femur. Acta radiol., Diagn. 10 (1970) 108–112
Lundberg, B. I., T. Solia: Skeletal parameters in the hallux valgus foot. Acta orthop. scand. 43 (1972) 576–582
Lusted, L. B., T. E. Keats: Atlas of Radigraphic Measurements. Year Book, Chicago 1973
Marique, P.: Le spondylolisthesis. Acta orthop. belg. Suppl. 3 (1951)

Mégerand, A., P. Scholder-Hegi: Das klinische Bild des Epiphysiolysis capitis femoris. Acta rheumatol. 21 (1964) 62–84
Mehta, M. H.: The rib-vertebral angle in the early diagnosis between resolving and progressive infantile skoliosis. J. Bone Jt Surg 54-B (1972) 230
Meschan, I.: Analyse der Röntgenbilder, Bd. 1. Enke, Stuttgart 1978
Meyerding, H. B., in Surg. Gynecol. Obstet. 54 (1932) 374
Moe, H. H.: Scoliosis and Other Spine De formities. Sanders, Philadelphia 1978
Müller Ch.: Fehlermöglichkeiten bei Winkelbestimmungen am koxalen Femurende von Luxationshüften. Med. Prom. A, Dresden 1983
Müller M. E.: Die hüftennahen Femurosteotomien. Thieme, Stuttgart 1978
Müller M. E.: Heutiger Stand der Tatalendoprothese der Hüfte. In Rahmanzadeh, R., M. Faensen: Hüftgelenksendoprothetik. Springer, Berlin 1984
Naik, D. R.: Cervical spinal canal in normal infants. Clin. Radiol. 21 (1970) 323–326
Oestreich, A. E., A. H. Crawford: Atlas of Pediatric Orthopedic Radiology. Thieme, Stuttgart, 1985
Pauwels, F.: Der Schenkelhalsbruch. Ges. Abhandl. zur funktionellen Anatomie des Bewegungsapparates. Springer, Berlin, 1965
Penning, L.: Normale Bewegungen der Halswirbelsäule. Die Wirbelsäule in Forschung und Praxis, Band 62. Hippokrates, Stuttgart 1976
Radlauer, C.: Beiträge zur Anthropologie des Kreuzbeins. Gegenbauers morphol. Jb., Abt. 1 38 (1908) 323–447
Rizzi, M.: Die menschliche Haltung und Wirbelsäule. Hippokrates, Stuttgart 1979
Schinz, H. R.: Radiologische Diagnostik in Klinik und Praxis. Bd. V/2. Thieme, Stuttgart 1986
Schmid, F.: Pädiatrische Radiologie. Bd. I. Springer, Berlin 1973
Schmitt, D., E. Braun, E. Fery, H. Coudane, D. Mole, B. Legras: Conception technique et surveillance radiologique de la protheè totale de la hanche non cimenteé. Rev. Chir. orthop. 73 (1987) 219–250
Schoberth, H.: Sitzhaltung, Sitzschaden, Sitzmöbel. Springer, Berlin 1962
Sim, E. P. E.: Vertebralcontur in spondylolosthesis. Brit. J. Radiol. 46 (1973) 250–254
Suren, G. G., H. Zwipp: Akute ligamentäre Verletzungen der Chopart- und Lisfranc-Gelenklinie. Orthopäde 15 (1986) 479–486
Tönnis, D.: Die angeborene Hüftdysplasie und Hüftluxation. Springer, Berlin 1984
Torklus, von D.: Röntgenologische Messungen am Skelett des Mittel- und Vorfußes bei Hallux valgus. Diss., Berlin 1955
Wackenheim, A.: Roentgendiagnosis of the Cranovertebral Region. Springer, Berlin 1974
Wackenheim, A.: Radiodiagnosis of the Vertebral Adults. Springer, Berlin 1983
Waldström, I., C. Kinast, K. Pfeiffer: Anatomical variations of the semilunar notch in elbow disloca-

tions. Arch. orthop. traum. Surg. 105 (1986) 313–315

Werne, S.: Über normale Atlasbewegungen und Atlasfehlstellungen. Z. Orthop. 93 (1960) 205–213

Yoshioka, Y., D. Sui, D. V. Cooke: The anatomy and functional axis of the femur. J. Bone Jt Surg. 69–A (1987) 873–888

Zeitler, E. U., P. Markuske: Röntgenologische Bewertungsanalysen der Halswirbelsäule bei Kindern und Jugendlichen. Fortschr. Röntgenstr. 96 (1962) 87–93

Zwipp, H., Ch. Krettek: Diagnostik und Therapie der akuten und chronischen Bandinstabilität des unteren Sprunggelenkes. Orthopäde 15 (1986) 472–478

Sachverzeichnis

A

Abstände, interpedikuläre 49
AC-Winkel s. Azetabulumwinkel
ACM-Winkel 103
Adduktionswinkel, Metatarsale I 158
Ad-latus-Dislokationsmessung 7
Akromegaliefuß, Röntgenzeichen 174 ff.
Antetorsionswinkel (AT-Winkel), Femur 109
Anti-Chiari-Effekt 117
AOPL Winkel 30
Apex anguli costae 75
Arcus-dorsalis-Opisthion Distanz 28
Arcus-ventralis-Basion-Distanz 28
Armganzaufnahmenparameter 176
Arthrodese, talokrurale 155
Artikulationsindex (Taluskopf-Navikulare) 158
Atlantoaxialgelenk 32
Atlantokzipitopalatalwinkel 30
Atlasaußenlot 33
Atlasbogentangente, dorsale 37
– ventrale 37
Atlas
– Malvormation 27
– Subluxation 27
Atlasdislokation 34
Atlasfraktur 24
Atlasinterferiorposition 32
Atlasinnenlot 33
Atlas-Kondylen-Distanz
Atlaslinie, obere 33
– untere 33
Atlasnormalposition
Atlassuperiorposition 32
ATV-Winkel 110
AT-Winkel 109
Aufklappwinkel, digitaler interphalangealer 190
– talokruraler
– – fibularer 153
– – tibialer
– tibio-femoraler 147
Außenkortikalispunkte
Axiallinie 30
Axibogen-Kondylen-Distanz
Axisdistanz 34
Axiseckpunkt-Bogenwurzel-Distanz 34
Axisinnenlot 33
Axis-Kondylen-Schnittwinkel
Axislinie, obere 34
– untere 34

Axisrelation 30
Azetabulumentwicklung 96
Azetabulum- Keil- Segmente (nach Schulthess u. Niethard) 103
Azetabulumquadranten 96
Azetabulumtangente 96
Azetabulumwinkel (AC-Winkel) nach Hilgenreiner 96, 104

B

Bandläsion, talokrurale
– tibulare 153
– tibiale 154
Basion-Apex-Distanz 28
Basionlot 28
Baumann-Winkel (Ellenbogen) 181
Becken
– Drehungsindex 131
– horizontales 89 ff.
– Kipposteotomie
– Lagerung, Korrekturverfahren 132
– neutrales 89 ff.
– steiles 89 ff.
Beckenassymmetrie 90, 91
Beckenkammlinie 46, 93
Beckenkippungsfunktionsdiagnostik 94
Beckenkippungsindex 132
Beckenkippungswinkel, frontaler 92
Beweglichkeit, karpometakarpale 109
– radiokarpale 185
Bewegungssegment 76
Bewegungsunschärfe
Beinganzaufnahmenparameter 135
Beinlängendifferenzmessung nach Heufelder 93
Bernbeck-Hilfslinien 160
Blumensaat-Linie 140
– Tangente 140
Bimastoidlinie 29
Biventerlinie 29
Blockierung 37, 38
Blockwirbel, aquirierter 41
– kongenitaler 41
Blockwirbelhöhe 41
Blockwirbelindex 41
Bogenwurzeldistanz 50
Bogenwurzelpunkt 50
Bogenwurzelschatten 46
Boogard-Winkel 24
Brustwirbelsäule 72 ff.

C

Calvé-Linie 97
CCD-Winkel s. Zentrum-Kollum-Diaphysen-Winkel
CE-Winkel s. Zentrum-Ecken-Winkel
Chamberlain-Linie 27
Chaissaignac-Lähmung 128
Chiari-Osteotomie 117
– Osteotomie-Winkel 117
Clivus-Dens-Winkel 31 f.
Clivustangente, dorsale 24
Clivuswinkel 24
Condylus occipitalis 24
Cupantetorsionswinkel 129
Cupinklinationswinkel 128
Cupmigration 128

D

DBd-Winkel 24
Deckplattenlinie 40
Densachsenwinkel 36
Densbasislinie 28
Denshochstand 28
Denslänge 28
Denslängsachse 36
Denslordose 36
Dens-Kondylen-Beziehung 29
Densposition zum Foramen magnum 28
Denstangente, dorsale 37
– ventrale 37
Denstangenten-Basislot-Winkel, dorsaler 28
Derotationsspondylodese, ventrale 46
Deviationswinkel, diaphysärer 8
Dezentrierungsstrecke 106
Diaphysendistanz 100
Distanz, atlantodentale 36
– atlantookzipitale 27
– distale fibulotalare 157
– foraminoatlantale 31
– interkondylointerkondyläre 145
– I/II, intermetatarsale 172
– klavikuloskapuläre 177
– lunatoskaphoide 187
– patallofemorale 141
Dorsum sellae 28
Dysplasie, okzipitale 27

E

Ellenbogengelenk 180 ff
Ellenbogengelenkwinkel 180
Entlastungsoperation, subforaminale 38
Epiphysenachsenwinkel 8
Epiphysendreieck nach Mittelmeier 98
Epiphysenindex 114
Epiphysendislokationswinkel, nach Gekeler, projizierter 121
– reeller
Epiphysentorsionswinkel, projizierter 121
– reeller
Epiphysiolysis capitis femoris 120
Epiphyseolysiswinkel nach Megevand 122
Extensionswinkel, intersegmentaler 77

Extremität, obere 176 ff
– untere 135 ff.
Extremitätenlängenmessung 20
Extremitätenwachstumserwartung 22, 27

F

Femurachse, anatomische 135
Femur-Epiphysen-Index nach Eyre – Brook 113
Femur-Epiphysen-Linie 98
Femurhöhe 100
Femur-Ilium-Winkel 95

Femurkondylenebene 144
Femurkondylen-Gelenk-Index 144
Femurkondylen-Gelenkflächen-Winkel 144
Femur-Kortikalislinien-Distanz 100
Femurlänge 6
Femurlinien-Fossa-intercondylaris-Winkel 139
Femurmetaphyse 20
Femurtschaftachse 135
Femurschaftachsen-Tibiaschaftachsen-Winkel
Femurschaftlinie 140
Femurschaft-Kniebasis-Winkel 135
Femurschaft, ventraler 140
Femurschaftlinie 140
Femurttangenten-Fossa-intercondylaris-Winkel 139
Femurtraglinie 135
Femurtraglinie-Kniebasis-Winkel 135
Femurtragliniendeviation
Femurvalgisationswinkel, distaler 138
Femur-Y-Fugen-Winkel nach Zseböck 101
Ficat-Bogen 145
Filmbasislinie 67
Filmbearbeitungsfehler 5
Filmfehler 5
Film-Fokus-Abstand 3
Filmrandlinie 56
Fingergelenk, Seitenbandläsion 140
Fischer-Metzgold-Linie 29
Flexionswinkel, intersegmentaler 77
Foramen magnum-Basilar-Winkel 24
Fossa semilunaris ulnae-Parameter, Zentralwinkel 182
Frakturdislokationsmessung 6
Frakturklassifikation
– metaphysäre
– Nachrepositon
Frakturverkürzungsmessung 6
Frakturseitverschiebungsmessung 7
V-Figur, radiokarpale 186
Funktionsdiagnostik der Atlantookzipitalgelenke 31
Fuß 158
Fußfehlform 160
Fußlängen-Höhen-Index 167
Fußstreßanalyse 167
Fußmeßlinien nach Dennemann 166
Fußmeßwinkel nach Dennemann 166

G

Gelenkflächenwinkel, radiokarpaler
– frontaler 183
– sagittaler 184
Gelenklinientotalwinkel, metatarsaler 169

Gelenkspaltbreite, normale 21, 22
Gelenkwinkel, atlantookzipitaler 27
– radioulnarer 184
– – distaler 184
– – proximaler 184
Glenohumeralindex 178
Gonadendysplasie 189
Grundphalanx I-Gelenkflächenwinkel 173
Grundplattenlinie 40

H

Hackenfuß 162
Hackenhohlfuß 162
Hallux valgus 173
Hallux-valgus-Winkel, interphalangealer 173
Halswirbelkörperdistanz
– mittlere 54
– Neigungswinkel 56
– Spinalkanalweite-Index 47
Halswirbelsäule
– Bewegungsdiagramm nach Gutmann, frontales 70
– – für Rotation und Seitneigung 71
– Flexions-Extensions-Messung nach Penning 65
– – nach Buetti – Bäuml 58
– Funktionsdiagnostik 58 ff.
– Funktionsmessung nach Arlen, sagittale 60 ff.
– Gesamtneigungsweite 67
– Gesamtneigungswinkel 67
– Harmoniestörung 68
– Hilfslinien, sagittale 54
– Lordose 52
– Lodosegrad nach Ishihara 52
– Lordosetiefe 52
– Mobilisationsdiagramm 64
– Neigungswinkel, sagittaler 53
– Piktogramm 69
– Relation 69
– – frontale intervertebrale 57
– – sagittale intervertebrale 57
– Röntgenfunktionsdiagnostik 69
– Rotationsareal 70
– Sagittalbewegung nach Gutmann, intersegmentale 60 f.
– – nach Kamieth 66
– Seitneigungsmessung nach Gutmann 69
– Stufenbildung 66
– Rotationsmessung nach Gutmann 69
– Handgelenk 183 ff.
– Hand 188 ff.
Handgelenksachse 176
Handgelenksbeweglichkeit 185
Handgelenksfunktionsmessung, radiologische 185
Handlängenmessung 19
Harrington-Faktor 45
Hilfslinie nach Putti und Ravali 101
Hilgenreiner-Linie (AC-Winkel) 96, 98
Hirtenstabdeformität-(CCD-Winkel) 118
Hohlfuß 163
Hohlfußmessung 163

Hüftabduktorenwinkel (ATV-Winkel) 110
Hüftgelenk 96 ff.
Hüftgelenkausnutzungswert 116
Hüftgelenkinstabilitätsindex 102
Hüftgelenkquerachse 89
Hüftkopf
– Fläche, belastet 116
– Kalottenbreite 114
– Kalottenhöhe 114
– Überdachung 117
– Zentrierung 105
– Zentrum 107
Hüftkopf-Epiphysen-Dreieck 123
Hüftkopf-Schenkelhals-Index 114
Hüftkopf-Tränenfigur-Distanz 123
Hüftkopf-Epiphysen-Femurschaft-Winkel 113
– Schenkelhals-Winkel 112
– Y-Fugen-Winkel 111
Hüftkopfform, epiphysärer Typ 121
Hüftkopfindex 114
Hüftkopftangente, kraniale 93
Hüftpfanne
– Lockerungswerte 127–131
– Zentrum-Ecken-Winkel (CE-Winkel) nach Wiberg 105
Hüftpfannendachwinkel nach Lequesne u. de Séze 106
Hüftpfanneneingangsebene 104, 105
Hüftpfanneneingangswinkel 104
Hüftpfannenerker 105
Hüftpfannenindex, relativer 115 f.
Hüftpfannenkopfindex 116
Hüftpfannenöffnungswinkel nach Chassard u. Lapiné, ventraler 105
Hüftpfannenzentrum, Konstruktion 115
Hüfttotalendoprothesen
– CCD-Winkel 124 ff.
– Kopfdrift 130
– Lockerung 131
– Parameter 124
– Pfannenvermessung 130
– Planung nach M. E. Müller, präoperative 124
– Positionsbestimmung, postoperative 126
– Valgusposition 126
– Varusposition 126
– Verlaufskontrollmessung nach M. E. Müller 127
Hüftwert nach Busse, Tönnis u. Gasteiner 106
Humerusachse, anatomische 176
Humerusepiphysenschaftwinkel 181
Humeruskopflinienneigungswinkel 179
Humeruskopflinienrichtungswinkel 179
Humeruslinie
Humerus-Skapula-Distanz (bei Säuglingen und Kleinkindern) 178
Humeruslinie 180
Humeruskopflinienwinkel 180
Humerustrochlealwinkel 180
Humeruswinkel 179
Hypermobilität, vertebrale 81
Hypomobilität, vertebrale 81

I

Iliumindex 97
Ilium-Ischium-Linie 120
Iliumkamm 89
Iliumkammtangente, kraniale 89
– laterale 89
Iliumwinkel, lateraler 96
Impression, basiläre 20–30
Index
– peripherer nach Barnett u. Nordin 12
– zentraler, nach Barnett u. Nordin 14
Index discalis nach Pizon 40
Instabilität, atlantodentale 37, 39
Instabilitätsindex nach Reimers 102
Interphalangealwinkel 175
Interspinallinie 67
Intervertebralindex 41
Intervertebralgelenktangenten, lumbale 79
Intervertebralraumhöhe 41, 76
Intervestibularlinie 27
Ischiumtangente, frontale 92
Isometrie 6

K

Kalkaneusaxialwinkel 159
Kalkaneusfraktur 159
Kalkaneusneigungswinkel 160
Karpalwinkel, sagittaler 187
Karpalzeichen nach Kosowicz 186
Keilwirbel, frontaler 42
– sagittaler 42
Keilwirbelindex, kyphotischer 43
– lordotischer 43
Keilwirbelmessung, frontale 42
– sagittale 43
Kippkomponente, HWS-Funktion 67
Kippungswinkel, talokalkanealer 157
Klaus-Index (Distanz) 30
Klumpfuß 161
Knickplattfuß 161
Kniegelenksaufklappbarkeit 147
Kniegelenk
– Kreuzbandläsion 148, 149
– Schlittenprothesenvermessung, unikompatimentale 150 f.
– Seitenbandläsion 147
– Totalendeprothesenvermessung, Scharnierendoprothesen 152
Kniegelenkbasislinie 135
Kniebasislinienmittelpunkt nach Duparc u. Massarc 137
Kniegelenksinstabilität
Kopfkernschatten (Luxationshüfte) 98 ff.
Köhler-Tränenfigur 104
– Linie 120
Körperlängen-Handlängen-Relation 19
Kolumnotomie 43
Kollum-Diaphysenlinien-Distanz 100
Kondylen-Gelenkachsen-Winkel 35
Kondylenlot 34
Kondylen-Mitte-Lot 34
Kontaktlänge, atlantoaxiale 33

– atlantookzipitale 27
Kontaktschwäche, atlantoaxiale 37
Kompaktadicke, einfache 12
– kombinierte 12
Kompressionsfraktur, Wirbel 42, 43
Kopfbeugen 31
Kopf-in-Nacken-Lage 112, 113
Kopflot 91, 92
Kopfnicken 31
Korrektur schiefwinkliger Projektion (koxaler Femur) 133
Korrekturwinkel, realer 8
Kortikalisdicke, einfache 12
– kombinierte 12
Kreuzbandplastik, Vermessung 149
Kubitalwinkel 176
Kuboidindex 168
Kyphose, juvenile 42, 44
– osteoporotische 42, 44
– posttraumatische 42, 44
Kyphose-Lordose-Dreieck nach Schoberth 40
Kyphosewinkel
– angulärer 73
– oligosegmentaler 74
– thorakaler 73
– nach Neugebauer 44

L

Lachmann-Test 148
Längenrelation, radioulnare (distal) 183
Lagerungsfehler 3
Lazy measurement 5
Lenden-Becken-Hüft-Region nach Gutmann 89
– nach de Séze u. Dijan 91
– L3-Lot 89
Lendenwirbelsäule 76
– Anteflexionsmessung 77
– Funktionsdiagnostik nach Schobert 77
– Lateroflexionsmessung 78
– Retroflexionsmessung 77
L5-Sakrumbreiteindex 86
L5-Kippwinkel 86
Linea bicondylica 26
Linie, digastrische 26
Lisfranc-Gelenkluxation
Lordosetiefe 52
Lordosewinkel 52
Lunatohamatometakarpalwinkel 187
Lumbosakroiliakum 91
Luxationshüfte bei Säuglingen 97 ff.
– bei Kindern, Jugendlichen, Erwachsenen 103

M

Madelung-Deformität 186
Massa-lateralis-Breite 33
McGregor-Linie 27
Medialdrift, kalkaneotalare 157
Menard-Shenton-Linie 97
Meßtechnik 4
Meßlinien an Axon und Axis 32 ff.
Metakarpalindex 188
Metakarpalköpfchenlinie 188

Metakarpalluxation 187
Metakarpalluxationsfraktur 187
Metakarpophalangealwinkel I 189
Metaphysenabgrenzung nach Heim 10
Metaphysenfraktur 11
Metaphysenkonstruktion 11
Metatarsalachsenkonvergenz 162
Metatarsal-I-Achse 171
Metatarsal-I-Grundphalanxwinkel 173
Metatarsal-I-Kuboidwinkel
Metatarsal-I-Neigungswinkel
Metatarsal-II-Achse 172
Metatarsal-II-Winkel 172
Metatarsal-V-Winkel 171
Metatarsalindex 170
Metatarsalkalkaneustangentenwinkel 171
Metatarsalköpfchen-Schaft-Winkel 174
Metatarsalköpfchendistanz 174
Metatarsallängenmuster 169
Metatarsogelenkflächenwinkel 173
Metatarsophalangealwinkel, dorsoplantarer 172
– sagittaler 175
Metatarsus varus 171
Migrations percentage 102
Minusindex 171
Mongoloidismus 97
Morbus Bechterew 42, 43
– Morquio 188
– Perthes 123
– Turner 168

N
Nasion 24
Navikulare Zentrum 166
Navikulometatarsal-I-Winkel 164
NBO-Winkel 24
NDB-Winkel 24
Neugeborenenhüftgelenk 96
Normalfuß 158 ff.
NTB-Winkel 24
NTO-Winkel 24
Nucleus-pulposus-Prolaps 78

O
OBD-Winkel 24
Objekt-Film-Abstand 3
OcBD-Winkel 24
Okziput 24
Olisthesis
Ombredanné-Linie 98
Opisthion 24, 27
Orthoradiographie 20
Ossifikation, Altersbestimmung 15
Osteochondrosis intervertebralis 78
Osteoporose 12, 13, 14
Osteotomie, intertrochantäre 118

P
Palatum durum 24
Parameter, okzipitozervikaler 27
– patello femoraler (sagittal, tangential) 143
Paravertebrallinie (Paraspinallinie) 72

Patella alta
Patelladezentrierung 145
Patelladezentrierungsstrecke 145
Patelladysplasie 139 ff.
Patelladystopie 139 ff.
Patellagelenkindex 142, 144
Patellagelenkflächenwinkel 144
Patellahöhenbestimmung nach Blumensaat, frontale 140
– nach Hepp 142
Patellaindizes, sagittale 142
Patellofemoralgelenk 139
PDB-Winkel 24
Pelvimetrie, frontale 90
Peronealsehnenluxation 157
Pes-cavovarus-Messung nach Rütt 164
Pes planus 164
Pfannendachwinkel nach Idelberger u. Frank 102, 103
Paravertebrallinie, thorakale 72
Pfannenerkertangente 98
Pfannenöffnungswinkel 105
Pfannensklerosierung 104
Phalangealindex nach Kosowicz 189
Pivot-shift-Zeichen 149
Planum sphenoidale 24
Plattfuß, angeborener 164
– erworbener 168
Platybasie 24
Plusindex 171
Plus-Minus-Index 171
Polarwinkel 8
Polkoordinaten 8
Processus-uncinatus – Wirbelkörper – Distanz 57
Projektion, fehlerhafte 3
– schiefwinklige 4
Promontorium-Symphysen-Winkel 90
Promontorium, vertikale Vorderkante 89 f.
Promotoriumwinkel nach Junghanns 82
Pseudospondylolisthesisdiagnostik, lumbale 79
Pseudospondyloretrolisthesismessung nach Dihlmann 80
Putti-Senkrechte 101

Q
Quadrant 100

R
Radioskaphoidalwinkel 187
Radiusachsenrichtung, proximale 182
Radiusfrakturdislokation, radiale 182
Radiusgelenkflächen-Schaftachsen-Winkel 184
Randleistenentwicklung 18 f.
Randzacken, spondylotische 42
Raster, eingeblendetes 4, 133
Ravelli-Linie 101
Rechtwinkeltest nach Garland u. Thomas, lumbosakraler 83
Relation, atlantookzipitale 26, 27, 30, 35
Relationsdiagnostik, intersegmentale 76
Retrolisthesisdiagnostik nach Hagelstamm 80

Retropharyngealraummessung, Retrotrachealraummessung 55
Rippenbuckelhöhenmessung 75
Rippenbuckelresektion 75
Risser-Zeichen 17
Ristwinkel 167
Röhrenknochenlängenwachstum 20
Röntgenbildvergrößerung 6
Röntgenbildmorphometrie 12
Rotationsachse, Arm 175
Rotationsblockierung 32 ff.
Rückfußbreite, talokalkaneale 109
Rückfußrelation 167

S

Säuglingsskoliose 74
Sakralindex nach Radlauer 88
Sakrum 87 ff.
Sakrumbasiswinkel nach Leger 87
Sakrumbogensehnen-Deckplatten-Winkel 88
Sakrumlinie, dorsale 87
Sakrumneigungswinkel, dorsaler 87
– kranialer 87
– ventraler 87
Sakrumtiefe 88
Schädel 23 ff.
Schädelmaße, Schädelskelettmessung 23
Schädelwinkel, basaler 24
Schaftachsenwinkel 7
Schaukelfuß 165
Schenkelhalsantetorsionswinkel (AT-Winkel) 109
Schenkelhalsachse 107
Schenkelhalsbreite, maximale 114
Schenkelhalsbruchlinienneigungswinkel 123
Schenkelhals-Femurschaft-Winkelmessung 118
Schenkelhalslinie, kraniale 120
Schenkelhals-Schaft-Winkel (CCD-Winkel), projizierter 107
Schober-Zeichen s. Brust- u. Lendenwirbelsäule
Schubladenphänomen, hinteres, vorderes
Schubladenindex, talokruraler 15
Schubladenmessung, talokrurale 154
Schubladenphänomen, hinteres 148
– vorderes 148
Schultergelenk 177
Schulterblattpfannenwinkel 177
Schwerelot 89
Seitneigungswinkel, intersegmentaler 67
Senkfuß 168
Shenton-Menard-Linie 97
Sichelfuß 163
Sitzbein 94
Sitzbeinlinie, dorsale 95
Sitzbeinlinien-Femurschaft-Winkel 95
Sitzbeinlinienhorizontalwinkel 94
Sitzbeinlinien-Kreuzbeindeckplatten-Winkel nach Schoberth 94
Skelettalter 15
Skelettreife nach Risser 17
Skoliose, angeborene 46
– erworbene 46

– Primärkurve 51
– Sekundärkurve 51
Skoliose-Bending-Test 46
Skolioseergänzungswinkel nach Cobb 44
Skoliosewinkel nach Ferguson 45
Spinalkanal-k-Index 47
Spinalkanalquerdurchmesser 49
Spinalkanalstenose 48
Spinalkanalweite, frontale 47
– sagittale 47
Sprunggelenk 153 ff.
Sprunggelenkaufklappbarkeit 153
Sprunggelenksinstabilität, obere 153 ff.
– untere 157
Sprunggelenkslinie, obere 20
Spondylophytenbestimmung, Hilfslinie nach Wackenheim 42
Spondylophytencharakterisierung 42
Spondylose 42
Spondylolisthesendiagnostik 82 ff.
Spondylolisthesengraduierung 82 ff.
Spondylolisthesenindex nach Marique und Taillard 83 f.
Spondylolisthesenklassifikation 82
Spondylolisthesenwinkel 84
Spondylosemessung 85
Spondyloretrolisthosis, segmentale 81
Spondylotische Randzacken
Spreizfuß 171
Streßanalyse, Fuß 167
Symphysen-Sitzbein-Winkel 132
Syndesmophyten 42

T

Talarindex nach Steward 168
Talokalkanealwinkel 161, 164
Talokruralgelenksmittelpunkt 153
Talokruralwinkel, frontaler 156
– sagittaler 155
Talometatarsal-I-Winkel, plantarer 164
– sagittaler 162
Talometatarsal-II-Winkel nach Suren 172
Talusachse 159 ff.
Talushals-Fußachsen-Linie 159
Talushalswinkel 158
Talushals-Metatarsal-I-Winkel 158
Taluskopf-Navikulare-Artikulationsindex 168
Taluskopfwinkel 168
Teleradiographie 20
Tibiaachse, anatomische 135
Tibiakopfosteotomie, realer Korrekturwinkel 146
Tibialänge 135
Tibiametaphysenlinie 11
Tibiaplateauneigungswinkel, sagittaler 136
Tibiatangente 136
Tibiaschaft- Kniebasis-Winkel 136
Tibiasprunggelenks-Winkel 153
Tibia- Talushals-Winkel 158
Tibiofemoralgelenk 145
Tibiokalkanealwinkel 162
Transversalverschiebung, intersegmental 66
Trochealachse 176

Tuberculum sellae 30
Twining-Linie 29

U

Übergang, okzipitozervikaler 26 ff.
Ulna-Fossa-Winkel 182
Ulna-Verkürzung 183
– Verlängerung 183
Unterarmachse, anatomische 176
Unterarmhandgelenk-Winkel 176
Unterarmtrochlea-Winkel 176
Unterschenkeltorsionswinkel 156

V

VCA-Winkel 106
Vertikalstrahl 4
Vertebralindex zur Trichterbrustvermessung 72
Viereckmessung 10
Vorfuß-Rückfuß-Winkel nach Harris u. Beath 169

W

Wachstumslängenformel 20
Waldenström-Trias 123
Winkel, altlantoaxialer
altlantodentaler 37
– altlantoforaminaler (nach Bull) 28
– altlantookzipitaler 27
– clivoaltlantaler 32
– clivodentaler 32
– clivopalatookzipitaler 32
– lunatoskaphoider 187
_ okzipitozervikaler 26
– projizierter 4
– realer 4
– tibiofemoraler 145
Wirbelgelenkachse 76
Wirbelgelenkfortsatzachse 79
Wirbelgelenklinie, dorsale 54
– ventrale 54
Wirbelgelenkneigungswinkel 56
Wirbelkanalweitemessung 47 ff.
Wirbelkeilwinkel 43

Wirbeldeckplattenlinie 43
Wirbelkörpereckpunkt 66
Wirbelkörpergrundplattenlinie 43
Wirbelkörperhöhe, dorsale 42
– ventrale 42
Wirbelkörperhöhenmessung 42
Wirbelkörperkippbewegung 58, 60, 67
Wirbelkörperlinie, dorsale 60
– ventrale 60
Wirbelkörperlochdurchmesser, horizontale 76
– vertikale 76
Wirbelkörpermittellinie 40
Wirbelkörpermittelpuunkt 40
Wirbelkörpermomentanpol 50
Wirbelkörpermomentanpolkonstruktion nach Covelli 50
Wirbelkörperoberkantenviereck nach Köthe u. Schmidt, vorderes 17
Wirbelkörperrandleiste 17
Wirbelkörperrotation nach Mash u. Noe 46 f
Wirbelkörperwinkel, intersegmentaler 56
Wirbel-Rippen-Winkel nach Metha 74
Wirbelsäule 40 ff.
Wirbelsäulenalter 17
Wirbelsäulenanteflexionstotalwinkel 43
Wirbelsäulenfunktionsdiagnostik nach Schoberth, lumbale 77
Wirbelsäulenfunktionsmessung 57 ff.–77 ff.

X Y

Y-Fuge 101 ff.
Y-Fugenschluß 104

Z

Zehenauftrittswinkel 166
Zentralstrahlfokusierung 4
Zentrierungsmessung, Patello 145
Zentrum-Ecken-Winkel (CE-Winkel) 105
Zentrum-Kollum-Diaphysen-Winkel (CCD-Winkel) 107 ff.